L'Homme de chair

Michel FARDEAU

L'Homme de chair

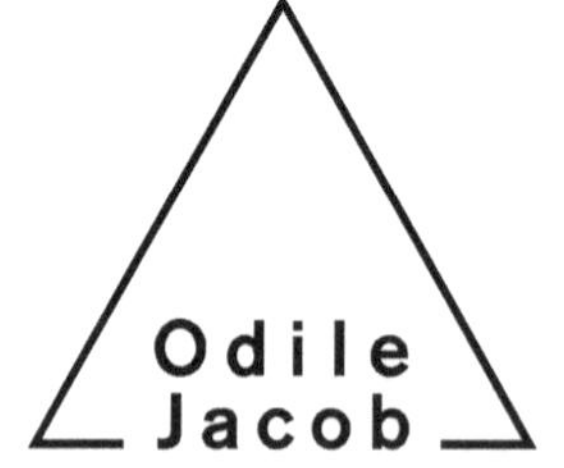

Avant-propos

Faire partager mon émerveillement devant les progrès accomplis dans la connaissance du tissu musculaire, devant la façon dont les avancées ont été réalisées, devant les personnes qui, de l'origine à nos jours, y ont joué un rôle décisif, tel était mon but en me mettant à l'ouvrage... En fait, l'histoire de la myologie se confond en grande partie avec l'histoire de toutes les sciences biologiques et médicales, l'énigme du mécanisme de la contraction musculaire étant assurément l'une des plus anciennes que l'on se soit posées... Étant né à la vie scientifique avec l'arrivée des techniques modernes de la biologie cellulaire, ayant vécu l'irruption de celles de la biologie moléculaire dans cette analyse, j'ai eu le privilège d'en vivre les transformations au cours de ces dernières décennies et de vérifier combien la vision de Claude Bernard était juste, combien l'observation des désordres pathologiques était précieuse pour faire avancer la connaissance des mécanismes normaux du développement et du fonctionnement de nos muscles.

La tâche n'était pas mince, obligeant à emprunter, pour construire cette histoire, à tous les domaines et toutes les disciplines, au risque évident de mesurer mes insuffisances et mes limites, au risque également, commun à toutes ces démarches, d'être toujours dépassé par l'avancée des connaissances, dont le rythme actuel est réellement impressionnant. J'ai choisi de le faire sur un ton personnel, en m'écartant de toute prétention encyclopédique, en privilégiant moments, lectures, rencontres, observations qui ont émaillé mon parcours. Un parcours commencé, pour ce qui est de ma vie scientifique, aux côtés de René Couteaux, qui m'a profondément marqué par l'étendue de sa culture, en particulier littéraire, et par la finesse de son analyse des progrès de la science et de ceux qui y contribuent ; et pour ce qui est de ma formation médicale, aux côtés de Raymond Garcin, qui m'a transmis la rigueur scientifique avec laquelle devait être conduite toute observation d'un fait clinique ou pathologique. L'un et l'autre ne sont plus là. Aurais-je osé leur montrer cet essai ? Ce n'est pas sûr. L'un et l'autre m'auraient fait remarquer que cela avait pris du temps sur mes recherches et mon travail clinique...

Pourtant je devais cet ouvrage et ces réflexions à bien des personnes. À Jean-Pierre Changeux, qui aurait glissé mon nom à l'oreille d'Odile Jacob ; à ceux qui, comme Yves Laporte ou François Gros, m'ont donné leur amitié et fourni des documents précieux et introuvables sinon par eux. À ceux qui, comme King, Mike, ou Michael ont été de vrais frères au-delà des Océans. À toutes celles et à tous ceux, Véronique, Martine, Huguette, Andrée, Michelle, Jacqueline, Geneviève, Anne-Françoise, Philippe, Bernard, qui ont été beaucoup plus que des collaborateurs ou des techniciens auprès de moi. À tous ceux et toutes celles, qui de la vieille division Risler de la Salpêtrière au Fer à Moulin, puis du Fer à Moulin à l'Institut de myologie, ont été aussi beaucoup plus que des collègues, de vrais amis, Fernando, Ketty,

Pascale, Norma, Hala, Paule, Anne, Jeanine, Daniel, Bruno, Maurice, Jean… sans oublier Robert. À ceux qui m'ont apporté leur aide pour illustrer certains chapitres, Anne, Élisabeth et Jean-Yves. Et à tous les autres qui ont formé une vraie famille autour de moi.

Je devais ce livre, surtout, à tous ceux et toutes celles qui, comme Danielle, Christine, Sabine, Sébastien, m'ont fait confiance depuis tant d'années pour les accompagner, les soigner, les guider à travers la maladie qui frappait leurs muscles. À Bernard Barataud et à tous ceux et celles qui ont su incarner leur révolte devant le drame de maladies dites incurables. Ils ont été mes véritables maîtres, comme le répétait volontiers monsieur Garcin. Sans leur amitié, leur courage, leur confiance, ce livre n'aurait eu aucun sens.

Enfin ce livre n'aurait tout simplement pas vu le jour sans le soutien de deux personnes : l'une porte le même nom et presque le même prénom que moi, et l'autre, Gérard Jorland, a eu un rôle crucial dans l'accompagnement psychologique et littéraire de l'auteur.

Introduction

Chair, viande, muscle, tous ces mots tournent autour d'une même masse, un peu trop molle, un peu trop volumineuse, un peu trop silencieuse pour être réellement anoblie par notre vocabulaire. Selon qu'on la dénonce ou qu'on l'admire, selon qu'on la découpe ou qu'on la mange, selon qu'on en utilise la force ou qu'on en constate les faiblesses, on utilise l'un ou l'autre de ces termes. Tout se passe comme si l'usage prévalait sur la chose. Il y a peut-être, au fond, un rapport entre la brièveté de certains mots et la multitude de leurs sens. Mais l'incohérence de notre vocabulaire va plus loin encore. Pour un même usage, par exemple pour se nourrir, on parle habituellement de la chair de l'écrevisse, de celle du saumon ou de celle du poulet, et on parlera de la viande de bœuf ou de cheval. Y a-t-il une note implicite de couleur qui fasse que la chair soit à peine rosée et la viande d'un rouge sanglant ?

Mais le départ de ma réflexion sur notre chair n'est pas seulement d'ordre linguistique. Il est un peu triste, dans une vie, de constater qu'il faille tant de temps pour remplir de sens les mots dont on se sert tous les jours, les mots qu'on utilise le plus souvent. Voilà certainement plus de trente ans que, pour des raisons professionnelles, je prononce plusieurs dizaines de fois par jour le mot « muscle », que je mets l'adjectif « musculaire » derrière les mots de « fibre », de « tissu », de « cellule », que je colle le suffixe « myo » à toute une série de désinences... Il y a plus de quarante ans que l'on m'a enseigné l'anatomie en commençant, comme il est de tradition, par les muscles et les os ; il y a plus de cinquante ans, que l'on pense me distraire avec les performances des sportifs et près de soixante que l'on a tout fait pour me faire accepter que la chair était partie intégrante du péché originel. Et il a fallu tout ce temps pour que j'en vienne à m'interroger sur ce que l'on désigne sous ce curieux vocable de « chair » et que je lève mon regard au-dessus des préparations histologiques de tissu musculaire.

Ces réflexions sont également le fruit de petites révoltes accumulées au cours des années contre ceux qui considèrent avec un certain dédain notre matière corporelle. Petite révolte, par exemple, contre ceux qui ne voient plus de l'homme que son ombre perdue dans le nombre et l'anonymat des foules, moyennée dans son comportement, numérisée dans ses habitudes ; vision desséchée, pour mieux entrer dans l'univers digitalisé des ordinateurs.

Petite révolte également contre une vision de l'homme centrée sur sa cervelle, sur son système nerveux, vision elle aussi, pour tout dire, désincarnée. On a un peu trop tendance aujourd'hui, me semble-t-il, à concevoir l'être humain comme un enchevêtrement de cellules et de fibres nerveuses au bout desquelles pendent quelques relais sensoriels et des myriades de pauvres fibres musculaires anonymes et rétractiles. Un tel schéma tend trop souvent à faire oublier les problèmes de leur organisation, de leur disposition spatiale, à considérer ce tissu musculaire comme entièrement subordonné à la maîtrise du système nerveux, en négligeant sa vie propre, en négligeant la richesse des interactions qui le lient à ce système nerveux.

Révolte enfin, et le mot peut être pris ici dans un sens plein, contre les servants de tant d'idéologies, de philosophies d'inspiration religieuse ou soi-disant scientifique, qui ont repris sans nuance et sans réflexion la vieille dichotomie entre notre âme, éternelle et légère, et notre pauvre corps lourd et périssable. Depuis le fond des âges, la chair est, devant le verbe, toute humilité. Mais que l'on continue de nos jours à prendre cette division pour une donnée acquise, à raisonner sur le fonctionnement de notre esprit ou sur ses dérèglements sans se soucier de notre réalité charnelle, sans s'interroger sur ce que cette décision peut recouvrir, m'a toujours surpris, et pour tout dire, heurté.

Bref, réfléchir à la chair renvoie à plusieurs mondes pour partie mystérieux. Celui des formes tout d'abord, de la variété infinie de leur présentation, de leur organisation. Sans doute, à tout prendre, la chair a-t-elle au cours de l'évolution moins changé dans son organisation élémentaire que le système de communication qui la gouverne. Mais le spectre va du ver de terre à la baleine, et l'habitude de le contempler dans la nature l'a, sauf pour les biologistes et surtout pour les zoologistes, fait considérer généralement comme hors d'atteinte de nos interrogations.

Autre monde plein d'énigmes, plein d'interrogations, celui de notre corps : la vision, le palper, la perception de ses formes, nous paraissent également être une donnée naturelle qui échappe à notre analyse. Depuis notre enfance, nous avons été bercés par le refrain que nous avons été créés comme cela. Mais ce qui malheureusement provoque un nouvel effort de compréhension, ce sont tous les désordres dont cet édifice charnel peut être le siège. Pour ceux dont les muscles se défont, subitement ou progressivement, jour après jour, il n'y aurait aucun espoir si l'on ne s'était interrogé sur la façon dont ce corps s'est constitué, sur son fonctionnement, sur ses capacités de croissance et de régénération. La souffrance de ces êtres auxquels vient à manquer la force, le mouvement, parfois le souffle, relève aussi de la transformation de leur apparence et de leur rôle dans la vie des autres. Comme il est habituel, vouloir connaître les mécanismes de ces désordres a d'abord renvoyé à la façon dont notre corps, dont notre chair s'étaient édifiés.

En passant de la chair au corps, c'est-à-dire de la substance à l'ensemble, on exclut curieusement bien des parties molles. Considérez-vous votre cœur comme de la chair ? Pourtant c'est un muscle et, probablement, le principal. Mais comme il a un lien direct avec la vie, il doit également avoir quelque chose à voir avec l'âme et donc n'est pas confondu habituellement avec la chair. Vous ne mettez pas non plus dans la chair vos poumons qui ont pourtant aussi un rôle dans votre vie. Mais ces poumons sont trop mous, contiennent trop d'air, ont trop peu de substance pour être assimilés au reste de notre corps. Vous n'y mettez pas, non plus, les tripes, les boyaux, alors que les parois de l'œsophage, de l'estomac, de l'intestin et d'autres tubes creux de nos viscères sont enveloppées de tissu musculaire, il est vrai d'une nature un peu différente de celle de nos membres. Vous n'y mettez pas non plus la peau ; c'est probablement pour respecter la même séparation que l'on parle de la chair de la pêche ou de l'abricot ; mais il y a peut-être dans cette désignation de la pulpe de fruits gonflés d'eau et de sucre une résonance qui a quelque chose à voir avec la malédiction qui doit frapper toute chose délicieuse. Par contre, vous y incluez le sous-ensemble le plus charnel qui soit, celui qui forme notre sexe. Il n'y a pourtant là point de tissu musculaire. Mais ces parties molles, si elles ne sont pas contractiles, sont tout de même érectiles ; surtout, elles n'ont évidemment rien à voir, rien à faire avec l'âme. Elles sont peut-être source de plaisir, mais plus sûrement de damnation. Elles sont à l'opposé anatomique du cerveau, elles ont de curieux rôles dans la reproduction de l'espèce et n'ont rien en commun – en première analyse – avec notre activité intellectuelle. Pas de doute, c'est de la chair.

La promotion de la chair se présente donc comme un excellent antidote contre les segmentations ou les schémas habituellement utilisés dans la description des êtres vivants. Nous nous retrouvons dans l'Arche de Noé. Nous nous interrogeons sur notre substance, comme sur celle de tout ce qui bouge autour de nous. Nous essayons de comprendre, au-delà des apparences, la façon dont nous sommes construits, et la façon dont certains désordres nous détruisent.

Enlevons la peau et regardons un peu à l'intérieur.

CHAPITRE PREMIER

De chair en muscles

> Après les Galien, les Vésale, les Fallope, les Colombus, après le mécanicien Borelli, P. Jos, Barthez, l'admirable Winslow... Après tant d'autres anatomistes et physiologistes modernes, que peut-il rester à faire en physiologie des mouvements ?
>
> DUCHENNE de Boulogne,
> préface à la *Physiologie des mouvements*.

Aux origines

Qui, le premier, s'émerveilla de trouver, sous la peau incisée, la chair organisée en muscles ? Qui reconnut à ces muscles un rôle dans nos mouvements ? Si l'on en croit Galien, et surtout si l'on en croit l'analyse qu'en a faite beaucoup plus proche de nous Dorothy Needham[1], ce serait Hérophile d'Alexandrie. Cet Hérophile aurait distingué muscles, nerfs, tendons, aponévroses, ligaments vers le début du IIIe siècle avant Jésus-Christ. Jusqu'à lui prévalait la vision du Maître de Cos d'un bourrage indivis maintenant sous la peau les os, les nerfs et les tendons, fondus en une seule masse, compris comme une seule entité englobant les vaisseaux sanguins. Aristote avait certes regardé, examiné, mesuré les mouvements des membres, réfléchi à leur logique géométrique, mais sans s'immiscer sous la peau ; il attribuait à cette chair, qu'il concevait comme une masse unique divisible à l'infini, le sens du toucher. Toujours si l'on en croit Galien, notre Hérophile aurait même été un peu plus loin dans ses interprétations et se serait éloigné du dogme de l'époque attribuant le rôle moteur à l'âme qu'on localisait dans les cavités ventriculaires du cerveau : il accordait à l'ensemble muscle-nerf-tendon le pouvoir de déclencher le mouvement. Après cette découverte anatomique d'organes ressemblant à des cordes et situés sous la peau, ce serait un jeune contemporain d'Hérophile, Erasistratos, qui aurait reconnu aux muscles le pouvoir de se contracter et proposé une première théorie de cette contraction, en imaginant que le « *pneuma psychiké* » descendant des cavités ventriculaires et qui leur était distribué par les artères, les faisait se dilater, donc se raccourcir, et ainsi se contracter.

En fait, le premier à avoir clairement attribué aux muscles leur fonction de mouvement, à leur avoir trouvé une structure différente de la simple agrégation de particules d'origine sanguine, aurait été un certain Rufus, qui vivait à Éphèse au début du IIe siècle avant Jésus-Christ[2]. Au milieu de cette chair solide située entre les vaisseaux, il identifia clairement les muscles comme des masses fibreuses et résistantes. Même pour cette période lointaine, il semble donc que l'on puisse, encore aujourd'hui, faire intervenir des querelles de priorité...

Sautons au début de l'ère chrétienne. Un médecin grec, né à Pergame, formé à l'école d'Alexandrie, a emporté avec lui quelques connaissances anatomiques lorsqu'il arrive à Rome vers 165 après Jésus-Christ. Ce Claudius Galeus, Galien en termes plus familiers, devint très vite célèbre par l'originalité de sa pensée, par l'importance qu'il accordait à un diagnostic raisonné et par la précision de ses dissections. Il n'aurait disséqué que des animaux, des bœufs, des porcs, des singes, mais lorsqu'on voit la minutie avec laquelle il a décrit certains secteurs, comme les muscles de la langue ou du plancher buccal, on peut hésiter à croire qu'il ne se soit inspiré que de modèles animaux[3] ; il n'était peut-être ni utile ni prudent de préciser davantage l'origine de ces descriptions. Pour le fonctionnement des muscles, Galien avait conservé le schéma aristotélicien d'un « esprit animal » (*spiritus animalis*) descendant du cerveau, où il était formé par un délicat mélange d'air et de sang pour parvenir aux muscles par les vaisseaux en se glissant le long des nerfs. Cependant il fut probablement le premier à constater qu'un muscle fraîchement excisé conservait la propriété de se contracter lorsqu'on le coupait ou le stimulait mécaniquement ; il fut le premier à distinguer, pour chaque type de mouvement, ce qu'il appelait « muscles agonistes » et « muscles antagonistes » ; il fut également le premier à parler de « tonus musculaire » au sens de posture active et à constater que la section d'un nerf supprimait toute contraction en aval. Bref, la myologie fut complètement renouvelée par Galien et fit, avec lui, des pas décisifs. Son enseignement détient sans aucun doute un record de longévité, puisqu'il sera à la base de tout le savoir médical pendant plus de mille trois cents ans[4].

Tout au long de notre Moyen Âge, la pression de l'enseignement scolastique ne connaîtra en effet dans ce domaine d'autre orthodoxie que celle d'Aristote et de Galien. Jusqu'à Descartes, qui voyait dans le corps humain une machine formée par Dieu, où régnaient les esprits animaux qui coulaient facilement du cerveau dans les muscles, abrités par les petits tuyaux contenus dans les nerfs... Galien s'était appuyé sur l'anatomie pour construire son système. Ce sont d'autres anatomistes qui allaient le faire évoluer et abattre son monopole. Il est pourtant intéressant de noter que les premiers à manifester le désir d'une anatomie renouvelée auront été les peintres, de Giotto à Donatello.

Leonardo et Andreas

Lorsqu'on regarde aujourd'hui les carnets de Léonard de Vinci, c'est évidemment l'impression esthétique qui prime : la mise en page, la composition, l'écriture en miroir, la précision du trait, la douceur des modelés, la finesse et le poids des drapés, tout est admirable. On ne perçoit pas toujours immédiatement qu'il y a derrière ces six cents planches quarante ou quarante-cinq années de travail et de dissection : les outils de Léonard, il aimait à le préciser, ont d'abord été le ciseau, la scie et le couteau. S'il dessinait, c'est parce qu'il savait la supériorité dans ce domaine des images sur les mots, même si ceux qu'il utilisait étaient d'une concision et d'une limpidité exemplaires. Pour mieux connaître l'anatomie de l'homme, il sut, comme Galien, la comparer à celle du cheval, du chien, de la chauve-souris, de l'oiseau ou de la grenouille. Mais il a également eu recours à la dissection des cadavres humains : à la fin de sa vie, il confessa au secrétaire du cardinal d'Aragon avoir disséqué une trentaine de cadavres, sans doute à Santa Maria Nuova de Florence.

Avec Léonard, les muscles acquirent une identité précise ; il prêcha pour une nomenclature qui n'indiquerait pas seulement les attaches et la composition du muscle en différents chefs, mais préciserait leur origine et leur fonction : les remplaçant par des cordelettes, il avait bien vu leur rôle de levier et leur division en groupes antagonistes. Il repéra le jeu du diaphragme, des muscles du thorax, du larynx, des muscles qui bougent les yeux ou ferment les sphincters. Mieux, il reconnut pour la première fois que le cœur est bien un muscle, que l'éjection du sang correspond à sa contraction, que les gros vaisseaux qui en sortent sont équipés de valvules s'opposant au reflux dans les cavités ventriculaires. Il établit tout aussi bien que le pénis n'est pas un muscle, que son pouvoir érectile est dû à l'afflux de sang et non d'air comprimé. Il vit également, chez la grenouille, que la moelle épinière était indispensable au déclenchement des mouvements. Avec les limites de la résolution de sa méthode, il ne put cependant échapper à la même interprétation que Galien sur le rôle des nerfs et des tendons ; il pensait que les nerfs, après avoir pénétré dans le corps charnu du muscle, s'y effilochaient et réapparaissaient sous la forme de tendons ; il conserva à l'ensemble nerf-tendon la même fonction, le même nom : les *nervi*.

Pourtant son travail est d'une ampleur étonnante, non seulement par son étendue, mais dans sa conception : Léonard ne s'est pas arrêté à l'homme adulte ; il a décrit l'enfant dans le ventre de sa mère, il a rendu également le vieillard tel qu'il devient à la fin de sa vie. Il ne s'est pas arrêté à l'homme ; il a étudié en quoi celui-ci ressemblait ou différait par la position de ses membres et de ses muscles des autres espèces. Il a regardé tout ce qui pouvait perturber cet équilibre, obstruer les vaisseaux, altérer les sens...

L'autre maître de la Renaissance eut une destinée plus européenne encore. Andreas Vésale, né à Bruxelles en 1514, fit ses études de médecine à Paris, mais préféra soutenir sa thèse de doctorat dans l'atmosphère brillante et plus libre de l'Université de Venise, à Padoue. Il n'y eut pas de rencontre physique entre Leonardo et Andreas, il est difficile de penser cependant que ce dernier n'ait pas eu vent des travaux anatomiques du premier. Toujours est-il qu'à peine nommé professeur de chirurgie à Padoue, il se mit à disséquer, en public, devant les étudiants. Sa renommée fut immédiate. On dit même que l'heure de certaines exécutions était fixée en fonction de ses démonstrations... Les résultats de ses préparations étaient consignés, plan par plan, par le dessin. Du Titien lui-même ? De son élève Steven Van Calcar ? Des trois cents planches sur lesquelles furent fixés ses dessins, on fit bientôt un livre que l'on confia aux célèbres ateliers d'imprimerie de Bâle. Le succès de la *Fabrica*, qui parut en 1543, fut considérable. Le livre fut copié, recopié, traduit, contrefait. Avec ce traité, l'anatomie humaine sortait des ténèbres de l'ère galénique. L'anatomie était devenue science, science de l'observation, et non plus produit de la déduction ou de l'imagination. Même si le travail expérimental restait encore imparfait, même si les résultats ne pouvaient échapper à une présentation allégorique évoquant notre pauvre vie de mortels, cette anatomie proposait une nouvelle vision de l'homme et de sa nature[5].

Comme chaque percée scientifique novatrice, la diffusion de ces nouvelles connaissances connut une expansion très rapide, mais rencontra aussi l'incrédulité et les critiques des pouvoirs en place. On peut en effet aisément reconstituer le climat dans lequel se développait la jeune discipline[6] : l'Église inquiète, vigilante, condamnait ici, tolérait là, ou ailleurs, comme à Padoue, feignait d'ignorer. Les facultés de médecine ouvraient leurs premiers théâtres d'anatomie[7]. À Padoue, des astuces de construction permettaient une soustraction rapide du cadavre que l'on disséquait en cas de visite inopportune. Les artistes, peintres ou sculpteurs, utilisaient ces démonstrations pour renouveler leur expression des mystères de la vie et de la mort, et mieux comprendre les formes humaines. Les grands de ce monde se faisaient peindre en train de disséquer ou d'enseigner l'anatomie. Les gens du monde bientôt s'engouffrèrent dans ce qui devint une nouvelle mode. On voulut voir, réagir à ces spectacles sulfureux et semi-interdits. Et, comme à Paris la faculté de médecine ne s'ouvrait pas à cette nouvelle science, on s'entassa au Jardin royal des plantes médicinales autour de Pierre Dionis ou de Joseph-Richard Duverney... La matière première ? Il fallait bien la trouver et plutôt de façon discrète. On visita les cimetières, les fosses communes, les gibets, on soudoya les bourreaux, les gardiens, la police. On enjamba les murs, à la dérobée. Les cimetières de Clamart, de Saint-Eustache, plus tard celui de la rue Royale, devinrent des lieux très fréquentés la nuit[8].

À la fin du XVIIe siècle, les planches dessinées ne seront plus suffisantes, au gré des anatomistes, pour figurer et rendre impérissables les résultats de ces dissections, permettre l'enseignement, distraire les grands et s'attirer leurs faveurs. On emprunta alors à la pratique, en usage dans les cérémonies mortuaires, de médaillons en cire pour réaliser des écorchés en relief et polychromes. Un étrange personnage, abbé d'origine sicilienne, Gaetano Zummo, deviendra vite célèbre par la qualité de ses œuvres ; de Bologne à Gênes, de Marseille à Paris, il montrera ses têtes anatomiques[9]. Là encore, on se copia, on se disputa la paternité de telle ou telle préparation, dont on imagine aisément les difficultés d'exécution. On organisa des présentations en grande pompe. Pour se rapprocher des lieux où l'on pouvait se procurer à peu de frais du « matériel », on fréquenta volontiers les intendants généraux des galères. Les meilleures pièces entrèrent dans les collections des cabinets royaux à Florence comme à Paris.

Les techniques de préparation anatomique se sont perfectionnées. De Hollande est venue la pratique des injections dans les systèmes artériels, veineux et lymphatique ; avec minutie et quelques nouveaux procédés pour fixer les chairs, on réussit des préparations impressionnantes, ne laissant apparents que les systèmes injectés. Dans la seconde moitié du XVIIIe siècle, des sommets sont atteints, avec, par exemple, l'œuvre de l'« autre »

Fragonard, directeur des nouvelles écoles vétérinaires, qui réalisera un cavalier écorché monté sur un cheval au galop également disséqué[10]...

À travers ce foisonnement de travail et de techniques nouvelles, malgré les utilisations scabreuses ou mercantiles, l'anatomie humaine progresse (*Fig. 1*). Certes, des tensions surviennent entre partisans des pièces modélisées en cire, en plâtre, en bois, et ceux qui ne jurent que par les dissections cadavériques ; de sordides polémiques naissent entre écoles de médecine et de chirurgie, et l'enseignement de l'anatomie continue de se faire de façon semi-clandestine, sous forme de cours privés, payants, dans des maisons vétustes équipées pour la circonstance, à proximité des lieux de fourniture : c'est l'époque des Desault, des Dubois...

Les études anatomiques débordent bientôt le cadre de l'individu sain. Déjà pour des raisons que l'on peut difficilement considérer comme esthétiques, on a montré des préparations d'enfants nés monstrueux, siamois, sans tête, pour fasciner les foules dans les foires ou les amateurs dans leurs cabinets. Plus simplement, on utilise ces préparations pour montrer les lésions des os, des viscères, du cœur, des poumons, du cerveau aux futurs médecins. L'anatomie humaine devenue ainsi pathologique va se développer rapidement en Italie et en France sous l'impulsion de quelques grands maîtres comme Morgagni à Padoue et Bichat à Paris[11].

D'où vient que, même aujourd'hui, loin du secret ou des interdits qui ont entouré l'édification de l'anatomie humaine pendant toute cette période, on éprouve encore un malaise difficile à soutenir devant de telles préparations ? Est-ce leur caractère morbide, accusé par les goûts particuliers que l'on prête volontiers à ceux qui se sont adonnés à des dissections ? Est-ce

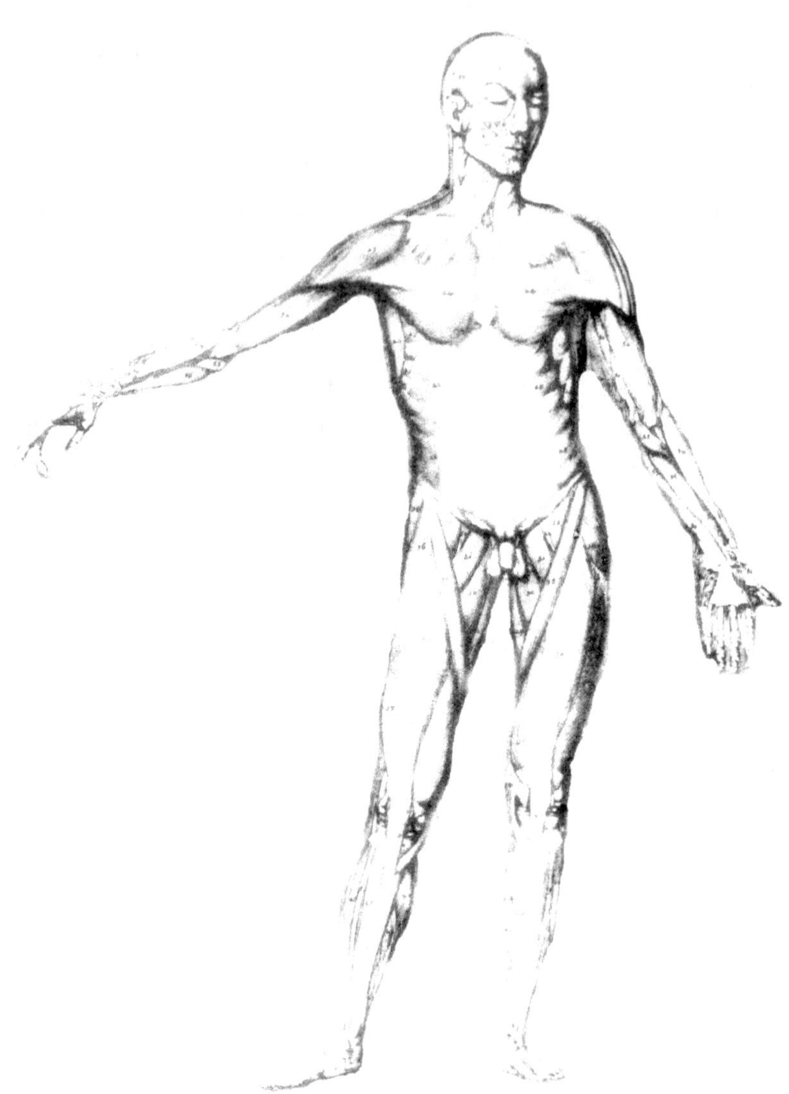

FIGURE 1
Écorché. Dessin de Gauthier-Dagoty (1773) (don de Jean Emmanuel Gruner).

la mise en scène, la froideur de leur présentation ? Est-ce encore le curieux et habituel anonymat qui frappe aussi bien ceux qui sont devenus pièces anatomiques, que ceux qui les ont réalisées ? Est-ce le caractère délibérément agressif, provocant, de certaines préparations ou mises en scène ? Est-ce la dérive commerciale, qui mènera aux collections de madame Tussaud ou du musée Grévin ? Ou plus simplement et plus généralement une certaine transgression des interdits qui sont attachés à la mort, aux morts, avec la difficulté d'accepter le calme attentif du dissecteur quelques moments après l'horreur de la souffrance du supplicié ou du mourant ? Même pour les étudiants en médecine, la première entrée dans un amphithéâtre pour la première autopsie reste toujours un moment marquant, majeur, et fort de leur existence.

L'anatomie d'hier

Jusqu'à la Seconde Guerre mondiale, des préparations anatomiques d'une finesse de dissection impressionnante vont orner les amphithéâtres d'anatomie. Nombre d'entre elles sont aujourd'hui dans les musées, et je ne pense pas qu'il y ait aujourd'hui encore autant de virtuoses du scalpel, du ciseau et de la pince fine qu'il y en avait au début du XXe siècle ; l'enseignement médical est devenu plus théorique, le nombre des étudiants a interdit le recours aux cadavres, la vidéo et la télévision ont remplacé la vision directe, éloigné les étudiants de l'odeur du formol. Et puis, bien sûr, le prestige de l'anatomie moléculaire a supplanté celui de l'anatomie macroscopique.

Pourtant, même si cela paraît un peu désuet, il n'est pas possible de ne pas s'étonner de la complexité et de la subtilité de l'arrangement de ces lambeaux de chair. Regardez l'épaule d'un écorché : le muscle qui coiffe l'articulation est fait de trois portions qui réunissent l'omoplate et la clavicule à la tête humérale ; trois portions qui, se contractant, vont projeter le bras vers l'avant, vers le dehors ou vers l'arrière. Sous le chef antérieur de ce muscle deltoïde apparaît un muscle au corps fuselé comportant deux portions – un biceps – qui va de l'omoplate et de la tête humérale s'insérer plus bas sur la tête radiale ; sa contraction amène une flexion de l'avant-bras sur le bras. À l'arrière, un autre muscle en trois portions – un triceps – inséré en haut sur l'os du bras, l'humérus, rejoint en bas la protubérance que nous palpons à l'arrière du coude ; sa contraction étend l'avant-bras sur le bras. Non content d'une disposition aussi fonctionnelle, ce système musculaire comprend de plus petits muscles qui mettent le segment de membre en position pour l'action des plus gros : un muscle sus-épineux se glisse à la face profonde du chef moyen du deltoïde pour préparer, par sa mise en tension, l'abduction du bras ; un autre, collé contre l'humérus, se cache sous le biceps pour préparer la flexion de l'avant-bras ; son compère se dissimule sous le tendon du triceps pour préparer l'extension de l'avant-bras. Ainsi toute une série de rubans musculaires fonctionnent comme autant de démarreurs pour nos gestes de l'épaule et du bras.

L'arrangement devient plus complexe au niveau de l'avant-bras, chacun des muscles du plan antérieur ou du plan postérieur (par rapport aux deux os de l'avant-bras) se divise en autant de languettes que de doigts, et chaque fois selon deux plans tels que la flexion ou l'extension des deux premières ou de la dernière phalange se fassent de façon partiellement indépendante. De solides muscles peuvent fixer fortement le poignet en flexion ou en extension sur l'avant-bras. D'autres permettent au poignet de tourner, c'est-à-dire au radius de changer de place par rapport au cubitus. Enfin, regardez une main disséquée : non seulement vous découvrez le jeu subtil des tendons qui animent, fléchissent ou étendent les doigts, mais vous voyez toute une série de petits muscles qui unissent les os propres de la paume, dont les tendons vont rejoindre les tendons extenseurs des doigts et d'autres petits muscles qui relient entre eux tendons fléchisseurs et extenseurs. Et d'autres petits muscles, de part et d'autre de la paume, mettent par leur contraction le pouce ou le petit doigt en opposition avec les autres doigts.

Regardez maintenant l'anatomie du membre que l'on dit « inférieur » parce que nous nous représentons toujours debout. Si les muscles des membres supérieurs nous servent de référence, ceux du membre inférieur sont, à l'évidence, volumineux et puissants : maintenir le tronc érigé n'est pas une mince affaire, le modelé de ses muscles fessiers permet de saisir immédiatement la force de l'Hercule Farnèse. Dans l'agencement des muscles, tout évoque celui du membre supérieur et tout en diffère : les gros muscles fléchisseurs de la cuisse sur le tronc sont cachés dans le bassin, accrochés à la colonne lombaire et à l'os iliaque. De gros rubans musculaires enveloppent la hanche, et la font tourner en dedans ou en dehors. Le fessier dit « moyen », parce que son emplacement et sa taille le placent entre le grand et le petit, est en fait un muscle très puissant, capable de porter tout le membre inférieur en dehors. À la cuisse, contrairement au bras, les muscles fléchisseurs sont en arrière et les extenseurs en avant, le muscle extenseur, un « quadriceps », comprend deux chefs médians superposés et deux latéraux dits justement des « vastes » ; le volumineux tendon qui insère le quadriceps sur le tibia comprend un segment osseux, une rotule, en sa partie médiane qui le fait rouler plus efficacement sur les condyles du fémur. Pour rapprocher la jambe de la ligne médiane et serrer les cuisses l'une contre l'autre, d'autres muscles très puissants forment une sorte de voile divisé en trois parties, petite, moyenne et grande. À la jambe, trois groupes de muscles : ceux de devant qui relèvent le pied et étendent les orteils, ceux du côté qui éversent le pied en dehors, ceux de derrière qui étendent le pied ou fléchissent les orteils. Au pied, on retrouve une disposition des tendons extenseurs et fléchisseurs des orteils tout à fait comparable à celle des doigts, avec la même division entre superficie et profondeur, avec un même échelonnement dans l'insertion sur les phalanges, une même disposition des muscles interosseux entre les os du métatarse, des muscles, les lombricaux, tendus comme de gros vers entre des tendons fléchisseurs et extenseurs et la même présence – mais à quoi peuvent-ils servir aujourd'hui ? – des muscles desservant spécifiquement le gros et le dernier orteil.

Qu'on me pardonne l'imprécision ou la longueur de cette description, infiniment brève pour un anatomiste ou un chirurgien, insupportablement longue pour un non-spécialiste. Il s'y est glissé presque malgré moi, tout au long de cette énumération, des « pour » ou des « pour que » que l'on évite difficilement devant le spectacle d'une telle organisation spatiale de nos muscles. Difficile de considérer que tout cela n'a pas été fait « exprès », que le dessein de la fonction n'a pas préexisté au dessin de l'organe. La contemplation de l'anatomie conduit très vite au finalisme, et du finalisme à l'acceptation d'une imagination créatrice surhumaine. Une telle adéquation suscitait en effet l'émerveillement et parfois l'abandon de toute raison avant que ne s'en empare progressivement l'analyse scientifique du développement de notre corps et de ses mécanismes.

Anatomie morte et anatomie vivante

Depuis le début de cette histoire, aucun anatomiste ne s'est désintéressé de la fonction exercée par les muscles qu'il disséquait. En tirant sur le tendon, en regardant sur le cadavre pour quelle position de membres les faisceaux musculaires se relâchaient ou se tendaient, en remplaçant le muscle et son tendon par des cordelettes, ou tout simplement en analysant son jeu d'insertion, il en inférait le rôle, dans la posture ou dans le geste, joué par tel ou tel muscle ou par tel groupe de muscles. Mais cela ne représentait en quelque sorte qu'une annexe du développement anatomique, signalée par quelques lignes au bas d'une description qui atteignait volontiers plusieurs pages dans les traités classiques.

C'est alors qu'apparut, au milieu du XIXe siècle, une nouvelle technique : la stimulation des muscles par l'électricité. Elle renouvela complètement cette approche de la physiologie musculaire. Il me faut là introduire un curieux personnage qui devait consacrer toute sa vie à cette recherche. Curieux homme en effet que ce Duchenne[12], originaire de Boulogne-sur-Mer, qui choisit la médecine au lieu de la mer (il était fils de corsaire) et dont les rebondissements malheureux de la vie familiale devaient faire qu'il consacra sa vie à une nouvelle passion, l'électricité médicale. Duchenne découvrit en effet qu'il était possible de déclencher une contraction musculaire entre les rhéophores de la bobine d'induction qu'il avait construite et que cette contraction était localisée aux chefs musculaires sous-jacents à l'application de ses électrodes. Il devenait donc possible, en modulant de façon appropriée l'intensité du courant et la place des électrodes sur les téguments, d'étudier de façon systématique les déplacements entraînés par la contraction d'un muscle et ce dans toutes les positions du membre ou du corps que l'on souhaitait. Duchenne entreprit alors un travail que l'on qualifie volontiers de « bénédictin », en souhaitant, et son vœu fût exaucé, que sa vie fût assez longue pour le réaliser. Revenu de Boulogne à Paris travailler dans les vieilles divisions de la Salpêtrière, fréquentant d'autres jours les salles de l'Hôtel-Dieu ou de la Vieille Charité dans les services qui voulaient bien l'accueillir, lui, le simple praticien, le « petit vieux à la boîte noire », accumula tout au long de vingt années de travail une somme impressionnante de données nouvelles sur le jeu des muscles squelettiques. Sa méthode électrophysiologique était doublée par les observations cliniques de patients chez lesquels manquaient, pour une raison pathologique quelconque, tel ou tel muscle ou tel groupe de muscles. Nous verrons plus loin comment cela le conduisit à édifier de toutes pièces un nouveau chapitre de la médecine, la « pathologie musculaire » ou « myologie ». Mais son œuvre clinique, ou clinico-pathologique, n'aurait pas eu un tel retentissement s'il ne l'avait étayée avec ce long travail d'analyse systématique du jeu normal de nos muscles. Il ne doutait d'ailleurs lui-même pas un instant de l'originalité et de l'importance du travail qu'il réalisait : il envisageait tout simplement de remettre « à neuf » la physiologie des mouvements grâce à sa technique de faradisation localisée. C'est lui qui créa, formule brutale mais heureuse, de véritables autopsies sur le vivant ; bref, il construisit selon sa propre expression, une anatomie « vivante » qu'il opposait à l'anatomie « morte » des dissections cadavériques. Précautionneux, peut-être même un peu plus, car, simple médecin praticien, il dépendait pour ses publications de ceux qui l'avaient accepté dans leur service, il rédigea notes, mémoires et livres et protégea certaines découvertes par des plis cachetés déposés à l'Académie des sciences, pour se prémunir des « petits larcins » dont il fut l'objet tout au long de sa vie.

Son œuvre est effectivement pleine de découvertes qui l'amènent à discuter ou à préciser les descriptions anatomiques de l'époque. Quelques exemples : étudiant les muscles de l'épaule, il montre que c'est un muscle fixant l'omoplate aux côtes, le grand dentelé, qui permet au deltoïde de remplir sa fonction d'élévation du bras en abduction et qui exécute la seconde partie de celle-ci : l'action élévatrice du deltoïde se limite à l'élévation horizontale du membre supérieur.

Du muscle sus-épineux, il montre l'action synergique avec celle du muscle deltoïde, en observant que son action est de maintenir solidement la tête humérale contre la cavité glénoïde de l'omoplate. Dans la flexion de l'avant-bras sur le bras, il voit que le muscle décrit comme long supinateur ne mérite pas son nom, car si le biceps est un supinateur puissant, le long supinateur n'est lui que fléchisseur et plus pronateur que supinateur. Son analyse trouve peut-être son apogée avec l'étude des muscles moteurs des doigts et du pouce. Difficile à nouveau de résumer en quelques mots 180 pages de description minutieuse. Encore une fois, Duchenne est bien conscient de la nouveauté des faits qu'il rapporte. Malgré l'admiration qu'il porte à Galien et à Charles Bell[13], la main telle qu'on l'a comprise physiologiquement jusqu'à lui ne serait selon son analyse qu'une « griffe difforme plus incommode qu'utile ». Il démontre l'action limitée, dans la flexion ou l'extension des dernières phalanges, des fléchisseurs superficiels et profonds des doigts, de l'extenseur commun et propre des doigts. Il réhabilite avec beaucoup de soin le rôle essentiel des petits muscles interosseux et lombricaux dans la flexion de la première phalange et l'extension des deux dernières phalanges des quatre derniers doigts. De l'étude des mouvements du pouce, il déduit que le muscle court abducteur est plus « opposant » que le muscle dit « opposant », amenant par sa contraction la pulpe du pouce face à la pulpe des deux premiers doigts ; et c'est un faisceau du muscle court fléchisseur qui amène le pouce en opposition aux quatre derniers doigts. Et voilà Duchenne réhabilitant les travaux de Colombus et de Fallope, successeurs de Vésale à Padoue qui avaient bien vu les petits prolongements aponévrotiques permettant aux muscles interosseux d'avoir cette action avant d'être oubliés par leurs successeurs. Lui, le modeste praticien, il amène le grand Cruveilhier, professeur d'anatomie pathologique, à reprendre ses dissections, à retrouver ces fameuses petites expansions aponévrotiques qui permettent l'action des interosseux sur les premières phalanges, et à revoir les modalités de l'action des expansions du même ordre sur les tendons extenseurs du pouce.

Il faut voir avec quelle énergie Duchenne va donner raison à Galien, ce « prince des anatomistes », comme il le nomme, pour les mouvements du muscle diaphragme, contre Vésale pour qui le diaphragme en se contractant remontait dans la cavité thoracique, ou contre d'autres anatomistes comme Winslow qui pensait que le diaphragme ne pouvait agir sans le concours des intercostaux ; il montre le rôle dilatateur du diaphragme sur la base du thorax par l'appui qu'il prend sur les viscères abdominaux et rejoint ainsi les conclusions de Magendie[14]. Il profite de ses expériences sur le chien pour régler leur compte également à toute une pléiade d'auteurs qui avaient, sur les muscles intercostaux, les idées les plus divergentes ; faisant soigneusement contrôler ses expériences de stimulation par ses collègues, il démontre que tous ces muscles ont un rôle inspirateur, analysant l'élévation et la rotation que subit la côte inférieure par rapport à la côte supérieure lorsqu'on stimule électriquement ces intercostaux.

Toutes ces découvertes, toutes ces additions à l'anatomie traditionnelle sont devenues classiques. Duchenne fournit également, comme il l'avait promis, l'explication raisonnée des déformations et des modifications des gestes entraînées par la disparition ou l'atrophie de tel ou tel muscle. Son œuvre est donc remarquable aussi bien par sa qualité que par la justesse des observations relevées, même s'il faut savoir passer sur la tonalité volontiers finaliste adoptée pour décrire cette nouvelle anatomie.

Entrée en scène de l'imagerie radiologique

Duchenne aimait passionnément la photographie jusqu'à l'utiliser pour tenter de saisir, à travers l'action des muscles peauciers du visage, les émotions de l'âme. On imagine sa propre émotion et son expression de surprise (avec contraction des muscles frontaux, des releveurs des paupières et petite traction des muscles zygomatiques) s'il avait pu assister à l'essor de l'imagerie moderne dans l'analyse de son cher système musculaire.

Les rayons X avaient rendu l'homme transparent mais l'excellente visualisation des os et de certains viscères contrastait singulièrement avec le maigre résultat obtenu pour les masses musculaires, à l'exception du cœur. Sur les clichés des membres, du crâne, du rachis, toute chair avait disparu, emportée par sa faible résistance à la pénétration des rayons X. Même en diminuant considérablement la force de pénétration de ceux-ci, les images obtenues étaient peu contrastées, difficiles à interpréter, séparant mal les différents chefs musculaires ; de fait, elles furent très peu utilisées en anatomie comme en médecine.

On essaya les ultrasons. Les échos obtenus pouvaient être réunis en image. En termes de détection de tumeurs, de suivi du développement fœtal dans l'utérus, de modifications de l'épaisseur et de la cinétique des parois cardiaques, l'échographie ultrasonore a donné des informations précieuses, peu coûteuses, inoffensives. Son intérêt est resté cependant limité dans l'analyse des muscles eux-mêmes, sauf à y rechercher d'éventuelles anomalies, des hématomes, des tumeurs, etc.

Tout a changé en quelques années. Dans son laboratoire de Hayes, près d'Heathrow, un physicien s'employait à reconstruire des images à partir de points et, en particulier, à obtenir des images à partir de tomographies aux rayons X obtenues sous différents angles. Godfrey Hounsfield devait réussir, pour le plus grand bénéfice de la firme qui l'employait, et pour le renouveau de l'anatomie humaine. Son matériel de choix était le cerveau, mais il raconte lui-même qu'il était allé chercher un peu de viande chez son boucher pour tester son appareil. Cette viande fraîche, même si au bout d'un certain temps quelques bulles s'en échappaient, était bien plus favorable à ses expériences que des fragments fixés au formol. Dès les premières images obtenues sur l'homme, il était clair qu'une nouvelle révolution venait de se produire. Comme sur des planches anatomiques, les ventricules cérébraux, la substance grise et la substance blanche du cerveau étaient parfaitement distinctes sans qu'il y ait besoin d'injection d'air ou de produits iodés par ponction lombaire ou ventriculaire. L'utilisation de la tomodensitométrie X – ou encore scanner X – pour les masses musculaires des membres était certainement moins pressante – médicalement parlant – que pour la tête et l'abdomen. Elle n'en fut pas moins tout aussi précieuse et spectaculaire. Sur les clichés, cette fois, les différents chefs musculaires des fesses, des cuisses, du mollet étaient parfaitement discernables ; toute modification de leur volume ou de leur texture était visible, parfaitement contrastée par rapport aux tissus sous-cutanés : le rêve des anatomistes était devenu réalité.

Le progrès ne devait pas s'arrêter là. Avec le scanner, on utilise encore un agent physique externe puissant, et dangereux, surtout pour les manipulateurs : les rayons X. L'imagination d'autres physiciens devait permettre d'éliminer ce risque. En analysant les signaux émis par certains atomes placés dans des champs magnétiques intenses au cours ou au décours de leur excitation par des ondes radio et en combinant cette analyse avec les travaux de reconstruction d'image point par point, une nouvelle technique d'imagerie voyait le jour, atraumatique, non ionisante, sans produit de contraste. On n'a guère retenu le terme de « zeugmatographie par résonance magnétique nucléaire (RMN) » initialement proposé par P. Lauterburg en 1972, mais celui d'imagerie RMN est aujourd'hui universel. Là également, les progrès décisifs ont d'abord concerné l'imagerie cérébrale, mais l'application aux tissus des membres était tout aussi novatrice. Les chefs musculaires, sur les clichés de RMN, apparaissent en sombre, cernés par un tissu sous-cutané donnant un signal beaucoup plus intense (*Fig. 2*). Le contraste entre les différents chefs musculaires est peut-être un peu moins net que sur les clichés pris au scanner, mais la lisibilité des anomalies de texture est tout aussi aisée. L'usage de l'une ou l'autre de ces techniques pour la visualisation des masses musculaires est affaire de coût d'accès aux appareils, mais à n'en pas douter elles constituent l'une et l'autre une révolution dans l'analyse anatomique des muscles squelettiques.

Enfin, la résonance magnétique nucléaire recèle bien d'autres capacités exploratrices, en termes de fonction et non plus seulement de volume. L'analyse des spectres du phosphore 31,

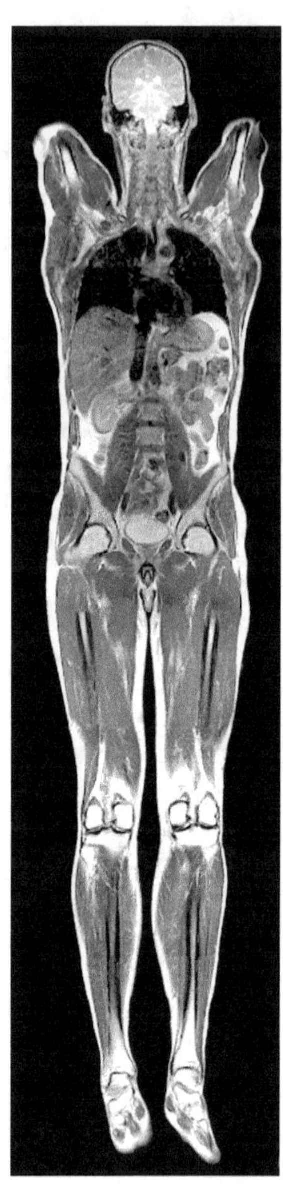

FIGURE 2
« Écorché » en 2005 : imagerie en résonance magnétique nucléaire.
Acquisition « corps entier » en pondération T_1 (courtoisie de Philips Medical
System et du docteur Elizabeth Dion).

du carbone 13, du tritium sont à l'origine d'analyses touchant cette fois non plus seulement le volume des muscles mais leurs différents compartiments métaboliques : une autre échelle de l'anatomie était atteinte. Pour en mesurer l'importance, il nous faut d'abord parcourir une autre longue histoire, désormais moléculaire, celle de l'anatomie du tissu musculaire.

CHAPITRE 2

De muscle en molécule

*Animal spirits, the more subtle part of the blood...
and the juices of the nerves, these are names used by
many, but they are mere words, meaning nothing.*
Nicolas STENSEN.

Du fromage à la fibre

Dissocier de la viande entre deux aiguilles fines ne représente pas une expérience très difficile : on sépare ainsi de grosses fibres, grossièrement parallèles, les unes des autres. Cette nature fibreuse du tissu musculaire, qui le distingue de tous les autres tissus et viscères, n'avait échappé ni à Vésale ni à ses successeurs Fallope et Fabrice d'Aquapendente[1]. Tous pressentirent qu'il devait y avoir une relation entre cette structure fibreuse et la fonction de contraction : mais était-ce la chair elle-même ou le tendon qui en était responsable ? Difficile de le dire à une époque où l'on comparait encore volontiers la formation de la chair à celle du fromage, c'est-à-dire à une coagulation. Mais cela intriguait. Un siècle plus tard, en 1664, un Danois, Nicolas Stensen, insista[2] : pour lui, le muscle pouvait être disséqué en minuscules fibrilles, courant d'un tendon à l'autre, formant le corps du muscle dont la force n'était que la somme des tensions développées par chacune de ces fibres ; et de calculer cette somme en fonction de l'architecture, longitudinale, pennée ou sessile des « fibres » à l'intérieur du muscle, selon les lois de la géométrie naissante à cette époque.

Quelque chose d'autre intriguait plus encore : la contraction du muscle se faisait apparemment à volume constant, ce qui allait contre toute idée d'addition de fluide, ou d'un quelconque « esprit », à la matière carnée de l'organe. Un contemporain et ami de Stensen, Ian Swammerdam, le démontra très habilement : enfermant un muscle de grenouille dans un tube à essai rempli d'eau muni d'un petit ajutage terminal permettant de lire le niveau, en titillant le nerf de ce muscle par un autre petit orifice pour le faire se contracter, il eut la surprise de constater que la contraction n'entraînait pas de modification sensible du niveau de l'eau (*Fig. 3*). Cela lui permit de réfuter, par cette seule expérience, la théorie jusque-là admise des « esprits animaux ». Quelques années plus tard, en 1669, un certain docteur Jonathan Goddart, sous la direction probable de Francis Glisson[3], emprisonna tout le membre supérieur d'un homme bien musclé dans un large tube de verre rempli d'eau, hermétiquement scellé autour du bras, avec à nouveau un petit ajutage latéral permettant de suivre l'évolution du volume interne : non seulement le niveau ne s'élevait pas mais il avait tendance à s'abaisser lorsqu'on demandait à l'homme de contracter les muscles de son bras. On imagina alors toute une série de modèles géométriques – succession de petites vessies, de triangles, de losanges – pour rendre compte de ce raccourcissement des fibrilles musculaires sans que le volume total du muscle ne changeât.

Tout devint beaucoup plus clair lorsque, par un système de lentilles optiques judicieusement disposées, il fut possible d'examiner une préparation dissociée de tissu musculaire. Leeuwenhoek,

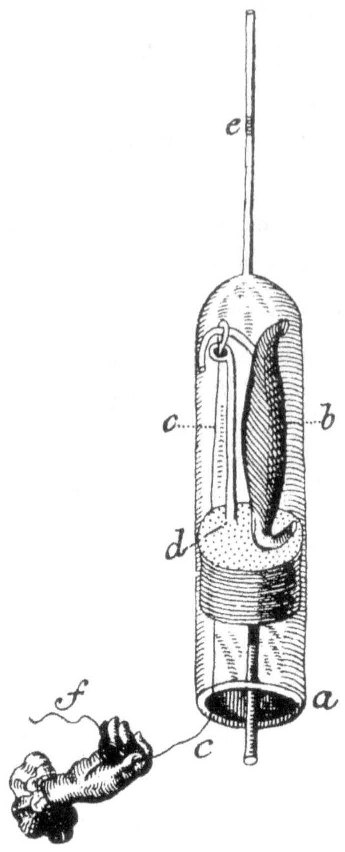

FIGURE 3
Illustration de l'expérience de Swammerdam (env. 1663).
Dans un embout de verre (a) a été placé un muscle de grenouille (b) muni de son
nerf, qu'un fil métallique (c) maintenu par une petite poulie métallique (d) permet
de stimuler. Lors de la contraction du muscle, le niveau du liquide qui remplit
l'ensemble ne varie pas, ou a plutôt tendance à baisser (d'après Machina Carnis,
op. cit., p. 17).

inventeur de ce microscope, constata que le muscle était bien fait de très fins filaments, invisibles à l'œil nu ; en 1674, il en compta jusqu'à 3 000 pour une « fibre[4] ». Chacun de ces « filaments » paraissait même contenir une quantité indénombrable encore de filaments plus petits ; lorsqu'ils se contractaient, on eût dit que ces filaments étaient constitués par une enfilade de globules successifs.

Oublions les termes qui furent alors utilisés pour ne retenir que la réalité de ces découvertes. Les « fibrilles » musculaires de Nicolas Stenon, ce sont de petits faisceaux de fibres musculaires. Les longues fibres de Leeuwenhoek étaient bien ce que l'on nomme aujourd'hui des fibres, c'est-à-dire des cellules musculaires, des éléments cellulaires très allongés, de quelques dixièmes de millimètre d'épaisseur et pouvant atteindre plusieurs centimètres de long. Tous les muscles des membres des animaux vertébrés sont ainsi composés. L'unicité de la vie musculaire est là. Quelle qu'en soit l'origine, quelle que soit la distribution anatomique, des muscles des yeux aux muscles grands fessiers, on retrouve sous le microscope toujours les mêmes petites fibres, les mêmes cellules tendues d'un tendon à l'autre.

Naissance d'une striation

Une seconde surprise attendait Leeuwenhoek : dès que le faisceau lumineux traversait l'écheveau de fibres musculaires écartées par ses pinces à disséquer, elles apparaissaient striées, très régulièrement, comme un empilement de disques clairs et de disques sombres. Il faudra attendre un siècle et demi – le milieu du XIXe siècle – que les objectifs de l'instrument se soient perfectionnés, que soient corrigées les aberrations chromatiques des lentilles, que soient apparues les sources lumineuses électriques, pour que les successeurs de Leeuwenhoek puissent établir qu'effectivement cette striation régulière était bien une propriété de ces fibres et non une illusion ou le résultat de leur torsion spiralée. Un certain Quekett fut même crédité par Krause d'avoir décrit en 1848 une fine ligne sombre au milieu du disque clair et, en conséquence, celle-ci reçut l'appellation de ligne Q. Ce même Krause vit bien en 1868 que, lors de la contraction, ces lignes Q avaient tendance à se rapprocher et que les disques clairs se raccourcissaient. Hensen à la même époque vit, quant à lui, qu'il existait une ligne plus claire au milieu du disque sombre qui prit ainsi le nom de « bande H ». La finesse d'analyse, l'expertise et sans doute l'acuité visuelle de ces pionniers de la microscopie sont réellement sidérantes : comme nous le verrons plus loin, toutes ces observations devaient se révéler exactes.

Et inversion de cette striation

Une troisième surprise attendait ces observateurs : ce fut la modification de cette striation au cours de la contraction Pour peu que l'on utilisât du muscle frais, que l'on réussît par divers procédés à le faire se contracter, on pouvait observer que les disques sombres étaient stables, ou même paraissaient augmenter de volume, alors que les disques clairs diminuaient d'épaisseur. Ce n'était pas simple à observer. Engelmann y consacra plus de vingt ans de sa vie. Ses résultats furent contestés. Il fallut en fait attendre la possibilité de stimuler finement les fibres musculaires avec de petites électrodes, et surtout de prendre des photographies à travers le tube optique du microscope pour être bien sûr que c'était la bande claire dite « isotrope » (I) qui s'estompait au cours de la contraction alors que la bande sombre, « anisotrope » (A), conservait sa longueur ; la fibrille devenait plus dense au voisinage de la ligne Q (devenue Z dans la littérature de l'époque), alors que la zone claire située au centre du disque

sombre – la ligne H – persistait : on assistait ainsi à une sorte
d'inversion de la striation au cours de la contraction. On imagine mal aujourd'hui la somme de travaux, pour la plupart
effectués en Allemagne, qui furent consacrés à la fin du siècle
dernier à ce phénomène. En fait, l'étude de la contraction musculaire se superposait déjà à celle de la simple anatomie de la
fibre musculaire.

Entrée en scène de la chimie, naissance de la myosine

En effet, pendant que quelques-uns tentaient de percer les
mystères de l'organisation des fibrilles musculaires, d'autres
s'essayaient à appliquer au muscle les découvertes de la chimie
naissante et tentaient de connaître de quoi pouvait bien être faite
la substance de cette chair, en la congelant, en la broyant, en la
précipitant, en la dissolvant dans toutes les solutions acides, alca-
lines ou salines que l'on commençait à savoir manier. Dès la fin
du XVIIIe siècle, des savants – Berthollet, Lavoisier, Laplace en
tête – s'étaient intéressés à ce problème, ils avaient découvert le
rôle de l'oxygène et la production de gaz carbonique au cours de
la calcination des tissus, et montré la présence d'azote dans la
viande. L'idée d'une incorporation (d'une « animalisation ») des
composés azotés provenant de l'alimentation s'était imposée.
Cuvier, à l'aube du XIXe siècle, considérait que les fibres musculaires étaient les plus simples associations possibles de molécules
essentielles de la matière charnelle ; après avoir débarrassé la
viande de toutes ses humeurs, il avait en effet vu que les filaments dont elle se composait étaient insolubles même dans l'eau
bouillante ; il les avait comparés au caillot sanguin, pensant que

le tissu musculaire était sans doute le seul à pouvoir ainsi s'approprier les composés azotés circulants dans le tissu.

L'orientation des chimistes va dès lors se déplacer vers la composition de cette chair et la production de chaleur au cours de la contraction musculaire ; très vite, dès que le concept émerge, on s'attache aux phénomènes de catalyse qui s'y cachent ou s'y rattachent. La fermentation devient la théorie régnante pour rendre compte de la vie cellulaire, s'opposant à la « force vitale » qui avait émergé à la fin du XVIIIe siècle, force distincte de toute énergie connue, mécanique, électrique, magnétique, etc. et qui avait la faveur de beaux esprits[5].

De fait, c'est Claude Bernard qui, avec la découverte du glycogène en 1859, devait mettre la physiologie, et en particulier la physiologie musculaire, sur des rails solides, appuyés sur l'expérimentation. Nous reviendrons plus loin sur cette période où s'édifièrent les premières strates de la connaissance du métabolisme musculaire.

L'année même où Claude Bernard s'émerveillait devant la production du sucre par son foie lavé, Kühne préparait du muscle de grenouille ; il le débarrassait soigneusement de son sang par une perfusion saline, puis le congelait, le réduisait en poudre, le décongelait, le filtrait à travers un linge de lin, et finissait par obtenir une sorte de sirop visqueux qu'il pouvait conserver au froid. Curieusement, ce sirop paraissait coaguler lorsqu'on en faisait tomber une goutte dans de l'eau pure à 0° ; mais on pouvait le redissoudre lorsqu'on augmentait la concentration saline de cette solution. Kühne baptisa « myosine » ce plasma musculaire. Il pensait tenir avec ces préparations qui coagulaient l'explication de la rigidité des muscles après la mort : d'ailleurs, la même myosine pouvait être extraite du muscle rigidifié d'une grenouille morte pour peu que l'on utilisât des solutions salines très concentrées. Le parallèle biologique recherché à travers ce phénomène était clairement celui de la coagulation du plasma sanguin.

Comme les mêmes conditions physico-chimiques d'extraction effaçaient la striation des fibres musculaires, on en déduisit que la myosine devait être présente dans l'une ou l'autre de ces stries ; Engelmann n'hésita pas à localiser cette myosine dans la bande sombre. Peu à peu, au milieu de beaucoup de controverses sur son état naturel, les propriétés de cette myosine furent mieux connues. Sans nul doute, une étape importante fut la démonstration en 1935, par Noll et Weber, qu'un ruban de myosine s'écoulant dans un grand volume d'eau avait une biréfringence particulière : si cette protéine avait une telle structure allongée, asymétrique, elle pouvait bien être présente dans les fibrilles musculaires, et les constantes optiques que ces auteurs mesuraient étaient en faveur d'un arrangement ordonné des molécules de myosine dans la bande A.

Depuis cette fin de XIXe siècle jusqu'à la Seconde Guerre mondiale, il est impossible d'individualiser les travaux qui visent à mieux analyser la structure du tissu musculaire de ceux qui cherchent à expliquer la contraction musculaire. Chaque pas nouveau, chaque composé repéré dans le jus de tissu musculaire avait aussitôt pour corollaire une nouvelle théorie de la contraction. Kühne était persuadé que le rôle principal était joué par le réseau protoplasmique qui entourait les fibrilles, une « sarcoglie » que lui-même et Kölliker avaient décrite dans la cellule musculaire. Engelmann pensait, lui, que le changement relatif de volume des bandes A et I, au cours de la contraction était lié à des modifications de la composition en eau de ces bandes ; son modèle était une corde de violon dont il étudiait le gonflement et le raccourcissement en la plongeant dans de l'eau pure ou acidifiée. Meyerhof considéra, lui aussi, la déshydratation de la protéine comme le moteur essentiel de la contraction ; d'autres impliquaient le changement de composition colloïdale de la molécule, un changement de charge ionique, etc.

Détour en pleine guerre par la Russie et la Hongrie

Deux faits marquants devaient, au tout début de la Seconde Guerre mondiale, modifier profondément l'axe des réflexions concernant la myosine et le rôle des fibrilles musculaires au cours de la contraction. Le premier fut la découverte d'une activité enzymatique propre à la myosine ; le second fut la découverte que la myosine n'était pas la seule composante des extraits de muscle.

Le premier acte se joue avec madame Lyubimova à Moscou en 1939-1940, dans le laboratoire dirigé par Engelhardt. À ce moment, on sait déjà que les composants phosphorylés ont un rôle important dans le fonctionnement de la machinerie contractile et, tout particulièrement, une molécule, un adényl-pyrophosphate mieux connu sous le sigle ATP. Cet ATP est présent en forte quantité dans le tissu musculaire vivant et s'effondre au cours de la rigidité cadavérique. Mais on ne sait pas quelle relation existe entre la myosine et cet ATP. Le groupe de chercheurs russes démontra qu'il y avait une forte interaction entre les deux composés : la myosine purifiée était capable d'enlever un groupe phosphate à l'ATP et l'on ne parvenait pas, quel que soit le procédé, à débarrasser la myosine de cette activité. Mieux, la présence d'ATP augmentait considérablement la force engendrée par les « rubans » de myosine et modifiait de façon saisissante la viscosité de la myosine en solution. Ces expériences furent confirmées par des chercheurs de Cambridge[6] : tout se passait bien comme s'il y avait une interaction entre myosine et ATP du type enzyme-substrat.

Le second acte se déroule à Szeged, en Hongrie, dans le laboratoire que dirige Szent-Györgyi. On s'y intéressait aux différences de viscosité des préparations de myosine : on avait remarqué que cette viscosité différait suivant que l'extraction en milieu salin durait vingt minutes ou toute la nuit. Dans ce dernier cas, le gel obtenu était semi-solide et ne pouvait plus être centrifugé, sinon après qu'il eut été repris par une solution très richement saline ou après addition du fameux ATP. Au contraire, après une extraction courte de vingt minutes, la myosine ne montrait qu'une faible viscosité qui ne se modifiait pas après l'addition d'ATP. Tout se passait comme si l'on était en présence de deux myosines différentes. De plus, le gel de myosine obtenu après une extraction de toute la nuit se révélait capable de se contracter à moitié de sa longueur si on le mettait en présence d'un peu d'extrait de muscle...

Szent-Györgyi et ses collaborateurs venaient de découvrir le phénomène que l'on nomme encore « superprécipation » et le rôle de certains ions, en particulier du potassium et du magnésium, pour l'activer[7]. Mais la différence entre les deux préparations de myosine devait être élucidée par un autre chercheur du groupe de Szeged, Straub. Celui-ci montrait en effet que la préparation de myosine obtenue par extraction prolongée contenait en fait une autre protéine intimement liée à la première : il l'appela « actine », car il pensait que cette protéine « activait » la myosine. Il restait à extraire l'actine en utilisant successivement la solution saline, puis l'acétone, et en reprenant le résidu par l'eau distillée. Il démontra que l'actine pouvait également exister sous deux formes, active et inactive, dont une seule pouvait former avec la myosine un complexe possédant une viscosité élevée. Straub et Szent-Györgyi postulèrent avec beaucoup de pertinence que cette actine pouvait donc exister sous deux formes : une forme globulaire dans un cas et fibreuse dans l'autre.

Ces données nouvelles devaient être utilisées rapidement pour analyser l'action de différents ions, en particulier du calcium et du magnésium, sur la myosine et le complexe actomyosine. On détermina, à Szeged et à Cambridge, les concentrations ioniques optimales pour l'activité maintenant reconnue « ATPasique » de la myosine. Ce fut en particulier le travail de Hasselbach qui détermina les concentrations optimales à pH neutre pour une concentration d'ATP considérée comme physiologique. D'autres auteurs montrèrent que la myosine purifiée avait une activité maximale pour un pH alcalin. D'autres équipes s'attachèrent à analyser la relation masse à masse entre la myosine et l'ATP, de même l'étude thermodynamique des réactions myosine-ATP conduisit à considérer que la fixation d'ATP consommait beaucoup d'énergie et pouvait donc s'accompagner d'une importante libération d'énergie lors de la dissociation du complexe actine-myosine.

Avec la multiplication des techniques utilisées, avec le nombre croissant d'équipes concernées, les résultats s'accumulaient, parfois convergents, souvent contradictoires[8]. La composition en acides aminés de la myosine fut élucidée ; les techniques de diffraction aux rayons X donnèrent des arguments en faveur d'une structure hélicoïdale pour la molécule de myosine ; après bien des difficultés, on attribua un poids moléculaire d'environ 500 000 à cette fameuse molécule. Enfin, toute une série de travaux remarquables sur l'action de la trypsine, entre 1950 et 1953, permirent de considérer que la molécule de myosine pouvait être décomposée en sous-unités, une sous-unité légère (d'un poids moléculaire de 96 000) et une sous-unité lourde (d'un poids moléculaire de 232 000) porteuse de toute l'activité ATPasique et du pouvoir de se combiner à l'actine[9].

Les travaux biochimiques concernant l'actine elle-même se révélèrent particulièrement délicats, en raison de sa tendance naturelle à la polymérisation. Néanmoins, il fut possible de démontrer qu'il y avait une liaison entre l'ATP et l'actine globulaire selon un rapport molécule à molécule et que la polymérisation s'accompagnait d'une déphosphorylation de l'ATP en ADP. Il était remarquable également de constater que la structure de l'actine était fortement conservée à travers toutes les espèces, en particulier des oiseaux aux mammifères. Après bien des efforts, on attribua à l'actine globulaire un poids moléculaire de 57 000[10].

Naissance d'une troisième protéine
de la contraction musculaire

Entre-temps, une autre protéine était venue rejoindre le couple myosine-actine, la tropomyosine, isolée par Bailey en 1946 à un moment où la réussite – pendant la guerre – de l'isolement de l'actine n'était pas encore connue du monde anglo-saxon. Cette nouvelle protéine se distinguait des autres par sa solubilité dans l'eau, sa résistance aux agents dénaturants et sa cristallisation relativement facile. Elle était difficile à séparer de l'actine. Il fut cependant relativement aisé de lui attribuer une structure α-hélicoïdale, des dimensions et un poids moléculaire de 53 000. On s'interrogea longuement sur le rôle de cette protéine qui, comme la myosine, était très riche en acides aminés chargés. Après avoir écarté l'idée qu'il puisse s'agir d'un produit de dégradation de la myosine, on lui attribua un rôle possible dans l'édification moléculaire de l'actine polymérisée. Il ne fallut attendre que quelques années pour voir sa place et son rôle se préciser[11].

Il semblera sans doute qu'avec tous ces développements bio-chimiques, nous nous soyons éloignés de notre anatomie initiale, et que ces discussions sur les constituants moléculaires de notre chair soient singulièrement arides et dénuées de poésie. Encore faut-il savoir que la relation qui en est faite est simplifiée à l'extrême, ne souligne pas assez les désaccords d'une équipe à l'autre, chaque nouvelle donnée entraînant presque inévitablement une nouvelle théorie de la contraction musculaire fondée sur les changements conformationnels de l'actomyosine, le rôle de l'actine, etc. Tel était l'état d'esprit de nombreux chercheurs, comme des étudiants au tournant de ce milieu de XXe siècle : un foisonnement de données et une grande difficulté de synthèse.

Où tout devient enfin plus simple

Tout changea subitement en 1953. Une nouvelle technique entrait en scène, permettant de revenir à l'anatomie, mais avec une résolution dix mille fois supérieure à la microscopie optique. L'unité de mesure n'était plus le micron – le millième de millimètre – mais l'angström, le dix millième de micron. La microscopie électronique, conçue avant la Seconde Guerre mondiale, ne fut en fait appliquée à la biologie que quelques années après. Son application au tissu musculaire strié squelettique devait marquer un tournant décisif dans la compréhension de sa structure.

J'ai souvent pensé à l'émotion qui dut étreindre Hugh Huxley lorsque, après avoir introduit dans la colonne de son microscope l'une de ces coupes minces de muscle psoas de lapin qu'il avait préparée à l'aide d'un nouveau type de microtome[12], il vit sur l'écran fluorescent apparaître l'image des filaments qui composaient les fibrilles musculaires. Il y en avait deux sortes : des filaments épais, d'environ 150 Å de diamètre, et des filaments fins d'environ 80 Å de diamètre. Leurs images étaient très nettes. Lorsque la fibrille musculaire était coupée transversalement, les filaments épais apparaissaient disposés de façon régulière, hexagonale, distants les uns des autres d'environ 250 à 300 Å. Les filaments fins étaient visibles entre les filaments épais, chaque filament fin étant situé au centre du triangle formé par les trois filaments épais les plus proches. De place en place, de petits ponts paraissaient unir les filaments épais et fins. Lorsque les préparations étaient faites selon l'axe longitudinal des fibrilles musculaires, l'image était encore plus saisissante : les filaments épais étaient disposés en registre, formant une bande plus dense aux électrons que les parties latérales de cet espace que l'on désigna comme un sarcomère, limité par deux stries Z consécutives. Dans les parties latérales du sarcomère, ne se distinguaient que des filaments fins ; ces filaments fins se terminaient d'un côté sur la strie Z, et s'insinuaient de l'autre entre les filaments épais. Sur une myofibrille, ni contractée ni étirée, la pénétration des filaments fins à l'intérieur des filaments épais n'allait pas jusqu'au milieu du sarcomère, d'où une bande un peu moins dense au milieu de la bande sombre. Tout ce qui avait été écrit sur la striation des fibrilles musculaires était là, sous ses yeux, réel et expliqué : les bandes A, I, H et Z (*Fig. 4 et 5*).

Il y avait, peut-on penser, deux raisons supplémentaires à l'émotion de Hugh Huxley. La première était la vérification de l'hypothèse qu'il avait émise après plusieurs années de travail consacré à l'étude de ce tissu musculaire en utilisant la diffrac-

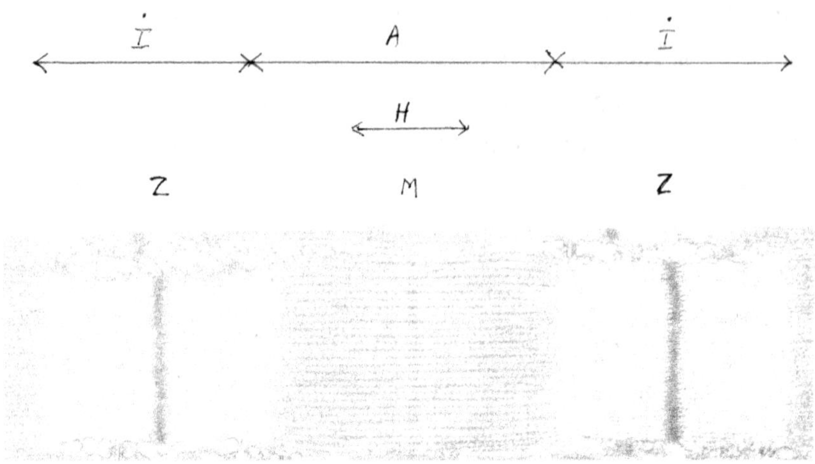

FIGURE 4

Un sarcomère vu en microscopie électronique, avec la structure filamentaire telle qu'elle fut découverte par H. E. Huxley. Les filaments épais forment la bande A, anisotrope en microscopie optique ; les filaments fins occupent la bande I, isotrope, et la partie latérale de la bande A, délimitant ainsi une bande H au milieu de la bande A.
Les bandes Z correspondent à l'interpénétration des terminaisons des filaments fins de deux sarcomères contigus. Muscle péronier de cobaye (micrographie personnelle).
Agrandissement : × 30 000

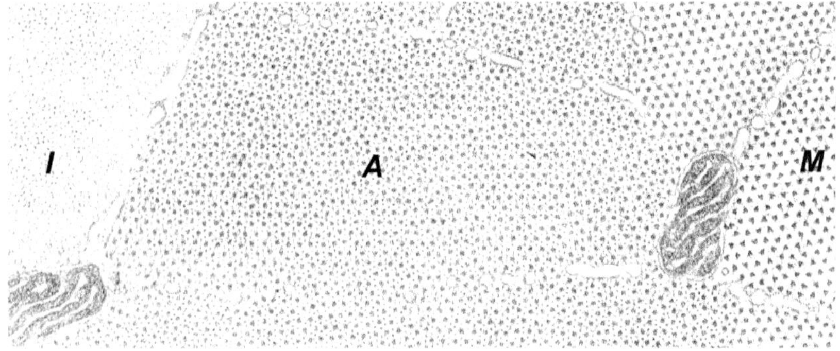

FIGURE 5

Des myofibrilles sont ici coupées transversalement à travers la bande A, où coexistent filaments épais et fins, à travers la bande M où ne sont visibles que les filaments épais, et la bande I, occupée uniquement par les filaments fins. L'arrangement hexagonal des filaments épais et fins est bien visible dans la bande A. Muscle péronier de cobaye (micrographie personnelle).
Agrandissement : × 30 000

tion aux rayons X, selon une méthode dite « aux petits angles » qu'il avait contribué à mettre au point ; il avait trouvé en particulier que les diagrammes obtenus révélaient une structure hexagonale au sein des fibres musculaires ; il l'interprétait comme celle de molécules distantes d'environ 450 Å entre elles. Selon la présence ou l'absence d'ATP, selon le degré d'étirement du muscle existait ou non une seconde ligne de « sources » sur les diagrammes : il en avait déduit qu'il y avait une double série de filaments. Ce qu'il voyait sur l'écran en était la matérialisation.

La seconde raison de son émotion était que le dispositif révélé de cette interpénétration partielle entre filaments épais et fins suggérait immédiatement un schéma explicatif de la contraction musculaire. L'extensibilité ou le degré de contraction du muscle pouvait ne tenir qu'au degré plus ou moins grand de pénétration des filaments fins à l'intérieur du réseau formé par les filaments épais. Et n'avait-il pas vu des sortes de ponts entre ces filaments ?

Où l'on met myosine, actine, tropomyosine à leur place

Il restait, bien sûr, à connaître la nature chimique précise de ces filaments. Ce fut le travail que Hugh Huxley entreprit avec Jean Hanson, en recourant aux bonnes vieilles expériences d'extraction différentielle de la myosine et de l'actine avec les sauces qu'avaient mises au point Hasselbach, Guba et Straub, en particulier[13]. Merveille : en extrayant la myosine, on faisait disparaître pratiquement toute la bande A et les filaments fins restaient. En extrayant ensuite l'actine, on enlevait les filaments fins et on faisait disparaître toute structure sarcomérique. Il restait à vérifier ce qui se passait au cours de la contraction ou de l'étirement musculaire. En prenant des myofibrilles isolées du muscle psoas du lapin – particulièrement faciles à disséquer – et après les avoir extraites par le glycérol, les résultats étaient également déconcertants de clarté. Aussi bien avec le microscope en contraste de phase qu'avec le microscope électronique, ni la largeur de la bande A ni la longueur des filaments épais ne se modifiaient au cours de la contraction ou au cours de l'étirement. Seules se modifiaient les largeurs de la bande I et de la bande H. Il y avait bien au cours de la contraction une modification de l'interpénétration des deux sortes de filaments, que l'on appelait désormais « filaments de myosine » et « filaments d'actine ».

La visualisation de ponts entre les filaments donnait également une base à l'interprétation des résultats obtenus par Andrew Huxley et Niedergerke à la même date[14]. Cette équipe avait montré que la tension « isométrique » développée par une fibre musculaire stimulée diminuait de façon linéaire avec l'élongation qu'on lui faisait subir et chutait subitement au-delà d'un certain degré d'étirement : on pouvait en déduire que la production de force par la fibre musculaire variait en fonction du nombre d'interactions entre filaments épais et fins (c'est-à-dire avec le degré d'interpénétration des filaments épais et fins[15]) (*Fig. 6*).

Dès lors tout va s'accélérer, les données nouvelles vont s'accumuler à un rythme inouï. Tout d'abord, on fait des calculs à partir de ce que l'on sait des teneurs en actine et myosine d'un muscle donné. Jean Hanson et Hugh Huxley en tirent le chiffre de 450 molécules de myosine pour former un filament épais, celui de 230 molécules d'actine pour former un filament fin. L'organisation des filaments (six filaments d'actine autour d'un

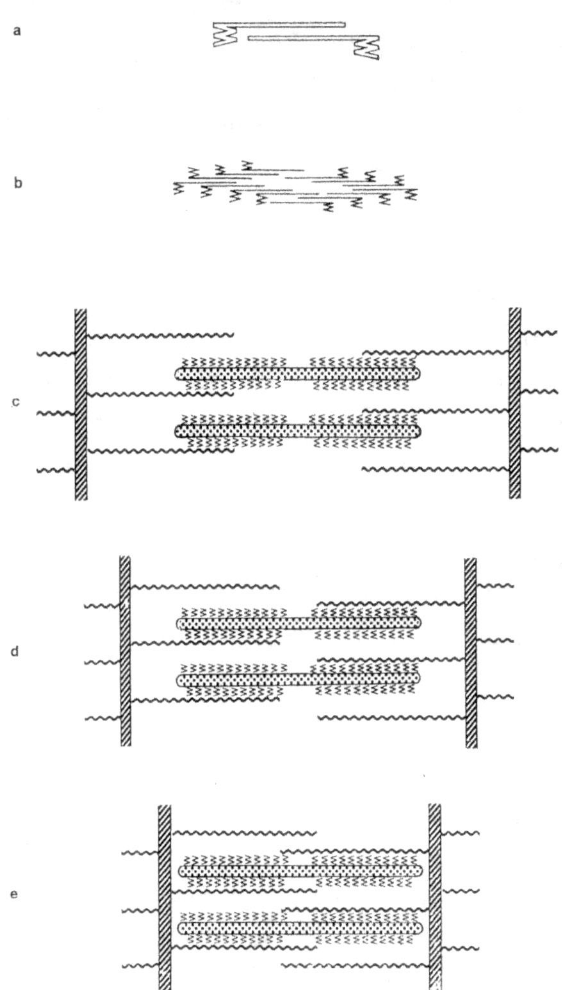

FIGURE 6

Représentation schématique, selon H. E. Huxley, de la structure moléculaire de la myosine (a), de la façon dont les molécules s'agrègent pour former un filament épais (b), et de la contraction musculaire : les filaments fins glissent le long des filaments épais vers le milieu du sarcomère (c, d). En e, le double chevauchement des filaments fins au centre du sarcomère entraîne une chute de la tension développée, les filaments fins rencontrant des ponts (tête de myosine) improprement orientés.

filament de myosine, trois filaments de myosine autour d'un filament d'actine) suggèrent, pour que des ponts s'établissent régulièrement, qu'il y ait un motif de six molécules de myosine disposées parallèlement et se répétant tous les 392 Å, et un motif de trois molécules d'actine avec une périodicité de 132 Å. En bref, un pont existe entre elles tous les 400 Å sur un filament épais, touchant un filament fin tous les 130 Å. Et cela s'accorde très bien avec les images obtenues un peu plus tard (en 1957) par Hugh Huxley sur de merveilleuses micrographies électroniques où les ponts apparaissent dessinés entre les filaments. Se fondant sur les travaux de Szent-Györgyi, Hugh Huxley suggère d'ailleurs que ces ponts sont formés par le segment lourd de la myosine, décrit comme porteur de l'activité enzymatique et comme site de liaison à l'actine.

Les données de la microscopie électronique vont aller au-delà de cette analyse cellulaire et atteindre le niveau moléculaire. J. Hanson et J. Lowy réussissent par une technique dite de « coloration négative », qui souligne les bords des molécules présentes sur la grille d'examen en microscopie électronique, à obtenir des images de l'actine fibreuse, révélant sa formation à partir d'un « collier » d'actine globulaire présentant une structure hélicoïdale, avec un nœud tous les 370 Å. Les molécules de myosine obtenues avec une technique identique ont une physionomie différente : une tête globulaire, de 40 Å de diamètre et de 150 à 200 Å de long, une queue d'environ 900 Å de long et 10 à 30 Å d'épaisseur. Les travaux de Lowy établissent vite l'homologie entre la tête et ce que Szent-Györgyi avait appelé la méromyosine lourde, et l'homologie entre la queue et la méromyosine légère : la molécule de myosine a trouvé sa forme. On va plus loin : mélangeant des filaments d'actine et des fragments lourds de myosine, Hugh Huxley démontre que ceux-ci viennent s'associer,

« décorer » les filaments d'actine avec une périodicité régulière de 366 Å, disposés comme des têtes de flèche orientées toutes dans la même direction autour du filament d'actine : le mécanisme d'assemblage des « ponts » entre actine et myosine est ainsi reproduit *in vitro*. Mieux, prenant une solution de molécules de myosine, Hugh Huxley obtient, par modification de la composition ionique du milieu, leur réagrégation en filaments épais synthétiques. Et, curieusement, ceux-ci montrent une organisation particulière, les têtes de molécule de myosine se disposant de part et d'autre d'une zone centrale « nue », suggérant que les fagots de molécules de myosine sont disposés de façon antiparallèle : la même zone « nue » se retrouve sur des filaments épais naturels : la zone centrale de la bande A est dépourvue de ponts. Toutes ces expériences qui visualisent la disposition moléculaire des filaments montrent en outre que ces molécules possèdent une polarité déterminant leurs modalités d'interaction.

Cette série d'expériences, qui s'échelonne sur une dizaine d'années, a été décisive. Il n'est pas un article, pas un chapitre de traité, qui, depuis la publication de ces micrographies électroniques, ne se réfère au schéma de la contraction musculaire ainsi proposé. Depuis, bien des compléments ont été apportés à ce schéma ; ceux-ci viennent pour partie de l'amélioration des techniques de microscopie électronique, particulièrement de la préparation du tissu musculaire, pour une autre partie de l'étude de certains matériels privilégiés comme le muscle du vol des insectes. Mais les nouvelles avancées viendront surtout des possibilités qui ont émergé à partir des années 1960 de mieux identifier les protéines, par la production d'anticorps susceptibles de reconnaître certains motifs de la protéine, anticorps que l'on a su rapidement coupler à des composés fluorescents, par le séquençage des acides aminés qui constituent les chaînes polypeptidiques de ces protéines, et finalement par la localisation et l'identification des gènes qui codent pour ces protéines.

Pour les filaments épais, la structure proposée de fagots de molécules de myosine, apposées par leurs queues, disposées de façon antiparallèle, reste valide. La structure des molécules de myosine est complètement élucidée associant de façon élémentaire deux molécules, leurs longues queues s'enroulant en hélice pour former un segment – ou bâtonnet – dépourvu d'activité enzymatique, les deux têtes globuleuses comportant, en plus de leur chaîne lourde, des chaînes légères qui leur sont comme appendues. Leur rôle modulateur dans l'activité ATPasique de la myosine a été précisé. L'acquisition la plus originale de ces dernières années est sans doute qu'il n'est plus possible de parler de myosine au singulier, mais de myosines au pluriel, selon le type de fibre musculaire, le stade de développement, le tissu, etc., toutes ces myosines ayant une même structure fondamentale[16].

Les filaments fins ont vu, par contre, leur structure devenir beaucoup plus complexe que la simple torsade d'actine fibreuse initialement évoquée. Certes, celle-ci en reste le composant fondamental avec treize molécules d'actine globulaire par tour de spire ; cette actine est pratiquement identique quelle que soit l'espèce, le type de fibre ou le stade de développement, elle est d'ailleurs bien conservée au cours de l'évolution. La complexité est venue de l'addition d'autres composantes protéiques à l'actine. Tout d'abord, on a trouvé la place de la tropomyosine, la périodicité de sa distribution, le marquage par des anticorps spécifiques ont conduit à la glisser dans le sillon formé par les torsades d'actine, une molécule pour chaque tour de spire. Elle joue ainsi le rôle d'une sorte de tuteur pour l'actine, permettant ou non ses interactions avec la myosine.

Il faut en effet aujourd'hui ajouter aux tropomyosines d'autres protéines qui jouent un rôle majeur dans le démarrage de la contraction en fixant l'ion calcium, dont on sait qu'il est un cofacteur majeur de l'activité ATPasique de la myosine. L'histoire de la découverte des troponines nous conduit d'Angleterre au Japon. C'est en effet en Angleterre que Perry et son équipe remarquent que l'action inhibitrice de substances avides de calcium n'est pas identique selon qu'il s'agit d'une actomyosine naturelle ou reconstituée de façon synthétique. Tout se passe comme si, au cours du processus d'isolement puis de reconstitution de cette actomyosine, on perdait une fraction protéique essentielle à la fixation du calcium. C'est au Japon que cette fraction sera isolée par Ebashi et son groupe en 1963[17]. Après avoir pensé qu'il s'agissait d'une protéine du même type que la tropomyosine, on devra progressivement la dissocier en trois composantes : l'une effectivement liée à la tropomyosine, l'autre intervenant de façon inhibitrice dans l'interaction actine-myosine, et la troisième ayant une très haute affinité pour l'ion calcium. Un jeu subtil de modifications de forme et de position de ces trois composés, ainsi que de la tropomyosine, permet, lorsque les ions calciques se fixent, de dégager des sites d'interaction entre actine, myosine et ATP. Ce schéma est actuellement universellement accepté, si ce n'est que l'on ne peut plus parler de ce complexe protéique au singulier ; il y a, comme pour la tropomyosine, de nombreuses variantes de ces troponines, selon le muscle, le stade de développement, etc.

Encore d'autres composants

D'autres précisions ont été apportées sur la structure et la composition du sarcomère, en particulier sur les bandes Z et M. La strie Z a donné lieu à de nombreuses études sur le muscle de grenouille, sur le muscle du vol des insectes, sur les muscles de mammifères. Cette structure où s'arrêtent les filaments fins, est en effet remarquable : les filaments fins ne la traversent pas comme on avait pu le penser initialement en passant d'un sarcomère à l'autre. Les terminaisons des filaments se disposent de telle façon que chacun se situe au centre d'un carré formé par les terminaisons des filaments fins du sarcomère d'en face, et leurs extrémités sont reliées entre elles par de très fins filaments qui réalisent de jolies structures tétragonales. L'une des difficultés d'interprétation de cette structure était que les images obtenues dépendaient du fixateur utilisé pour la préparation des fibres musculaires en vue de leur étude au microscope électronique[18]. La solution la plus simple était sans doute de penser qu'il y avait deux sortes de ponts unissant les terminaisons des filaments fins, l'une était moins résistante que l'autre à l'extraction par les fixateurs utilisés. Une nouvelle protéine, l'α-actinine, a été ainsi localisée dès 1964 par Ebashi au niveau de cette strie Z.

Depuis, d'autres protéines de grande importance ont été identifiées, qui se terminent au niveau de la strie Z et participent à sa composition. Un chercheur américain, Wang, avait ainsi identifié des filaments très fins qui paraissaient courir d'une strie Z à l'autre et envelopper ou accompagner les filaments fins et épais. Il relançait ainsi la vieille question d'un système filamentaire qui aurait réuni les extrémités des filaments fins dans la zone médiane du sarcomère et joué un rôle dans l'élasticité de la fibre musculaire. Il lui trouva rapidement un nom « connectine », qui devint rapidement « titine », et un poids moléculaire très élevé (environ 3 millions de daltons) : c'est en fait le plus grand polyseptide connu (plus de 2 microns), et la troisième protéine – en quantité – du tissu moléculaire. Son rôle physiologique – et pathologique – va croissant. De même fut identifiée, par le même groupe, une autre protéine géante, entourant les filaments fins et d'abord repérée dans la bande I comme formant une sorte de bande nuageuse, d'où son nom, la nébuline. Plus petite – relativement – que la titine, elle fait tout de même 800 kilodaltons et représente près de 3 % de la masse myofibrillaire.

Bien d'autres protéines musculaires ont été récemment identifiées, comme celles qui « encapuchonnent » les extrémités des filaments fins ou décorent à intervalles réguliers les filaments épais de myosine : toute une famille de protéines « liées à la myosine » a ainsi été isolée, avec des isoformes différentes selon le type de fibre, cardiaque, lente ou rapide, auxquelles elles appartiennent. Elles dessinent ainsi une série de onze bandes régulièrement disposées dans les bandes A de part et d'autre de la zone médiane qui n'en comporte pas ; cette régularité leur est imposée par leurs sites de liaison avec la titine... (*Fig. 7*).

Quant à la strie médiane du sarcomère, la strie M, elle comprend également tout un système de points unitifs qui réunissent les filaments épais en un maillage hexagonal. Trois à cinq « voiles » de ponts, selon les fibres, ont été ainsi notés. C'est encore le groupe d'Ebashi qui identifia le premier à ce niveau une protéine particulière, la protéine M. Depuis, d'autres protéines y ont été localisées, en particulier la créatine-kinase dont les fonctions métaboliques sont essentielles à la production d'énergie dans la fibre musculaire.

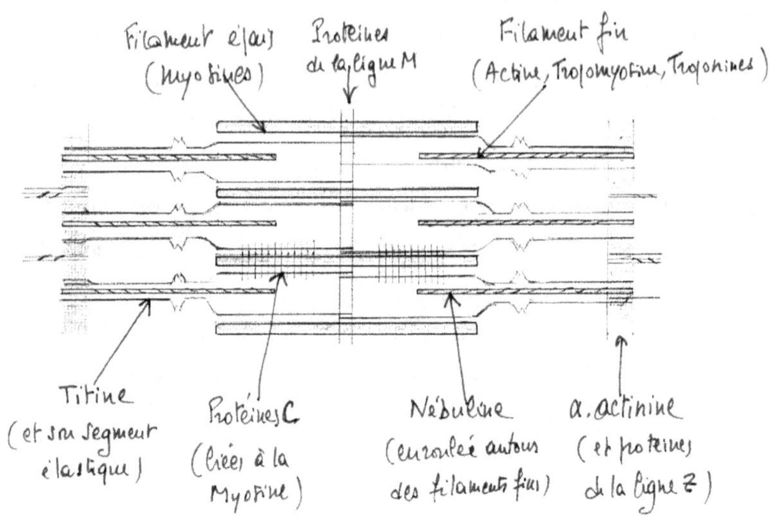

FIGURE 7

Une représentation schématique de la structure d'un sarcomère, indiquant la situation des principales protéines entrant dans sa constitution.

Enfin, un autre mystère, celui de l'alignement régulier « en registre » des sarcomères dans un même champ myofibrillaire devait conduire à identifier, dans une remarquable série de travaux effectués par Lazaridès à partir de 1978, des filaments de taille intermédiaire situés en regard des stries Z et paraissant les réunir dans la fibre musculaire en un maillage transversal régulier. La protéine qui forme ces filaments, d'abord baptisée « skeletine » pour ce rôle d'organisation cellulaire, est devenue « desmine » lorsqu'on a mieux compris le rôle ubiquitaire qu'elle joue dans les zones de jonction intercellulaire, en particulier au niveau du muscle cardiaque[19].

Tout un système filamentaire est donc aujourd'hui bien identifié, connu dans sa composition moléculaire, caractérisé dans son organisation spatiale. Les filaments de myosine et d'actine en restent les acteurs principaux, unis par des ponts – les têtes de myosine, porteuses de l'activité ATPasique. En analysant les contraintes d'espace et de tension développées au milieu de ces ponts et le déplacement relatif de ces filaments les uns par rapport aux autres, Hugh Huxley fut amené à considérer qu'ils comportaient un segment flexible, leur permettant de venir au contact d'une molécule d'actine et d'accompagner le déplacement de cette molécule avant de se détacher et d'aller rejoindre une nouvelle molécule d'actine... Hugh Huxley avait lui-même donné l'image de ces équipes de tireurs de corde qui, disposées de part et d'autre, tirent tous ensemble, en même temps, sur celle-ci, pour prendre prise un peu plus loin s'ils gagnent du terrain. La postérité n'a pas retenu cette image. Elle lui a préféré celle des rameurs de Cambridge.

CHAPITRE 3

Ça bouge

The elementary unit of contraction in skeletal muscle
is a single twitch.

A. V. Hill.

Silences

Ici, l'introspection ne sert à rien. Nous avons, certes, par moments, conscience de nos gestes, de nos mouvements, de nos attitudes, de notre mimique mais, sauf anomalie ou excès, nous n'avons aucune conscience de ce qui se passe à l'intérieur de nos muscles au cours de l'exécution de ces gestes, de ces mouvements, de ces mimiques. Tout cela reste silencieux pour notre esprit. La chair est commandée par le système nerveux, mais les informations que celui-ci en reçoit ne parviennent habituellement pas jusqu'à la conscience. De ce point de vue, la viande est un peu mieux desservie que la cervelle, qui, elle, est complètement insensible, mais à peine.

La connaissance du mécanisme de la contraction musculaire s'est donc faite de l'extérieur, par transposition d'un savoir acquis sur des systèmes biologiques simplifiés. Systèmes naturels, empruntés à toute la gamme des êtres vivants, surtout aux poissons et aux batraciens qui ont payé un lourd tribut à cette science, ou bien à des systèmes expérimentaux imaginés pour diminuer la complexité des processus en cause. L'analyse de ces expériences a profité de l'arrivée successive, depuis le dernier demi-siècle, d'outils scientifiques de plus en plus fins, empruntant à la mécanique, à la cinématographie, à l'électrophysiologie, à la biophysique, à la microscopie optique puis électronique, enfin à toutes les facettes de la biologie cellulaire et moléculaire.

Ainsi sont nés des schémas qui tentent de rendre compte de l'essentiel des phénomènes qui s'accomplissent dans l'ensemble neuromusculaire : schéma de la propagation de l'influx nerveux le long des fibres nerveuses, schéma de la transmission de cet influx du nerf au muscle, schéma de la conduction de l'excitation à l'intérieur de la fibre musculaire, schéma de la contraction de la fibre musculaire. Il serait fort imprudent, comme nous le verrons, de considérer ces schémas comme définitifs : il n'est qu'à considérer la succession des commentaires dont chacun d'eux a été l'objet pour saisir leur fragilité. Chacun s'est édifié laborieusement, au fil des années, des idées, des techniques, et chacun recèle encore des zones d'ombre que les chercheurs d'aujourd'hui tentent de réduire.

Et pourtant, « ça » bouge.

L'arrivée de l'influx nerveux

Revenons un instant à Erasistratos. Pour lui, comme pour ses contemporains, les nerfs étaient creux comme les artères et véhiculaient jusqu'à la chair un souffle « psychique » qui descendait du cerveau. Le souffle gonflait le muscle, le raccourcissait et donc le faisait se contracter. Tout cela était bien dans la ligne aristotélicienne qui, des quatre éléments – air, terre, eau et feu –

privilégiait l'air pour produire de l'énergie, un air réchauffé et humidifié au contact de la chair.

Le « *pneuma psychiké* », devenu « *spiritus animalis* » avec Galien, n'en perdait pas pour autant sa connotation mystérieuse : il apparaissait comme une sorte d'exhalation du sang, en relation avec la chaleur interne, qui transitait vers les muscles par les nerfs. Ce schéma – tout théorique qu'il fût – ne devait pas être discuté, comme toute l'œuvre de Galien, jusqu'à la Renaissance. Si Descartes gardait le concept des « esprits animaux », il imaginait néanmoins que ce fluide très subtil serait un jour analysable par des moyens physiques ; il le comparait à ces courants d'eau qui faisaient tourner les automates dans les jardins du Roi, dont le cœur serait la source et les cavités du cerveau le réservoir. William Croone, auteur en 1664 du premier *De ratione motus musculorum*, prudemment publié de façon anonyme, retenait la même idée : il s'interrogeait sur la matérialité de ce fluide qui passe du nerf au muscle et le considérait plutôt comme un fluide extrêmement volatil, un peu comme l'esprit de vie ou de sel. La même année, Thomas Willis inclinait dans le même sens, si ce n'est qu'il voyait ces esprits animaux se combiner dans les fibres musculaires ou tendineuses avec quelque chose d'autre, véhiculé par le sang, une sorte de latex sulfureux ou nitreux. On voyait ainsi poindre les premières ébauches d'une chimie des particules nitreuses : John Mayow, quelques années plus tard, trouvait à ces particules bien des parentés avec les esprits animaux : en fait, il entrevoyait l'importance des phénomènes de combustion, on dirait aujourd'hui de respiration, dans la production de l'exercice musculaire[1].

Les choses vont changer rapidement à la fin du XVIIIe siècle. L'électricité arrive, avec ses condensateurs, ses bouteilles de Leyde et l'on commence à s'interroger, même si cela paraît très difficile à concevoir, sur la possibilité, par notre système nerveux, d'accumuler du fluide électrique. On évoque – déjà – l'exemple du gymnote ou du poisson torpille. Galvani réalise alors ses expériences célèbres, dans lesquelles il voit se contracter spontanément les pattes d'une grenouille suspendue à une barrière de fer avec un crochet de cuivre planté dans la moelle épinière : effet de l'électricité animale ? Couplage de deux métaux différents ? On sait combien ce résultat fut âprement discuté par son collègue et voisin Volta qui voyait là tout simplement un effet de pile, tel qu'il venait de le découvrir[2]. Mais que le fluide électrique fût intérieur ou extérieur à la bestiole, il n'en restait pas moins que l'excitation électrique du nerf engendrait une contraction, et que celle-ci cessait si l'on sectionnait le nerf.

Quelques années plus tard, un autre Italien, Mateucci, mettra au point le premier « galvanomètre » pour mesurer le courant ainsi produit par le muscle au moment de sa contraction, et viendra répéter ses expériences devant l'Académie des sciences à Paris.

L'électricité avait remplacé les fluides animaux ; on passait en quelques années de la poésie à la physique. À Berlin, du Bois-Reymond montrait sur ses premiers enregistrements que le signal qui se propageait le long des nerfs n'était rien de moins qu'une onde négative. Son collègue von Helmoltz était même capable de mesurer la vitesse, entre 20 et 40 mètres par seconde, de cette onde de dépolarisation, de ce « potentiel d'action[3] ». Cette fois, les esprits animaux étaient bel et bien démystifiés, mesurés, enregistrés.

Le passage du nerf au muscle restait cependant une énigme difficile à résoudre, et devait le rester jusqu'au milieu du XXe siècle. Cette question fut en effet au centre des querelles opposant les tenants d'une structure maillée, fermée sur elle-même, du réseau nerveux – on leur donnera le nom de « réticularistes » – à ceux qui, autour de Ramon y Cajal, étaient partisans d'une organisation du système nerveux en cellules indépendantes, communiquant les unes avec les autres par de simples contacts – les « neuronistes ». Plus que jamais, les idées sur la fonction étaient liées aux structures, les interprétations des structures aux idées préconçues sur les fonctions[4].

Vers une médiation chimique entre nerf et muscle

Pourtant, l'idée d'une médiation non plus électrique mais chimique entre le système nerveux et ses différentes cibles faisait son chemin : Vulpian, en 1866, proposait une nouvelle interprétation des expériences de Claude Bernard sur les effets paralysants de l'intoxication par le curare : il y voyait l'interruption de la communication entre nerf et muscle et non seulement, comme Claude Bernard inclinait à le penser, une intoxication des fibres nerveuses elles-mêmes.

Quelques décennies plus tard, en 1904, Elliott montrait la similitude de l'action de l'adrénaline avec celle de l'excitation des nerfs sympathiques sur la vessie du chat. Bientôt, des expériences similaires montraient l'action de l'acétylcholine, autre molécule simple, sur le cœur de grenouille. La même action était mise en évidence dans l'organe électrique de torpille par Dale, puis sur le muscle couturier de grenouille ou sur le muscle dorsal de sangsue : tout progressait dans le sens d'une médiation chimique par cette acétylcholine entre le nerf et le muscle.

Il restait à connaître la nature et la structure exactes du contact entre les deux tissus : y avait-il continuité, comme le prétendaient les tenants de la théorie réticulariste, ou discontinuité entre ces structures, comme le voulaient les neuronistes ?

On se battait autour de l'interprétation des images obtenues après imprégnation argentique des filets nerveux terminaux, qui montraient pour certains une continuité entre les neurofibrilles visibles à l'intérieur des axones nerveux et les myofibrilles visibles à l'intérieur de la fibre musculaire et n'étaient pour d'autres que juxtaposition de réseaux fibrillaires distincts.

La solution devait être apportée par une série de travaux effectués peu avant et pendant la Seconde Guerre mondiale, dans la vieille Sorbonne par un jeune assistant de laboratoire, René Couteaux. Les préparations qu'il obtenait sur le muscle peaucier du cobaye au cours de son développement lui suggéraient fortement l'existence d'une telle discontinuité : les fibres nerveuses pénétrant dans le tissu musculaire venaient se terminer en fines arborisations au contact de petites élevures du cytoplasme de la fibre musculaire ; souvent un noyau musculaire se divisait à leur contact. Sur les préparations argentiques les plus fines, on pouvait voir de petits anneaux marquer l'extrémité des filets nerveux (*Fig. 8*). Mais l'existence d'une discontinuité entre la terminaison nerveuse et la fibre musculaire devint encore plus nette lorsque, cherchant à repérer la zone de contact entre nerf et muscle avec des colorants d'utilisation fort ancienne, adéquats pour des préparations fraîches, René Couteaux vit se dessiner une bande qui soulignait la zone présumée de contact, une sorte d'« appareil sous-neural », dont on devinait à fort grossissement la structure finement lamellaire. Le même appareil se retrouvait sur les muscles de grenouille, de cobaye, de hérisson, etc.[5]

Parallèlement, dans une série d'expériences effectuées avec son collègue et aîné, Nachmansohn[6], une enzyme hydrolysant l'acétylcholine avait été trouvée concentrée dans la zone du muscle où se trouvaient disposées les terminaisons nerveuses. Dans la majorité des muscles de mammifères, ces terminaisons sont en

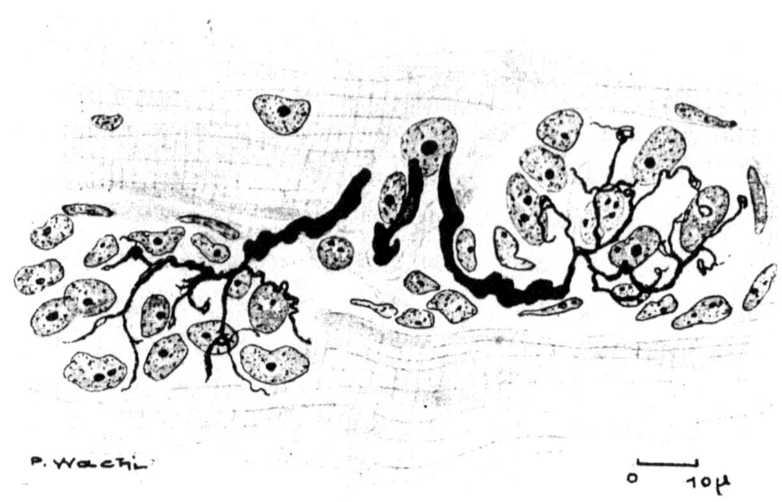

FIGURE 8
Terminaisons nerveuses motrices révélées par imprégnation argentique selon la méthode de Bielchowsky-Gros. Muscle peaucier de cobaye (préparation de René Couteaux, tirée de ses Titres et Travaux – *document personnel, 1978).*

effet disposées en bande, dans une sorte de région équatoriale, à mi-distance des insertions tendineuses. On pouvait donc aisément séparer, sur ces chefs musculaires rubanés, cette zone où se terminaient les filets nerveux, des régions latérales qui n'en contenaient pas. On pouvait dès lors vérifier que l'acétylcholinestérase était concentrée dans la zone neurale ; c'était un fort argument pour que l'acétylcholine elle-même s'y concentre, et donc le médiateur recherché : de plus, elle diminuait fortement lorsque l'on sectionnait le nerf. En 1949, Koëlle et Friedenwald mettaient au point une méthode cytochimique pour caractériser directement cette activité « acétylcholinestérasique » sur les fragments musculaires[7]. Cette méthode dessinait, au milieu des fibres musculaires, les mêmes digitations, avec la même structure lamellaire, que l'appareil sous-neural décrit quelques années plus tôt par René Couteaux. Cet appareil si discuté lors de sa découverte était donc bien le lieu de concentration d'une activité enzymatique capable d'hydrolyser l'acétylcholine (*Fig. 9*).

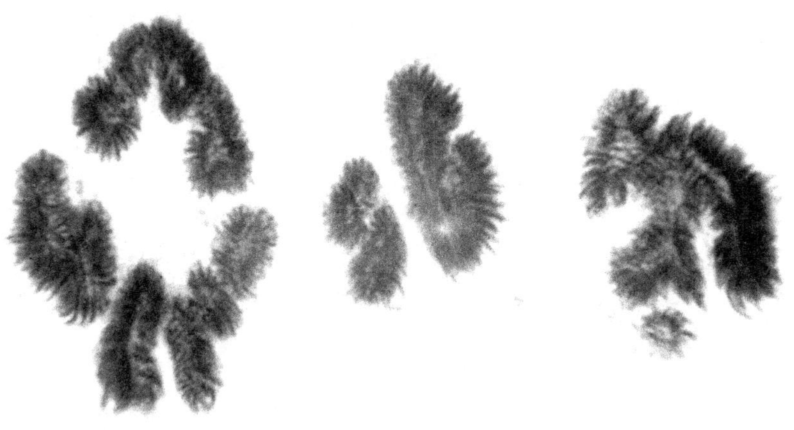

FIGURE 9
L'appareil sous-neural, décrit par René Couteaux, marqué par son activité acétylcholinestérasique selon la méthode de Koëlle et Friedenwald, sur une fibre musculaire humaine (préparation personnelle, muscle deltoïde).

L'introduction de la microscopie électronique devait mettre un terme à cette polémique entre neuronistes et réticularistes. Les premières micrographies électroniques de jonctions neuromusculaires, obtenues par Robertson sur des muscles de serpent, montraient clairement qu'entre la digitation nerveuse enchâssée dans une sorte de gouttière creusée dans la fibre musculaire, et la membrane de celle-ci, existait un intervalle, une fente, d'environ 450 Å, sans aucune interposition cellulaire. La digitation nerveuse était certes accompagnée d'un fin prolongement cellulaire qui la revêtait tel un manteau, mais celui-ci formait un couvercle sur la gouttière et n'y pénétrait pas. Ce fin prolongement était en fait celui de l'une de ces cellules gliales, aujourd'hui dites « schwanniennes », qui enveloppent tous les prolongements nerveux périphériques. La membrane de la fibre musculaire présentait en face de la fibre musculaire un plissement régulier, développé un peu comme la fraise des pourpoints de la Renaissance. La discontinuité entre fibre musculaire et nerveuse, l'apparence lamellaire de l'appareil sous-neural recevaient en un instant, en une image, la plus éclatante des confirmations[8] (*Fig. 10*).

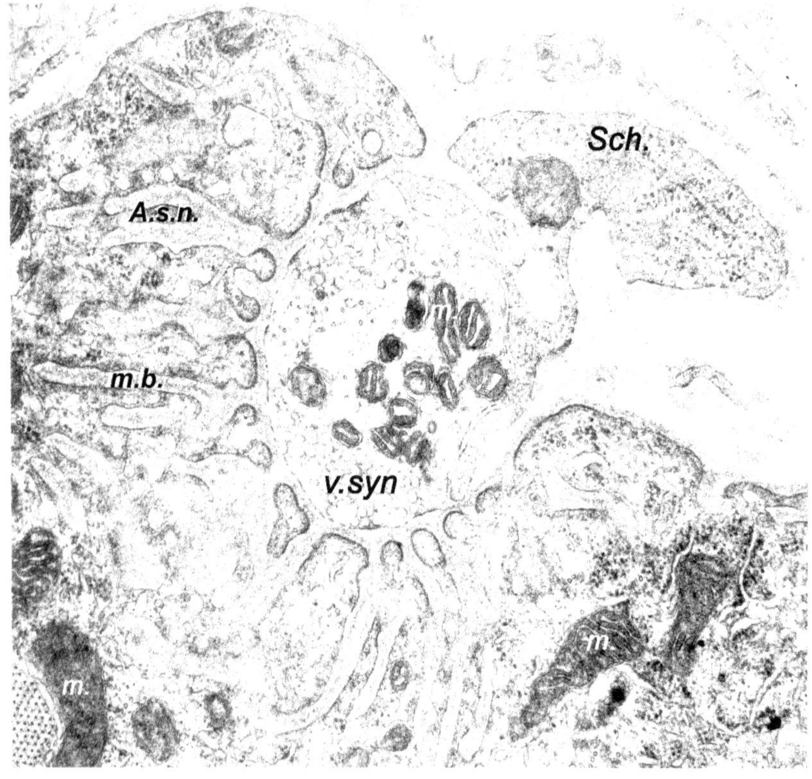

FIGURE 10

Micrographie électronique : digitation de plaque motrice du muscle de cobaye. Sch : manteau schwannien. A. s-n : appareil sous-neural. m. b : membrane basale. v-syn : vésicules synaptiques. m : mitochondries (micrographie personnelle).

Il faudra attendre quelques années supplémentaires pour que l'activité acétylcholinestérasique soit, à son tour, localisée au niveau de cette jonction neuromusculaire dans une sorte de lame « basale » située à mi-distance entre membranes nerveuse et musculaire, et la suivant jusqu'au tréfonds des replis sous-neuraux.

Détour par University College

Il restait à comprendre comment, et dans quelles conditions, l'acétylcholine, médiateur présumé, était libérée dans l'espace entre nerf et muscle. Il nous faut pour cela traverser la Manche et retrouver les travaux d'un groupe de chercheurs qui analysaient à la même époque, (c'est-à-dire dans les années qui suivirent la Seconde Guerre mondiale) de façon extrêmement précise les signaux physiologiques engendrés par l'impact de ce médiateur. En 1952, Fatt et Katz montraient qu'en dehors des événements électriques importants qui accompagnent l'arrivée d'un influx nerveux, existaient en permanence de minuscules potentiels de dépolarisation (potentiels miniatures) dont les amplitudes pouvaient se déduire les unes des autres par un multiple entier : tout se passait comme s'il existait un « quantum » minimal de médiateur libéré, susceptible seulement d'être émis en nombre plus ou moins important[9].

Lorsque, quelques mois plus tard, arrivèrent les premières micrographies électroniques, révélant que les terminaisons nerveuses contenaient en abondance de petites vésicules, de taille régulière, agglomérées en petits paquets contre la membrane de la terminaison nerveuse, les chercheurs anglais ne pouvaient imaginer structures plus adaptées pour interpréter les phénomènes qu'ils avaient observés : les potentiels miniatures pouvaient fort bien correspondre à la décharge, unitaire ou multiple, du contenu de ces vésicules dans l'espace que l'on dénommait déjà « synaptique ». D'autant que l'on observait çà et là des images de fusion entre la membrane des petites vésicules et celle des digitations nerveuses ; d'autant plus que, revenant à l'organe électrique de torpille, amplification naturelle de ces jonctions neuro-musculaires, on devenait bientôt capable de démontrer que ces vésicules étaient effectivement remplies d'acétylcholine. Enfin, dans des expériences utilisant le venin d'une araignée brésilienne (au nom impressionnant de « veuve noire »), on montrait que la déplétion vésiculaire de l'extrémité nerveuse s'accompagnait d'une sortie massive d'acétylcholine.

Le schéma proposé était dès lors tout à fait simple : les vésicules emplies d'acétylcholine s'ouvraient dans l'espace nerf-muscle, l'espace synaptique. À chaque ouverture, un paquet de molécules d'acétylcholine – que l'on estimait à environ 10 000 – était libéré dans cet espace et venait toucher et se fixer sur la membrane d'en face – la membrane de la fibre musculaire – et en modifiait les propriétés. Puis l'acétylcholine ayant fait son ouvrage était clivée en deux parties et ainsi inactivée par l'acétylcholinestérase, enzyme que l'on pensait amarrée dans la lame basale. La régulation de cette transmission était à la fois subtile et économe, subtile car l'arrivée de l'influx nerveux augmentait subitement et massivement la concentration du médiateur dans la fente synaptique et lui permettait de passer le crible hostile de cette lame basale ; économe, car les deux moitiés de l'acétylcholine une fois hydrolysées, choline d'un côté, radical acétyl de l'autre, étaient soigneusement récupérées, repompées dans l'extrémité nerveuse, pour refaire de l'acétylcholine.

Les modalités de la synthèse du médiateur dans l'extrémité nerveuse étaient à peu près toutes connues, les enzymes qui participaient à cette synthèse bien identifiées : tout était-il donc dit ?

Quelques complications

Hélas ! Tout n'est peut-être pas si simple que ce schéma voulait bien le montrer.

En stimulant des électroplaques, ce modèle merveilleux de plaque motrice, jusqu'à leur faire rendre grâce, on entraînait certes une sortie massive d'acétylcholine, mais sans faire disparaître pour autant les vésicules... Force était donc de concevoir qu'il y avait dans les terminaisons nerveuses deux compartiments, l'un vésiculaire et l'autre libre, extravésiculaire, immédiatement disponible au moment de la stimulation nerveuse. De plus, le transfert de l'acétylcholine à travers la membrane n'était pas forcément lié à l'ouverture des vésicules. Il fallait ainsi revoir l'ensemble du problème, affiner les méthodes de stimulation et les techniques d'observation de la membrane nerveuse. Une remarquable série de travaux devait aboutir à proposer, à côté du mécanisme vésiculaire, un mécanisme différent pour expliquer la sortie de l'acétylcholine de l'extrémité nerveuse et la purification d'une protéine, un « médiatophore », capable d'exporter ce médiateur chimique lorsque les conditions ioniques et métaboliques étaient remplies. Dans ce nouveau schéma, les vésicules synaptiques étaient rendues à un simple rôle de stockage[10]...

En fait, la part respective de ces différents mécanismes, vésiculaire et cytoplasmique, est encore en discussion. Il reste que l'acétylcholine, médiateur attitré, inonde l'espace synaptique pendant un temps très bref, de l'ordre de la milliseconde, au moment de l'arrivée de l'influx nerveux ; elle parvient à toucher la membrane musculaire avant d'être hydrolysée par l'enzyme spécifique, et déclenche toute une série de phénomènes qui vont aboutir à la contraction de la fibre musculaire.

Naissance d'une onde de dépolarisation

La membrane musculaire que vient toucher l'acétylcholine est polarisée, c'est-à-dire que la répartition des charges électriques de part et d'autre de cette membrane est asymétrique, positive à l'extérieur, négative à l'intérieur, correspondant à l'asymétrie de répartition des principaux ions, sodium, potassium et chlore. Au repos, la membrane est pratiquement imperméable au sodium : comme la concentration de cet ion est beaucoup plus importante à l'extérieur qu'à l'intérieur de la cellule musculaire, il s'ensuit une différence de potentiel de 90 milli-volts environ entre l'intérieur, négatif, et l'extérieur, positif, de la fibre. Une enzyme, incluse dans la membrane, qui tire son énergie du même composé déjà rencontré dans la contraction musculaire, l'ATP, crée et maintient cette différence de contraction ionique entre l'intérieur (très pauvre en sodium, riche en potassium) et l'extérieur (très riche en sodium, pauvre en potassium). Le premier pas majeur dans la compréhension du mécanisme d'activation de la fibre musculaire fut de montrer que cette activation s'accompagnait, comme dans la fibre nerveuse, d'une brusque augmentation de la perméabilité au sodium, qui annulait puis inversait subitement la polarisation de la membrane. Celle-ci revenait un peu moins brutalement à son niveau initial, grâce à l'activité de cette ATPase sodium-potassium, en même temps que les concentrations sodée et potassique revenaient à leurs taux premiers.

Voilà résumés en quelques lignes une série de travaux fondamentaux, d'une grande élégance, qui débutèrent en Allemagne à la fin du XIXᵉ siècle et culminèrent en Angleterre avec Hodgkin, Andrew Huxley et Bernard Katz au milieu du XXᵉ siècle[11].

L'interprétation de cette brusque perméabilisation de la membrane à l'ion sodium fut longtemps purement théorique. On imaginait l'existence d'un récepteur que l'on voyait comme une serrure, dans laquelle une clef, le médiateur, pouvait venir s'enclencher. Au début de ce siècle, Langley avait bien vu que la nicotine pouvait mimer cette action et le curare bloquer l'effet de ce qui n'était alors qu'un hypothétique médiateur. Ce produit de la réflexion, de l'imagination, prendra forme près de quatre-vingts ans plus tard, grâce à une série de progrès techniques et théoriques et à l'existence chez dame nature des poissons torpille et de leur organe électrique. Celui-ci représente en effet l'empilement de cellules qui ont toutes les propriétés d'excitabilité des cellules musculaires, mais qui ont perdu leur appareil contractile : bref, un empilement de plaques motrices géantes, le matériel rêvé pour résoudre l'énigme du récepteur.

Naissance d'un récepteur

L'histoire de l'isolement de cette protéine réceptrice de l'acétylcholine est en tout point remarquable. Il fallut pour cela un enchaînement de découvertes : d'abord celle d'une toxine, extraite du venin d'un cobra bungare, capable de se fixer avec une sélectivité et une affinité très fortes sur cette protéine et donc d'être utilisée pour la reconnaître et la localiser ; puis celle d'une méthode de fractionnement de plus en plus poussée des électroplaques de torpille ; puis la reconstitution en éprouvette de petits sacs de membrane d'électroplaque ayant les mêmes propriétés que l'organe d'origine ; vinrent alors les différentes étapes de la purification de la protéine, et la détermination de ses caractéristiques (auxquelles doit être associé le nom de Jean-Pierre Changeux). Il n'y avait plus, si l'on ose dire, qu'à tenter de photographier cette molécule au microscope électronique : ce qui fut réussi, et l'on vit une image saisissante car cette molécule grossièrement pentamérique possédait un « trou » central. Son organisation moléculaire, en cinq sous-unités, est aujourd'hui complètement déterminée[12]. Tout s'enchaîne parfois, dans le travail scientifique, d'une façon telle que s'en dégage le même sentiment de beauté que d'une composition picturale ou musicale, à la fois simple et cohérente, à la fois totalement nouvelle et totalement attendue, bref, parfaitement harmonieuse.

Il restait à analyser la séquence en acides aminés des cinq sous-unités, dont l'une deux fois présente, puis à isoler les acides nucléiques messagers et à remonter aux gènes qui codent pour ces chaînes polypeptidiques. Tout cela est maintenant réalisé : le récepteur à l'acétylcholine n'est plus un être de raison mais une protéine totalement identifiée. C'est une grosse protéine, enchâssée dans la membrane musculaire, formant un tapis continu au sommet des plis de l'appareil sous-neural des plaques motrices ou des arcs sous-neuraux des électroplaques. Lorsque l'acétylcholine se fixe, en un point aujourd'hui bien déterminé de la sous-unité α, une discrète déformation de l'ensemble de la molécule ouvre le canal situé au centre et permet l'irruption soudaine du sodium à l'intérieur de la fibre musculaire : le potentiel de membrane de la région sous-neurale se trouve modifié, un potentiel de plaque peut être enregistré ; si cette dépolarisation atteint un certain seuil naît un potentiel d'action qui va filer tout au long de la fibre musculaire, de la plaque motrice vers les extrémités. Mécanisme purement physique que cette dépolarisation qui se propage de proche en proche, à grande vitesse. La particularité, dans la fibre musculaire, est que cette onde de dépolarisation, ce potentiel d'action, va pénétrer à l'intérieur de la fibre musculaire pour déclencher la contraction dans l'intimité même des myofibrilles.

Couplage entre l'excitation et la contraction

On a d'abord pensé que l'onde de dépolarisation suivait le trajet des stries Z, bien alignées dans chaque champ myofibrillaire. Utilisant une micropipette, Andrew Huxley et Taylor avaient déclenché avec un courant très faible, bien inférieur à celui nécessaire pour déclencher un potentiel d'action, une contraction en l'appliquant en regard de la strie Z, sur un muscle de grenouille. Tout cela paraissait très satisfaisant, mais curieusement, sur les muscles du crabe, il fallait appliquer la pipette un peu à côté de la strie Z, pas très loin de la jonction entre bandes sombre et claire du sarcomère. On pouvait même, alors, dans les meilleures conditions, ne déclencher la contraction que d'un demi-sarcomère[13].

C'est exactement au même moment – en 1955 – qu'au Rockfeller Institute, deux biologistes, Keith Porter et George Palade, décrivaient en microscopie électronique sur le muscle de la larve du triton, tout un système de canaux enlaçant les myofibrilles. Ces canaux limités par une simple membrane formaient un réseau complexe dans lequel on isola rapidement deux composantes : l'une, close, d'orientation plutôt longitudinale, formée de tubules richement anastomosés enveloppant les myofibrilles, l'autre, d'orientation plutôt transversale, perpendiculaire au premier, formé d'un fin tubule rejoignant la périphérie de la fibre musculaire et s'ouvrant dans l'espace extracellulaire. Au niveau de chaque sarcomère, des dilatations en « citernes » de l'une étaient affrontées au tubule de l'autre, formant de singulières triades (*Fig. 11*). Or le hasard ou la nature ont placé les tubules transverses en regard de la strie Z chez les batraciens et en regard de la jonction bande A-bande I dans la plupart des autres

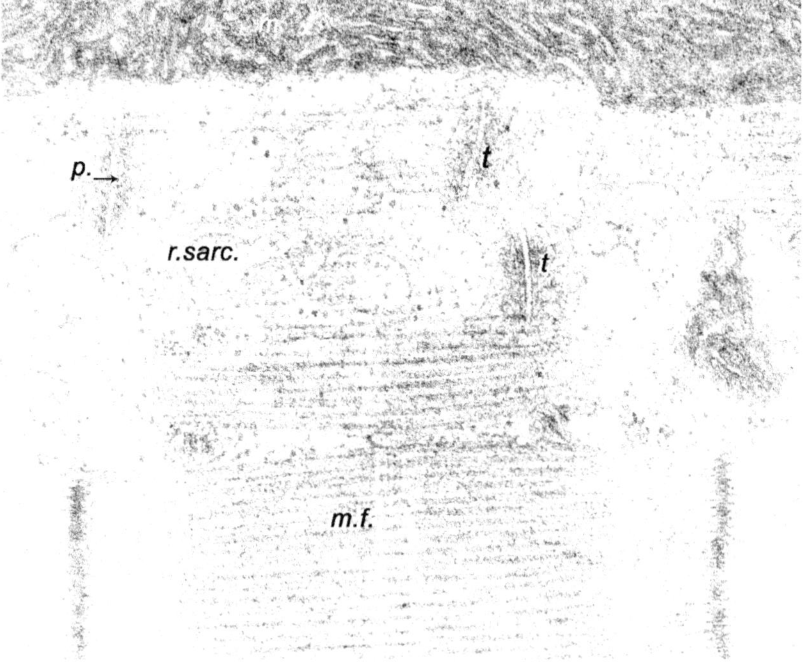

FIGURE 11

Coupe longitudinale d'une fibre musculaire, examinée en microscopie électronique, intéressant deux myofibrilles (mf) dont l'une de façon tangentielle, permettant de voir les canaux du réticulum sarcoplasmique (r-sarc) et les tubules transverses (t) conduisant l'onde de dépolarisation de la membrane vers l'intérieur de la fibre musculaire. Le couplage entre l'excitation membranaire et la contraction musculaire se fait au niveau des « pieds » (p) entre membrane du tubule t et citernes réticulaires. Muscle péronier de cobaye (micrographie personnelle).

espèces. On retrouvait l'explication de la curieuse constatation faite par Andrew Huxley et Taylor. La propagation de l'excitation vers le centre de la fibre le long de la membrane des « tubules transverses » paraissait donc hautement probable.

La découverte d'un système canaliculaire aussi important dans la cellule musculaire fit bientôt rechercher si rien de semblable n'avait été vu auparavant. On redécouvrit alors qu'un histologiste italien du nom de Veratti avait parfaitement décrit ce réseau interne de la cellule musculaire... dès 1902, en utilisant des techniques histologiques d'imprégnation métallique. Il avait parfaitement décrit les variations de la disposition selon les espèces et l'ouverture des canalicules à la périphérie de la cellule. L'un de ses contemporains, Retzius, avait même considéré qu'il s'agissait là d'un système susceptible de transmettre l'excitation nerveuse à l'intérieur de la cellule. L'une des clefs de la contraction musculaire était ainsi restée cachée pendant plus de cinquante ans dans les traités d'histologie[14].

Une série de travaux, cette fois en microscopie électronique, devaient compléter ceux de Porter et Palade et établir en particulier la continuité de la membrane du « système tubulaire transverse » avec la membrane plasmique de la fibre musculaire sur toute une série de muscles différents, grâce à une gamme de marqueurs extracellulaires.

Entrée en scène du calcium

Sodium, potassium et chlore ne sont pas les seuls ions importants pour la vie de nos fibres musculaires. Un autre cation, pourtant très minoritaire en quantité par rapport aux précédents, joue un rôle essentiel dans leur contraction : le calcium.

C'est sans doute Ringer, père des solutions isotoniques que l'on utilise partout dans le monde pour conserver les préparations expérimentales de tissus, qui s'aperçut le premier de son rôle fondamental. C'était en 1883. La contraction d'un cœur isolé ne pouvait se satisfaire des seuls ions sodium et potassium ; il fallait ajouter à la sauce un peu de craie... Soixante années plus tard, une preuve plus directe était apportée : en injectant une toute petite quantité de calcium dans des fibres musculaires de grenouille à l'aide d'une micropipette, on provoquait leur contraction, ce qu'aucun autre anion ou cation ne réussissait à faire. En 1952, ce rôle bien établi, apparaît pour la première fois la notion d'un couplage entre l'onde de dépolarisation membranaire et le déclenchement de la contraction par le calcium.

À la même époque, une curieuse constatation est faite par un chercheur, Marsh : il existe dans le muscle un facteur qui paraît doué de la propriété inverse, c'est-à-dire de faire en sorte que les fibres musculaires se relâchent. Cette découverte d'un « facteur de relâchement » va beaucoup intriguer : on notera vite que l'effet de ce facteur est inhibé par l'addition de traces de calcium ; plusieurs équipes s'engagèrent alors dans le travail d'isolement de ce curieux facteur. C'est du Japon que viendra la notion de sa nature particulaire probable : en fractionnant la fibre musculaire, en en séparant les composants par ultracentrifugation, Ebashi et son groupe découvraient en effet que le facteur était lié à de toutes petites vésicules (des microsomes) capables, en présence d'ATP, d'accumuler le calcium « avec un appétit vorace » en le concentrant plus de 1 000 fois : mieux, en comparant l'image de ces vésicules obtenue en microscopie électronique avec celles du réticulum sarcoplasmique publiées par Porter, l'équipe japonaise fut frappée par l'analogie : même taille, même forme, même mélange de vésicules et de tubules. Conséquence de ce rapprochement : en précipitant le calcium par l'acide oxalique, sa présence en grande quantité fut révélée à l'intérieur des citernes réticulaires[15].

Deux autres éléments devaient contribuer à donner au réticulum sarcoplasmique un rôle actif dans la concentration et le relargage des ions calcium. Le premier était quantitatif : en calculant le volume occupé par le système réticulaire dans la cellule, Andrew F. Huxley montra qu'il était nécessaire que le calcium y soit accumulé à forte concentration, pour que sa libération suffise à activer le complexe actine-myosine. Le second fut une donnée de microscopie électronique : Clara Franzini-Armstrong montra de façon très élégante que le système tubulaire transverse – vecteur de l'onde de dépolarisation – et les citernes du réticulum sarcoplasmique – réservoirs de calcium – étaient en fait liés par une succession de petits « pieds » ; elle donnait là une base morphologique au couplage entre l'excitation et la contraction de la fibre musculaire. Grâce aux travaux qui se sont succédé depuis, alliant les dernières techniques de la microscopie électronique à celles du fractionnement cellulaire et de la biochimie des protéines, on connaît aujourd'hui de façon particulièrement précise la structure et la fonction de ces triades réticulaires. Comme prévu dès le début de cette aventure, le système de pompage du calcium par le réticulum sarcoplasmique trouve son énergie dans l'ATP. Une enzyme, une ATPase qui forme près de 90 % des protéines présentes dans les membranes réticulaires, consomme une molécule d'ATP chaque fois que deux atomes de calcium sont « pompés ». D'autres protéines à forte affinité calcique le retiennent au cœur des sacs ; d'autres encore sont là pour le laisser fuir[16].

Mais surtout, la connaissance de la disposition et de la composition des zones de jonction entre le réticulum sarcoplasmique et le système tubulaire transverse – triades ou dyades selon les muscles – a fait en quelques années des progrès spectaculaires. Comme pour la jonction neuromusculaire, il est difficile d'échapper à une analyse esthétique de ces réalisations, tant la précision et l'harmonie géométrique des structures moléculaires sont saisissantes... Clara Franzini-Armstrong, à laquelle on doit une part majeure de cette analyse, n'a-t-elle pas parlé de synapses intracellulaires à propos de ces triades ?

Les « pieds » qui unissent les membranes du réticulum sarcoplasmique et des tubules « T » (transverses) avaient été vus dès les premières images de microscopie électronique. Des coupes rasantes, très fines, avaient même permis de voir de face leur arrangement tétragonal. Les répliques obtenues après cryofracture des fibres musculaires avaient confirmé cet arrangement régulier. Des fractions subcellulaires contenant les triades s'étaient révélées capables de libérer le calcium à une vitesse comparable à celle de la machinerie cellulaire entière. La disposition et le rôle physiologique de ces « pieds » étaient donc fixés. La définition de leur nature moléculaire devait suivre rapidement.

Curieusement, c'est la découverte de l'affinité de ce complexe macromoléculaire pour un alcaloïde végétal, la ryanodine, qui devait permettre d'identifier la molécule constitutive de ces pieds. Côté Guermantes, c'est-à-dire côté de la membrane réticulaire, ce « récepteur à la ryanodine » avait en effet la même taille et la même disposition tétramérique que les pieds. Côté Méréglise, c'est-à-dire côté tubules T, c'est l'affinité pour une molécule beaucoup plus banale, la dihydropyridine, qui devait permettre d'identifier un canal calcique « lent », sensible à la dépolarisation membranaire ; sa disposition régulière épousait celle du récepteur à la ryanodine. Ainsi la structure des pieds recevait-elle une définition moléculaire précise. Nous verrons plus loin que l'analyse de dérèglements pathologiques humains dans lesquels ces récepteurs se trouvent impliqués a permis de progresser dans la compréhension de ce couplage. Ainsi se trouvait défini un système d'interactions moléculaires qui avait été envisagé dès 1973. Un système très élaboré pouvant faire varier dans une large amplitude, avec une grande vitesse, la concentration en calcium du cytoplasme qui baigne les myofibrilles : ce sont ces variations de concentration calcique qui vont en effet « allumer » ou « éteindre » la mécanique moléculaire de la contraction musculaire.

Retour à la contraction

Revenons un court moment à la structure des myofibrilles, longs fagots filamentaires courant d'un bout à l'autre de la fibre musculaire, divisés en sarcomères par la disposition régulière, tous les 2,6 microns sur un muscle humain non contracté, de stries denses, les stries Z, comme nous l'avons vu (chapitre 2). Deux sortes de filaments forment chaque sarcomère, des filaments épais, longs de 1,6 micron et des filaments fins, longs d'un micron, faits d'une torsade de molécules d'actine, avec dans chaque tour une molécule de tropomyosine coulée dans le sillon de la torsade, et un complexe troponine à chacune des extrémités de la gorge de cette torsade. Entre filaments épais et fins se trouvent distribués par paires des ponts, de façon hélicoïdale, avec une périodicité de 429 Å (trois fois la distance séparant deux paires de ponts successives...).

Lorsque le calcium est libéré par les citernes réticulaires, il ne reste pas libre dans le cytoplasme musculaire, mais, au contraire, est immédiatement fixé sur des protéines à très haute affinité, dont l'une des pièces du complexe troponine. La fixation de l'ion calcium sur cette pièce entraîne un changement de conformation de l'ensemble protéique et découvre un site actif pour les têtes des molécules de myosine formant les ponts.

On se souvient que certains éléments des spectres de diffraction recueillis par Hugh Huxley indiquaient la possibilité d'un mouvement des ponts au cours de la contraction. De l'examen du muscle du vol d'une mouche tropicale, un jeune chercheur, Michaël Reedy, obtenait des micrographies électroniques si précises sur des coupes ultrafines que l'on pouvait « voir » cette inclinaison des ponts au cours de la contraction, dessinant une image en chevron semblable à celle obtenue avec la décoration – *in vitro* – des filaments d'actine par les « têtes » de molécules de myosine[17].

L'énergie nécessaire, elle, provient de l'ATP. Mais on a fait jouer à cette petite molécule bien des rôles : libération de l'énergie « élastique » stockée dans les ponts actine-myosine (Hugh Huxley, 1957) ; lien entre actine et myosine *via* le calcium et l'ADP (Davies, 1963, Bendall, 1969), le cycle phosphorylation-déphosphorylation entraînant un changement de conformation de la tête de la myosine. C'est dans ce sens en effet qu'inclinait Hugh Huxley lorsque, revenant sur sa théorie des rameurs, il conservait l'idée d'une flexibilité du cou de la molécule de myosine, suggérant que les deux sous-unités de la tête de la molécule changeaient de façon discrète leurs positions réciproques et modifiaient ainsi l'angle qui les liait à l'actine. Nous avons vu que les dernières données obtenues par une analyse structurale de ces protéines à très haute résolution ont confirmé cette hypothèse.

Il ne faut pas déguiser la vérité. Si nous avons pénétré grâce aux techniques physiques et biologiques les plus fines dans l'intimité du processus de contraction musculaire, nous n'en connaissons toujours pas, aujourd'hui, le dernier mot au plan moléculaire. Il reste encore bien des inconnues et sans doute de la place pour de nouvelles théories. L'une d'elles s'appuie sur le rôle des forces électrostatiques qui contribuent à maintenir l'écartement entre filaments fins et épais, dont l'accroissement ne peut qu'entraîner une diminution de sa longueur, le volume du sarcomère restant constant. Il reste tout de même assez amusant qu'ayant accumulé tant de données nouvelles, ayant maintenant un schéma clair de la structure filamentaire des fibrilles musculaires, on en revienne toujours aux mêmes données initiales sur la constance du volume musculaire au cours de la contraction. Rappelons-nous qu'en 1669 l'Honorable Docteur Jonathan Goddard avait enfermé le bras de l'un de ses collaborateurs dans un manchon rigide, plein d'eau, lui avait demandé de contracter le bras, et le niveau de l'eau dans le petit ajutage latéral n'avait varié que très légèrement, dans le sens de la diminution...

CHAPITRE 4

Ça respire...

> The loveliest toy ever provided by Nature for the biochemist is the contractile muscle fibril.
>
> SZENT-GYÖRGYI.

Premières démonstrations

En 1789, Lavoisier se décida à placer son collaborateur et ami Seguin sous cloche pour étudier la consommation d'oxygène chez un sujet faisant travailler ses muscles. Quelques années auparavant, il avait mis des cobayes sous de plus petites cloches et, mesurant le dégagement de gaz carbonique grâce à l'augmentation de poids de la soude placée sous la même cloche, la consommation d'oxygène par la diminution du volume gazeux, et la chaleur dégagée par la fonte de morceaux de glace, il avait déjà constaté que la chaleur « animale » était bien liée à la consommation d'oxygène. Cela lui avait permis de ruiner la théorie – alors régnante – d'un principe « phlogistique » responsable de la combustion de toute matière. Avec Seguin, Lavoisier tentait d'aller plus loin[1]. Certes, il n'était pas le premier à s'interroger sur l'importance de l'air respiré pour la vie de la chair. John Mayow, dès 1674, avait déjà enfermé de petits animaux dans des cages confinées au-dessus de l'eau et bien vu que leur respiration s'accompagnait d'une diminution du volume gazeux ; il en avait déduit, à l'époque, que des particules nitro-aériennes étaient nécessaires à tout mouvement du muscle, et qu'elles devaient interagir avec des particules salino-sulfureuses apportées par le sang[2]. John Mayow avait d'ailleurs également remarqué qu'on arrêtait toute contraction des muscles en stoppant l'apport sanguin. Mais l'œuvre scientifique de John Mayow, mort à 36 ans, devait rester ignorée de tous pendant près d'un siècle. Et, plutôt qu'expérimenter, on préférait parler d'une « force vitale » qui s'ajoutait en quelque sorte aux propriétés physiques des éléments inorganiques et, par son don de cristallisation, engendrait nerfs, vaisseaux, peau, muscles... L'expérience sur Séguin montra bien à Lavoisier que la consommation d'oxygène augmentait avec le travail musculaire, mais il ne pouvait préciser si cette « oxydation », qui aboutissait à l'élimination de gaz carbonique, se passait dans le sang ou dans le muscle lui-même. La guillotine devait interrompre ses réflexions.

Le problème posé était pourtant d'importance ; la chimie des substances naturelles faisait de grands progrès à l'aube du XIXe siècle, et l'étude des échanges thermiques donnait bientôt lieu à l'énoncé du premier principe de la thermodynamique, celui de la conservation de l'énergie dans un système donné. Quelle belle idée que de tester ce principe sur la machinerie musculaire ! Après avoir consacré une thèse à l'organisation nerveuse des vertébrés, un jeune scientifique allemand, von Helmoltz, va s'y attaquer. Des quelques expériences qu'il a menées sur la fermentation et la putréfaction des matières vivantes, il a retiré la conviction qu'il fallait écarter toute notion de « force vitale » comme source d'énergie, et se diriger plutôt vers les données que la physique et la chimie mettaient à sa disposition. À 26 ans, en 1847, il écrivait un article qui fera date sur la conservation de l'énergie. Prenant un muscle de grenouille – ce martyr traditionnel de la science –, mesurant la chaleur produite au cours de l'activité musculaire à l'aide de thermocouples imaginés et construits par Becquerel, il mit pour la première fois en relation chaleur produite et contraction musculaire[3].

Parallèlement, on continua à étudier globalement la production de la chaleur animale. Elle paraissait bien, à plusieurs auteurs, liée à l'oxydation du carbone, mais celle-ci s'effectuait-t-elle dans la matière vivante ou dans les aliments ? Autour de Liebig[4], on privilégia d'abord fortement la seconde hypothèse, puis Mateucci s'aperçut que le tissu musculaire tout seul pouvait produire un peu d'acide carbonique au repos et qu'il en produisait plus encore au cours de la contraction. On en vint alors, dans le laboratoire de Liebig, à proposer une théorie uniciste, fondée sur deux « idées fixes » : d'une part l'oxygène devait être présent dans la molécule en cause pour qu'un apport extérieur ne soit pas nécessaire, d'autre part une dégradation protéique devait accompagner la contraction : c'est la naissance du concept de molécule « inogène[5] », substance azotée dissoute dans le muscle et le plasma, qui pouvait se dissocier en libérant de l'énergie et un certain nombre de sous-produits, dont le CO_2 était le principal.

On s'interrogea pourtant sur la validité d'un tel modèle et sur sa compatibilité avec le second principe de la thermodynamique concernant le rendement énergétique. Il fallait imaginer, pour rendre compte du rendement musculaire, des pointes de température allant jusqu'à 140 °C dans le muscle[6]. Il valait mieux penser, comme Fick, que contrairement à une machine, dans le tissu musculaire, l'énergie chimique est directement transformée en travail sans passer par un stade intermédiaire de chaleur libérée. Quant à l'existence de la molécule inogène, pour en avoir le cœur net, Fick entreprit avec son compère Wislicenus, en 1865, l'ascension du mont Faulhorn, haut de 1 956 mètres, avec une nourriture dépourvue de toute substance azotée. Ils entreprirent de mesurer le travail effectué, la chaleur dépensée, et de comparer les chiffres à la quantité de composés azotés retrouvés dans leurs urines. Belle expérience, parfaitement éthique, puisque les expérimentateurs en sont les cobayes, même si, méthodologiquement, elle est sans doute un peu grossière. Mais, pour ces savants suisses, l'expérience fut probante : il n'y avait pas de comparaison possible entre ce que l'on pourrait attribuer à la dégradation des protéines musculaires – quelque 70 000 kilogrammes/mètre – et ce que leur effort d'ascension a représenté, qu'ils estimaient à 300 000 kilogrammes/mètre. Ils en conclurent que la théorie d'une molécule inogène n'était pas satisfaisante pour rendre compte de la production énergétique. Si la conception générale d'une production d'énergie liée aux réactions chimiques effectuées à l'intérieur de la chair était acceptable, il fallait sans aucun doute affiner l'analyse des réactions en cause.

Sur ces entrefaites, l'acide lactique était entré en scène. Sa présence dans la chair musculaire avait été découverte dès 1807 par le Suédois Berzelius en étudiant la viande de cerfs forcés à la chasse. Le même auteur avait établi ensuite que la quantité de cet acide – identique à celui trouvé dans le lait, d'où son nom – était proportionnelle à l'exercice imposé. Mais ces données, publiées en suédois, ne furent reprises en langue allemande, et donc connues qu'en 1847[7]. Quelques années plus tard, en 1859, Claude Bernard constatait à son tour qu'un morceau de muscle abandonné à la température du laboratoire s'acidifiait progressivement, mais que cela ne se produisait pas s'il était maintenu au froid ou fixé par l'alcool. Lorsqu'il découvrira le glycogène[8] quelques années plus tard et démontrera sa présence dans le muscle, le lien avec la production de l'acide lactique sera vite établi. « Les sucres ne sont jamais formés dans le muscle, toutes nos expériences ne peuvent être plus décisives sur ce sujet. Le glycogène du muscle subit sans cesse une fermentation lactique, et ceci aussi bien sur l'animal vivant que sur le cadavre, et c'est la seule transformation du glycogène musculaire. » Ce sera l'un des messages essentiels des *Leçons sur le diabète* données en 1877.

Où la chimie biologique prend le pouvoir

Au tournant du siècle, deux progrès techniques majeurs devaient permettre d'avancer dans la compréhension du problème posé. Le premier – emprunté à la botanique – fut l'application de méthodes fines de mesure des volumes gazeux à l'étude de la respiration musculaire ; il porte la marque de Fletcher[9]. Le second, emprunté à la physique, fut la mise au point de méthodes sensibles et rigoureuses pour la mesure de la production de chaleur ; ce procédé naquit également en Angleterre, et porte la marque – également prestigieuse – de A. V. Hill[10].

Par la première méthode, il fut possible de montrer clairement que la production de gaz carbonique par le muscle au repos était quatre fois plus grande sous oxygène que sous azote. Fletcher montra en outre que le muscle stimulé augmentait sa respiration en proportion de son degré de contraction – ce qu'il ne pouvait faire dans l'azote ; qu'enfin l'oxygène retardait la survenue de la fatigue et de la rigidité cadavérique. Quelques années plus tard, en 1907, Fletcher et Hopkins pouvaient également montrer que l'acide lactique formé disparaissait si on laissait le muscle récupérer en atmosphère d'oxygène ; cela ne modifiait en rien les courbes de production de CO_2 obtenues en chauffant le muscle à 40 ou à 70 °C. Ce faisant, ils évacuaient à nouveau le concept de molécule « inogène ».

Par la seconde méthode, Hill obtenait des résultats allant dans le même sens : la production de chaleur augmentait en présence d'oxygène et se prolongeait si le muscle était stimulé, mais elle était inférieure à celle qu'aurait produite la seule oxydation de l'acide lactique formé. On pouvait penser dès lors qu'une partie de l'énergie était réutilisée à la reconstitution du stock énergétique de la cellule musculaire.

Cette nouvelle voie devait être poursuivie avec beaucoup de minutie, tout de suite après la Première Guerre mondiale, dans le laboratoire de Meyerhof, où la chimie biologique faisait des progrès remarquables[11]. Les résultats obtenus allaient tous dans le sens d'une reconstitution du glycogène à partir de l'acide lactique formé pendant la phase de récupération. De plus, un autre chimiste allemand, Embden, influencé sans doute par les résultats acquis sur les mécanismes de la fermentation alcoolique, avait, dès 1912, entrepris d'extraire du muscle un système capable de faire de l'acide lactique à partir de sucres. Du « jus » de muscles qu'il avait obtenu, il avait pu effectivement, avec quelques précautions, voir se former de l'acide lactique. Curieusement, cette production d'acide lactique n'augmentait pas si l'on ajoutait au jus, du glycogène, du sucre ou des acides aminés : il y avait donc quelque part une substance « lactacidogène » qu'il fallait identifier. Se souvenant alors d'anciens travaux – ils avaient plus de trente ans – qui avaient mis en évidence la formation accrue de phosphates au cours de l'exercice musculaire, Embden orienta sa chasse au « lactacidogène » vers des composés phosphorés. Il obtint ainsi un premier composé, un hexose-monophosphate qui répondait bien à son attente. Il montra en outre – après la guerre – que la formation d'acide lactique se poursuivait après la contraction : la production de cet acide n'était donc pas directement liée au phénomène de contraction : il signait là, en fait, la fin de l'ère « acide lactique » comme seule source d'énergie de la contraction musculaire. Nous étions en 1924.

Le travail fut repris et amplifié dans le laboratoire de Meyerhof. Les résultats d'Embden y furent confirmés ; on isola un intermédiaire supplémentaire, un hexose diphosphate, dans la dégradation du glycogène et pour la première fois une diastase, l'« hexokinase », qui intervenait dans la conversion du glucose en sa forme active phosphorylée. C'est ainsi que les travaux sur la fermentation de la bière ont, à cette époque, conduit à l'élucidation du fonctionnement énergétique de la contraction musculaire.

Dans cette même ligne, une autre découverte majeure avait été faite dans le laboratoire d'Embden à partir de son « jus » de muscle. À côté des sucres phosphatés, un autre composé était présent, contenant de l'azote, qui en se dégradant donnait une base purique, l'adénine : il s'agissait de l'acide adénylique, déjà identifié dans les « jus » de levure. Ainsi pouvait être expliqué un phénomène curieux, la production d'ammoniaque au cours de la contraction musculaire. Une modification chimique de l'acide adénylique – sa désamination – entraînait en effet la formation d'un acide inosinique – déjà repéré et cristallisé par Liebig au milieu du siècle précédent[12] – et la libération d'une molécule d'ammoniaque. Et la quantité d'ammoniaque produite augmentait avec le nombre de contractions... Deux chercheurs polonais, Parnas et Mozolowski, mesurèrent même l'augmentation de cette « ammoniémie » dans les veines de l'avant-bras au cours de l'exercice musculaire. Les enzymes responsables de ces différentes étapes furent promptement isolées. Leur rôle physiologique, leur place dans la mécanique énergétique de la cellule musculaire furent âprement défendus par Embden, mais ne pouvaient être établis à l'époque. Néanmoins, l'accent était mis sur le rôle possible d'une nouvelle et importante catégorie de composés chimiques, celle des nucléotides dans l'énergétique musculaire.

Entrée en scène du phosphagène, et d'une vedette : l'ATP

À la même époque – 1927 –, un autre composé phosphaté fait son entrée en scène. L'amélioration des conditions de dosage de ces composés permet à deux équipes travaillant indépendamment, Eggleton et Eggleton en Angleterre, Fiske et Subbarow aux États-Unis[13] de découvrir un nouveau composé, labile, riche en phosphate, qui diminue rapidement au cours de la fatigue musculaire, pour réapparaître aussi rapidement pendant la phase de récupération en présence d'oxygène. Ce composé fut baptisé « phosphagène » par les Anglais et identifié comme la phosphocréatine[14]. La présence de phosphagène fut montrée partout, plus abondante dans les muscles « blancs » que dans les muscles « rouges », mais les calculs thermodynamiques – on retrouve là l'école allemande – n'étaient pas compatibles avec la seule oxydation du phosphagène au cours de la contraction : la quantité de chaleur dégagée eût été beaucoup trop forte, d'autant que sa resynthèse se faisait apparemment sans consommation marquée de chaleur ou d'énergie. Il fallait donc imaginer un autre composé intermédiaire susceptible d'être reconverti en phosphagène contre peu d'énergie[15]. L'ère du phosphagène, comme moteur exclusif du système musculaire, ne devait durer que quelques années, jusqu'en 1934.

Entre-temps, en effet, un nouveau composé phosphorylé avait été découvert dans le muscle. En 1928, Lohmann, dans le laboratoire de Meyerhof, travaillant sur les divers esters phosphorés du tissu musculaire, avait remarqué l'abondance de composés de type pyrophosphate. Il démontra dans un second temps que ce pyrophosphate était lié à l'acide adénylique, formant un adényl-pyrophosphate : l'adénosine-triphosphate – en abrégé ATP – était né (*Fig. 12*).

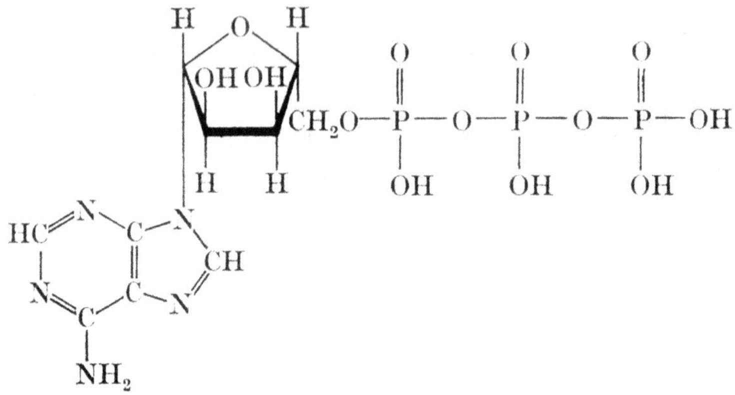

FIGURE 12
La molécule d'adényl-pyrophosphate, ou ATP, telle qu'elle a été identifiée par Lohmann (1929).

Son rôle dans la contraction musculaire devait être établi dans une série d'expériences qui n'avaient au départ rien à voir avec ce sujet. En 1929, à Copenhague, un jeune physiologiste, Lundsgaard, intéressé par l'action dynamique spécifique des acides aminés, avait été conduit à regarder ce qui se passait avec un dérivé iodé du glycocolle – l'acide iodacétique[16]. Quelle n'avait pas été sa surprise de voir que les animaux traités, lapin comme grenouille, présentaient après quelques minutes des mouvements convulsifs violents, puis une raideur intense de tous les muscles, et mouraient. Plus curieusement encore, cet état de contracture musculaire intense ne s'accompagnait pas de formation d'acide lactique. Il attribua dans un premier temps l'énergie dépensée dans le muscle à la disparition du phosphagène. Reprenant l'année suivante, en 1930, les expériences dans le laboratoire de Meyerhof à Heidelberg, il montra qu'il y avait une relation linéaire entre la tension musculaire développée et la libération des radicaux phosphatés, mais des calculs complexes faits à partir de l'énergie dégagée, du phosphagène dégradé et de l'acide lactique formé l'obligeaient à admettre qu'il y avait également hydrolyse d'un autre composé – qui ne pouvait être que l'ATP. C'est ce même Lundsgaard qui devait établir, toujours en travaillant sur les muscles intoxiqués par l'acide iodacétique, mais cette fois à basse température (2 °C), que la lyse du phosphagène, comme celle de l'acide lactique, était en fait liée à la récupération et non à la contraction musculaire elle-même.

La formule de l'ATP fut définitivement établie entre 1932 et 1935 par Lohmann[17] et son rôle physiologique reconnu comme de plus en plus important, en particulier comme cofacteur des différentes réactions de dégradation des sucres dans le tissu musculaire. Et, en 1939, la rencontre avec l'autre grand courant de chimie travaillant sur la contraction musculaire se fit à Moscou, dans le laboratoire de Engelhardt et Lyubimova, que nous avons déjà rencontrés pour la mise en évidence de l'activité enzymatique de la myosine et du rôle de l'ATP dans la contraction de l'actomyosine. L'une des conséquences scientifiques les plus importantes de cette prodigieuse quantité de travaux biochimiques effectués sur le muscle fut l'introduction du concept de « liaisons phosphates riches en énergie », du type de celles présentes dans l'ATP, par rapport aux liaisons esters-phosphates habituelles, dans lesquelles l'acide phosphorique réagit avec un groupement alcool. De longues discussions s'ensuivirent sur la nature physico-chimique de ces liaisons, mais leur importance dans les réactions de transfert d'énergie intracellulaire, dans tous les tissus vivants, s'imposa très vite. Restait à savoir d'où venait l'ATP, à comprendre les mécanismes par lesquels il était formé et reconstitué en permanence à partir de ses précurseurs bi- ou monophosphatés, c'est-à-dire ADP et AMP, en leur ajoutant des liaisons phosphates riches en énergie. Nous voici, de fait, plongés au cœur des mécanismes intimes de la respiration cellulaire.

Entrée en scène des cytochromes, puis des mitochondries

Dans ce domaine de la respiration cellulaire, la chair – en l'occurrence le muscle de grenouille – fut l'un des premiers matériels expérimentaux utilisés pour étudier la capacité d'oxydation ou de réduction de diverses substances – on dit habituellement de « substrats » – à travers la couleur prise par exemple par le bleu de méthylène, qui vire à l'incolore lorsqu'il est oxydé. Au début des années 1920, ce fut en écrasant entre lame et lamelle les thorax d'un insecte dont il étudiait la métamorphose, et en regardant ces préparations avec un spectroscope, que Keilin découvrit un ou plutôt une série de pigments qui avaient des spectres d'absorption caractéristiques. Il retrouva le même phénomène avec des levures ; surtout il vit que ces bandes du spectre d'absorption ne cessaient d'apparaître et de disparaître : « L'un des spectacles les plus impressionnants que j'aie vus de toute ma vie. » En fait, il venait de découvrir les mécanismes de la respiration cellulaire[18].

Mais comme rien n'est jamais tout à fait nouveau en sciences, Keilin s'aperçut bientôt qu'il ne faisait que redécouvrir ce qu'un autre scientifique, MacMunn, avait vu trente-cinq ans plus tôt sur le tissu musculaire, lui aussi en écrasant des thorax d'insectes[19] : quatre bandes d'absorption, qu'il pouvait faire apparaître ou disparaître avec des agents oxydants ou réducteurs, et qu'il avait nommées – par référence à ce que l'on commençait à connaître de la structure de l'hémoglobine – « myohématine ». Ce fut pourtant le terme « cytochrome » utilisé par Keilin qui fut retenu par la suite.

Les diagrammes obtenus supposaient l'existence de trois cytochromes, a, b, c. Il apparut bientôt à Keilin que l'enzyme responsable de leur oxydation était déjà connue, car elle avait les mêmes inhibiteurs que l'enzyme respiratoire décrite par Warburg, l'indophénoloxydase. Cette « cytochrome-oxydase » avait en outre la particularité de contenir des atomes de cuivre et non de fer comme les cytochromes. Toute une série de travaux permirent de montrer qu'en fait les cytochromes fonctionnaient comme une chaîne de transporteurs d'électrons, leur « noyau » passant de l'état ferrique à l'état ferreux après réception d'un électron, et que leur potentiel d'oxydoréduction permettait de les ordonner selon une chaîne, b, c, a... Il apparut aussi que d'autres composés pouvaient figurer dans cette chaîne respiratoire, en particulier certaines flavoprotéines et déhydrogénases. Cette chaîne respiratoire se compliquait et s'ordonnait ainsi de façon de plus en plus précise à la fin des années 1930.

Au lendemain de la Seconde Guerre mondiale, les choses prenaient une dimension toute nouvelle, avec les techniques de fractionnement cellulaire et de microscopie électronique. Dès qu'il fut possible d'analyser la structure des mitochondries – les images de Palade et de Sjöstrand, produites en 1952, sont restées classiques –, dès que l'on put obtenir, à partir du cœur ou du muscle de bréchet de pigeon, des fractions enrichies en mitochondries, il apparut que ces fractions possédaient bien toutes les activités impliquées dans la respiration cellulaire : la machinerie respiratoire avait ses structures bien caractérisées, les mitochondries, et le muscle, muscle cardiaque comme muscle squelettique, en était particulièrement riche.

Cela donna évidemment une nouvelle impulsion aux travaux sur la chaîne respiratoire. Fernández-Morán obtint des micrographies électroniques saisissantes, en 1964, de la crête interne des mitochondries avec des particules « élémentaires » où il pensait pouvoir localiser les différents complexes de la chaîne respiratoire[20]. On découvrit aussi, dans les fractions mitochondriales, une curieuse substance, très ubiquitaire, capable de réduction réversible en présence de nombreux substrats, de structure presque simple, avec une longue chaîne latérale qui la faisait ressembler à un acide gras ; on lui donna le drôle de nom de « coenzyme Q[21] ». On attribua bientôt à cette coenzyme Q une place centrale dans la chaîne des cytochromes, recevant les électrons des deux premiers « complexes » pour les passer au troisième et, de là, à une cytochrome-oxydase capable de les transférer enfin sur un atome d'oxygène. Ainsi était édifié le schéma aujourd'hui classique de la chaîne respiratoire mitochondriale[22].

Tous les composants de la cellule, et tous les aliments susceptibles d'être utilisés pour produire de l'énergie, convergent vers cette chaîne respiratoire. La dissection des étapes « intermédiaires » du métabolisme de toutes ces substances, selon le concept introduit par Thornberg en 1920, a mobilisé pendant plusieurs décennies de très nombreux groupes de biochimistes. Elles sont aujourd'hui représentées dans ces cartes complexes punaisées au mur de la plupart des laboratoires de biochimie, sans qu'on imagine toujours le nombre et l'importance des travaux que de tels schémas représentent[23]. Les sucres sont ainsi dégradés en petits radicaux pyruvates, les acides gras en courts radicaux acétates, les protéines en acides aminés avant que ceux-ci soient eux-mêmes désaminés. Et c'est toujours en travaillant sur le muscle émincé de bréchet de pigeon que furent progressivement découverts, pour l'action très favorable qu'ils avaient sur la respiration cellulaire, un ensemble de composés liés entre eux – les acides succinique, malique, fumarique, oxalo-acétique –, qui formaient ce qui est universellement reconnu aujourd'hui comme le cycle tricarboxylique – ou cycle de Krebs, du nom de celui qui domina ce secteur du « métabolisme intermédiaire » pendant trois décennies, et proposa en 1943 un schéma récapitulatif de l'ensemble des données acquises ; l'une des clefs essentielle de ce schéma était la formation d'un composé à 7 carbones – et non plus 6 –, l'acide isocitrique. Cette dissection allait de pair avec l'identification et souvent l'isolement des enzymes et des cofacteurs impliqués. Tout au long de ces chaînes métaboliques, tout au long de ce cycle, du CO_2 était produit et des radicaux hydrogène transférés *via* des systèmes enzymatiques à des coenzymes protéiques passant incessamment de l'état oxydé à l'état réduit : ce sont ces systèmes qui ouvraient l'accès de la chaîne respiratoire.

Le plus important, et cela nous ramène à notre ATP, est qu'il existe en fait un couplage entre ces processus respiratoires – en fait des réactions d'oxydoréduction – et les réactions de phosphorylation, c'est-à-dire la production d'ATP. Cette découverte nous renvoie d'abord à Moscou dans les années 1930, où Engelhardt, en étudiant la respiration de globules rouges isolés après avoir bloqué la dégradation des sucres, avait observé qu'il y avait formation de pyrophosphates, c'est-à-dire d'ATP. Il avait retrouvé en fait ce que Lundsgaard avait déjà vu sur les muscles empoisonnés à l'acide iodacétique. C'est encore à Moscou, en

1939, que Belitzer et Tibakova – toujours sur le bréchet de pigeon – trouvèrent qu'il y avait bien resynthèse de phospho-créatine avec différents substrats entrant dans le cycle de respiration cellulaire. Le rapport entre phosphorylation et oxydation (le rapport P/O) était supérieur à 1 pour certains substrats et montait jusqu'à 3 avec l'hydroxybutyrate et même 4 avec l'α-cétoglutarate... Les mécanismes intimes de ce couplage devaient faire l'objet d'une série impressionnante de travaux, longtemps dominés par ceux de Lehninger et de son école. Ces travaux allaient mettre en lumière le rôle essentiel de composés susceptibles d'accepter les radicaux phosphorés formés. L'intensité de la « respiration » étant fonction de la présence de ces « accepteurs », il y avait bien couplage étroit dans la cellule entre les deux processus métaboliques essentiels. Ces études devaient bénéficier de la découverte de plusieurs substances capables d'interférer avec ce processus, en particulier de l'inhiber – comme l'oligomycine – ou de le découpler – comme le dinitrophénol ou les arséniates.

Une série de théories furent alors proposées pour rendre compte de ce couplage, jusqu'au travail de Mitchell en 1961 et la découverte d'un gradient de protons de part et d'autre de la membrane mitochondriale interne, gradient activant une ATP-synthase incluse comme cinquième complexe de la chaîne respiratoire dans cette membrane[24]. Quelle que soit la complexité du système, il n'y avait plus aucun doute sur le lieu de la source d'ATP : elle se situait bien au niveau de la chaîne respiratoire, sur la membrane interne des crêtes mitochondriales.

Ainsi la chair respire, c'est-à-dire qu'elle est capable d'utiliser l'oxygène pour dégrader les sucres, les graisses, les protéines et en tirer son énergie. Mais elle utilise ces nutriments de façon très inégale, selon son goût du moment. Ce fut une surprise pour les premiers expérimentateurs de voir que le muscle gastrocnémien de la grenouille utilisait préférentiellement les acides gras. Ce fut également une surprise que de voir les muscles de l'avant-bras de l'homme utiliser également préférentiellement les graisses, les sucres ne rendant compte que de 7 % environ de l'oxygène consommé, la consommation des sucres s'accroissant lorsque la charge de travail augmentait. Ce fut par contre une confirmation de voir que le muscle n'utilisait pratiquement pas de protéines, l'ammoniaque formé provenant essentiellement du métabolisme de ces nucléotides. Nous reviendrons plus tard sur le métabolisme musculaire au cours de l'exercice.

Il faut noter surtout – mais ceci est bien connu – que le tissu musculaire est doté de la propriété remarquable de pouvoir fonctionner sans apport d'oxygène, ou comme on dit « en anaérobiose ». Il utilise pour cela ses réserves de glycogène. Les travaux consacrés à la structure, à la dégradation et à la resynthèse du glycogène dans le muscle forment l'un des chapitres les plus remarquables et les plus féconds de la chimie biologique. Nombre d'entre eux portent la signature, dans la période 1929-1960, des deux Cori[25] : l'identification des différents hexose-phosphates, la structure ramifiée du glycogène, l'isolement de la phosphorylase, puis du complexe enzymatique aboutissant à la formation de la forme active de cette enzyme, constituent en effet un chapitre classique, dont les conséquences pour l'interprétation de la pathologie humaine ont été marquantes. À partir des années 1950, on assista en effet à de nombreux et féconds allers et retours entre physiologie et pathologie. Les conséquences de ces progrès sur la connaissance des mécanismes d'activation enzymatique, sur le rôle de l'AMP cyclique, celui de l'ion calcium, sur les modifications allostériques des protéines enzymatiques, ont été tout aussi importantes. Peut-être peut-on retenir ici la démonstration de l'augmentation de la dégradation du glycogène, la « glycogénolyse », par la stimulation nerveuse du tissu musculaire et par l'adrénaline selon des mécanismes et des schémas différents passant par l'activation des phosphorylases, ou la découverte des mécanismes de resynthèse du glycogène faisant intervenir une enzyme « branchante » et une voie nucléotidique particulière[26]. On ne peut qu'admirer la subtilité du jeu dont dispose la cellule musculaire pour utiliser son glycogène ou le reformer, jeu intégré aux besoins de la contraction ou du relâchement musculaire. La nature et la précision de ces régulations ne peuvent que faire réfléchir sur la finesse de l'organisation moléculaire des cellules musculaires car nous sommes ici dans le cytoplasme, et non dans les protéines filamentaires des sarcomères. Cette réflexion doit, comme on le verra bientôt, intégrer la diversité du fonctionnement de la cellule selon le type de muscle auquel elle appartient[27].

Aujourd'hui...

Cette chimie classique trouve aujourd'hui de nouveaux développements avec l'analyse des gènes qui gouvernent la synthèse des protéines intervenant dans ces jeux métaboliques complexes. Sans doute faut-il souligner à nouveau combien l'analyse des conditions pathologiques humaines, et de leurs modèles animaux, résultant des dérèglements de ces gènes a été fructueuse pour la simple connaissance des mécanismes physiologiques de la cellule musculaire. L'analyse de ce qu'on appelle les glycogénoses, les lipidoses musculaires ou les cytopathies mitochondriales a en effet apporté un nombre considérable de nouvelles informations, dont nous verrons quelques exemples plus loin.

Mais je ne peux clore ce chapitre sans mentionner une avancée technologique qui est en train de bouleverser toutes nos connaissances sur le métabolisme de la chair. Imaginons un instant quel aurait pu être l'émerveillement d'un Meyerhof, des Cori, ou de Lavoisier devant une machine capable d'identifier ou de localiser sur l'homme vivant « entier » les composés phosphorés, nitrés, carbonés qu'ils ont eu tant de peine à isoler ? De voir « en direct » leur évolution dans le temps au cours de l'exercice musculaire ? C'est pourtant ce qui se fait aujourd'hui grâce à un procédé fondé sur la résonance magnétique nucléaire (RMN), c'est-à-dire sur la capacité de détecter certains atomes lorsqu'ils sont excités dans un champ magnétique très intense par des ondes électromagnétiques qui les font résonner à des fréquences particulières, liées à leur propre environnement électronique...

Le phosphore 31 fait partie de ces atomes excitables et les spectres obtenus en plaçant un bout de muscle – ou un avant-bras – dans l'entrefer d'un aimant capable d'émettre un champ magnétique d'au moins 1,5 teslas permet d'identifier, par exemple, les pics correspondants aux trois radicaux phosphates de l'ATP, le pic correspondant à la créatine phosphate (ou phosphagène), aux esters mono- ou diphosphates, aux phosphates inorganiques, etc., de déterminer par une équation simple la valeur du pH intracellulaire, ou de suivre l'évolution de tous ces paramètres dans le temps...

Voir, au cours de la contraction musculaire (*Fig. 13*), diminuer progressivement la hauteur du pic de phosphagène, voir s'accroître celui des sucres phosphatés et du phosphate inorganique, voir cette formule s'inverser au cours de la récupération, constater la stabilité des trois pics d'ATP, c'est suivre « en direct » les mécanismes qui fournissent en énergie les fibres musculaires, valider les résultats tirés de l'expérimentation, vérifier la façon dont le tissu musculaire s'y prend pour garder constant le niveau de son ATP essentiel à sa survie. Encore une fois, un progrès décisif en physiologie musculaire est venu d'un horizon inattendu, celui de la biophysique.

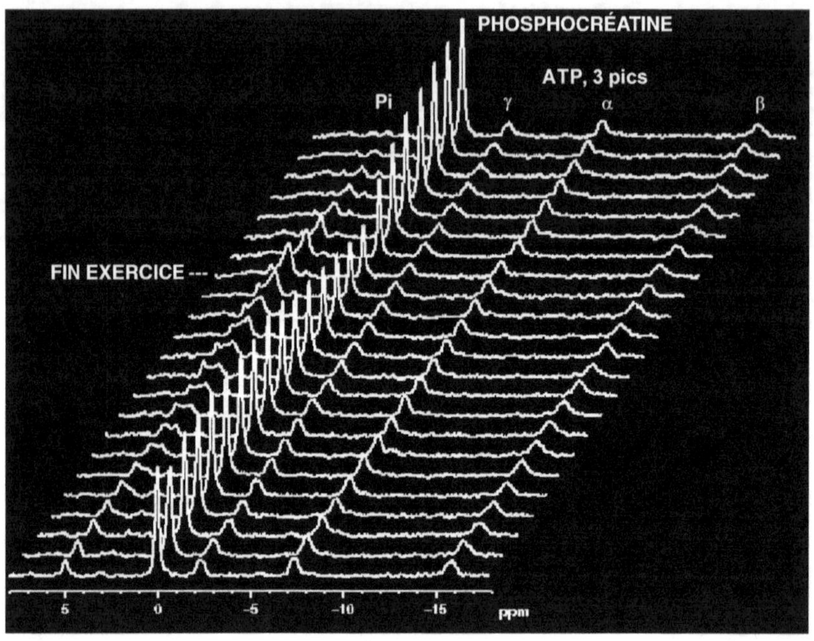

FIGURE 13

Spectroscopie de résonance magnétique nucléaire du phosphore 31. Évolution des pics de phosphate inorganique, de phosphocréatine et des trois pics correspondant aux radicaux phosphorés γ, α, β de l'ATP au cours de la contraction musculaire, puis durant la phase de recupération. (Tracés et montage effectués par A. Leroy-Willig, Institut de myologie.)

CHAPITRE 5

Il y a muscle et muscle

A muscle is a muscle is a muscle.

A. Hess.

L'huître et la mouche[1]

Voici un premier muscle au comportement étonnant. Tous ceux qui ont ouvert des huîtres en ont fait la banale, sinon douloureuse, expérience. Ce muscle, qui maintient fermées les deux valves, est capable de résister à une force considérable et ne cède que si on le sectionne ou si on le désinsère : il est capable de résister 20 à 30 jours à une force de 500 grammes... Le plus surprenant est qu'il le fait sans fatigue apparente, sans dépense d'énergie : à la grande surprise des premiers expérimentateurs, il consomme 10 000 à 100 000 fois moins d'oxygène que le muscle d'une grenouille tétanisée au point d'engendrer une contraction maximale[2].

Remise en cause complète du modèle général de fonctionnement musculaire que nous venons de voir ? Le muscle adducteur des lamellibranches pose en tout cas une belle énigme. On a imaginé toutes sortes de systèmes, à crans, à clapets, à crochets pour rendre compte de cette capacité de résistance à toute extension. On est d'ailleurs allé de surprise en surprise avec ce muscle, lorsqu'on s'est aperçu que sa lenteur extrême de décontraction dépendait du mode de stimulation : un choc bref, et la décontraction était lente, très lente. Deux chocs consécutifs, ou une petite volée de décharges excitatrices, et le relâchement, pour une même contraction, devenait beaucoup plus rapide et facile[3]...

Lorsque, à son tour, ce muscle fut débité en coupes ultra-fines et examiné au microscope électronique, il apparut constitué, comme tous les autres, de gros et de petits filaments. Cependant les gros étaient beaucoup plus gros que les filaments épais des muscles de mammifères – jusqu'à 80 nm de diamètre contre 15 – et, de plus, ils étaient de forme oblongue et non régulièrement cylindrique. Leur disposition était également différente, ne réalisant aucune striation perceptible – ce muscle était dit « opaque » par les premiers examinateurs –, car leur arrangement était « oblique » et non transversal par rapport à l'axe de la cellule musculaire. En outre, ces gros filaments étaient noyés au milieu d'une profusion de filaments fins. En regardant attentivement, chaque gros filament était entouré d'une douzaine de filaments fins, ceux-ci apparemment d'un diamètre identique à celui des mammifères[4].

On s'aperçut également rapidement que la composition chimique de ce muscle était particulière. Dix ans après avoir isolé la tropomyosine du muscle de mammifère, Bailey réussit à caractériser une nouvelle protéine, une « paramyosine » qui avait quelque ressemblance avec la tropomyosine qu'il avait découverte, mais n'avait pas la même solubilité dans l'eau, et curieusement devenait beaucoup plus raide, plus visqueuse à l'écoulement, lorsque l'acidité environnante, le pH, descendait en dessous de 6,5[5]. Des molécules de myosine étaient bien là mais elles formaient comme une enveloppe, un manteau, aux gros filaments dont le « cœur » était fait de paramyosine. Pour le reste, le fonctionnement chimique de ce muscle ne paraissait pas fondamentalement différer de celui des autres : il marchait bien à l'ATP. Seul le réservoir intermédiaire d'énergie était différent : ce n'était pas une phosphocréatine, mais des phosphoguanidines. Et le processus excitateur passait apparemment par le même médiateur que chez les vertébrés, l'acétylcholine.

Toutes ces différences permettaient-elles de comprendre la résistance du muscle à l'étirement ? Que nenni. Si l'on voyait beaucoup de filaments, on discernait peu de ponts entre eux. S'il y avait bien excitation cholinergique, il n'y avait pas persistance de la moindre activité électrique membranaire ; la résistance, contrairement à ce qu'on avait longtemps défendu, n'était pas liée à un rythme de stimulation tétanisant, fût-il très bas. En fait, l'explication que l'on donne aujourd'hui de ce phénomène étonnant fait appel au rôle de l'ion calcium dans le relâchement musculaire. Dans le muscle adducteur de l'huître, le calcium est bien relâché dans la cellule au moment de l'excitation mais au lieu d'être rapidement repompé dans les citernes du réticulum sarcoplasmique, il reste libre, au contact des filaments, maintenant leur interaction, c'est-à-dire un état de contraction. Les gros filaments ont d'ailleurs à ce moment une curieuse propension à s'agglomérer les uns aux autres.

Pour relâcher tout cela ? Eh bien, un autre système de commande nerveuse existe, qui stimule le repompage calcique. Cette commande passe par un autre intermédiaire chimique : ce n'est plus l'acétylcholine, mais la sérotonine[6]. Cette dernière déclenche toute une cascade d'événements intracellulaires qui font chuter la concentration calcique intracellulaire et se relâcher l'ensemble filamentaire. Voilà l'explication de ce que les physiologistes avaient fort bien vu : seule une volée d'influx était capable d'induire un relâchement rapide, en stimulant ce second système inhibiteur ou relaxant.

C'est un premier exemple de « variation naturelle » que l'on peut observer autour du phénomène de contraction musculaire. Celle-ci se situe plutôt du côté largo. Voyons maintenant du côté prestissimo.

Le bruit strident, insistant, de la mouche qui vient troubler votre sieste, comme le bourdonnement de l'abeille, ne sont que des phénomènes musculaires. Vous percevez ce bruit du battement des ailes et vous pouvez en apprécier et mesurer à l'oreille la fréquence.

Les petits muscles qui agitent les ailes sont capables de battre à des fréquences audibles supérieures à 100 par seconde, jusqu'à 800 par seconde chez *Forcipomyia*.

Il faut d'abord savoir que les muscles du vol sont – d'un point de vue morphologique – superbes[7]. Lorsqu'il les disséqua pour la première fois, en 1848, von Siebold fut émerveillé par la régularité de leur structure et par la facilité avec laquelle il pouvait isoler les fibrilles à l'intérieur des quelques fibres musculaires qui les composaient. Le même émerveillement se renouvela, un peu plus de cent ans après au vu des premières images de microscopie électronique : la régularité de l'organisation cristalline des filaments est en effet saisissante. Avec quelques différences par rapport aux muscles de mammifères : le rapport entre filaments épais et fins est différent, de trois sur un et non de deux sur un ; les filaments fins sont situés à mi-distance entre les filaments épais et non au centre du triangle formé par trois filaments épais voisins. Les bandes I sont très étroites, les filaments épais touchent presque la bande Z. D'ailleurs, les filaments fins sont unis à celle-ci par de très fines expansions filamentaires. Une organisation si parfaite entre filaments épais et fins fait que l'on peut « aisément » voir les ponts qui les unissent, apprécier leur direction, et repérer les variations d'angle de celle-ci au cours de l'allongement de la fibre[8] ou de la rigidité *post mortem*.

Ces muscles du vol des insectes ont en outre tous les attributs d'une machinerie oxydative très riche, avec de très volumineuses mitochondries bourrées de crêtes et un réseau extraordinairement dense de très fines trachéoles amenant l'air, et donc l'oxygène, dans l'intimité des cellules musculaires. Ces mitochondries préfèrent l'alpha-glycérophosphate au pyruvate, ce qui évite un détour toujours possible par les lactates[9]. Enfin, le réseau réticulaire et tubulaire transverse est réduit au minimum, à de petites « dyades » vésiculaires accolées à la membrane plasmique de la fibre invaginée le long des trachéoles.

Une organisation impeccable, donc, pour un travail d'une grande rapidité. Mais comment vibrer à de telles fréquences ? En fait, cette fréquence ne dépend pas du rythme de l'excitation nerveuse. Pringle l'avait bien observé[10], il donna à ces muscles le qualificatif d'asynchrones, en raison du décalage entre le rythme de l'excitation nerveuse et celui du battement des ailes. On s'accorde aujourd'hui à voir là un phénomène oscillatoire dans lequel la mise en tension provoquée par l'excitation nerveuse n'a qu'un rôle déclenchant. Au cours des oscillations, la tension développée est curieusement plus grande durant le raccourcissement que dans l'élongation. Il s'agit bien d'une propriété particulière du système filamentaire puisqu'on peut retrouver le même rythme oscillatoire sur des fibres glycérinées, c'est-à-dire dans lesquelles on a fait disparaître toute espèce de membrane. On pense que la tension développée aux bornes des filaments épais accroîtrait le nombre de sites de fixation calcique. Les petites et fines expansions filamentaires qui unissent filaments épais et stries Z ont sans doute, dans l'induction ou l'entretien de ce phénomène oscillatoire, un rôle essentiel, mais pas encore bien défini.

Contre toute vision simpliste des choses

Le muscle adducteur des lamellibranches et le muscle du vol des insectes ne sont que deux exemples extrêmes de l'étonnante panoplie d'organisation musculaire que nous propose la Nature. L'huître et la mouche n'étant pas nos plus proches cousins sur la grande scène de l'évolution, il n'y a sans doute pas grand étonnement à voir leur chair autant différer dans son organisation de la nôtre[11]... Mais le spectacle fascinant de la variété naturelle doit ici un instant se poursuivre, pour montrer par exemple comment les premières « ébauches » de tissu musculaire contractile se retrouvent chez la méduse ou les anémones de mer ; pour révéler l'élégance de l'organisation filamentaire du « muscle » longitudinal d'une petite bête planctonique, sagitta ; pour décrire comment, chez les vers, les cellules du pourtour de l'animal envoient un de leurs prolongements au contact des centres nerveux tandis qu'un autre dirigé vers l'extérieur est équipé de myofibrilles bien striées ; comment, chez les crabes, les muscles qui leur permettent de se déplacer ou de nager se divisent en faisceaux aux caractères physiologiques différents, en force et en résistance, ou s'organisent de façon subtile à la base de la tige de leurs yeux[12] ; ou encore comment les cellules musculaires des muscles rétracteurs du pharynx, du manteau ou du pénis de l'escargot sont organisés selon une striation savamment oblique.

Chez les poissons, où pour la première fois on distingua muscles rouges et muscles blancs, les premiers, disposés le long de la ligne latérale, ne forment que 5 % de la masse musculaire totale, mais sont utilisés pratiquement en permanence ; alors que les seconds, très majoritaires, n'entrent subitement en action qu'en cas de menace extérieure, pour changer de hauteur ou de trajectoire. Chez le caméléon, la langue est une merveille d'organisation « oblique » des sarcomères, compatible avec un déroulement rapide d'une extrême précision en direction de la proie visée...

De tous ces exemples, trop brièvement évoqués, il faut retenir deux grandes leçons qui doivent être récitées ensemble. La première est le caractère apparemment universel du double système filamentaire dans les cellules douées de motilité : le mouvement, la contraction se font par glissement d'assemblages de longues protéines filamentaires les unes par rapport aux autres, avec transformation en énergie mécanique d'une énergie chimique essentiellement présente dans des liaisons phosphates. La seconde est la très grande diversité des organisations moléculaires présentes dans les espèces animales, diversité qui peut s'exprimer dans la composition chimique des filaments, dans leur arrangement spatial, dans leur rapport numérique, comme dans le développement du système canaliculaire ou mitochondrial qui les entourent.

Il est certainement vrai que le poids du système actine-myosine, avec ses fameux ponts, a contribué à oblitérer cette vision de la diversité[13]... Nous sommes encore très loin d'avoir extrait, au plan scientifique, toutes les informations sur la contraction musculaire que nous propose en permanence, avec une générosité presque illimitée, Dame Nature[14].

Même chez les mammifères, il faut bien confesser que l'on a cru un temps que « le » problème de la contraction musculaire était résolu, que le système des ponts actine-myosine était l'alpha et l'oméga de la biologie du muscle – que tout le reste n'était mis là que pour accompagner ce chef-d'œuvre. Pendant un bon moment, comme nous allons le voir, on oublia que cette diversité d'organisation avait été à l'origine du développement de la biologie musculaire.

Muscles rouges et muscles blancs

Cette diversité est également, au moins pour partie, à l'origine de notre comportement alimentaire. Promenez-vous sur un marché. Les viandes que le boucher vous propose n'ont ni la même texture, ni la même couleur, ni – heureusement pour lui – la même saveur. Cette couleur, plus rouge ou plus blanche selon les animaux, selon les segments, fut le premier élément discriminant entre les muscles, tant est clair le contraste d'un muscle à l'autre chez le lapin, le poulet ou le poisson. Le premier à avoir démontré que cette variation de couleur n'était pas simplement due au développement inégal des vaisseaux sanguins fut Kühne, au milieu du XIXᵉ siècle, qui perfusa les muscles avec une solution saline pour en éliminer le sang et constata que la différence de couleur résistait au lavage. Il fallut donc imaginer dans les cellules musculaires la présence d'un pigment semblable à l'hémoglobine des hématies. On lui donna le nom de myochrome, avant que Günther – en 1921 – ne le baptise « myoglobine ».

La distinction entre muscle blanc et muscle rouge devint un des grands thèmes de discussion dans la dernière partie du XIXᵉ siècle, après que Ranvier eut démontré que ces deux catégories de muscles ne marchaient pas du même pas. En étudiant les muscles de la patte postérieure du lapin, il vit qu'un muscle rouge – en l'occurrence le muscle semi-tendineux – se contractait et se relâchait plus lentement que le muscle vaste interne, tout blanc – et beaucoup plus rapide. Le tétanos était obtenu par des stimulations moins fréquentes dans les muscles rouges que dans les muscles blancs. Résultats confirmés par plusieurs équipes. Était-ce l'organisation tissulaire du muscle ou les fibres musculaires elles-mêmes qui étaient différentes ? Les histologistes, Ranvier le premier, puis d'autres, établirent qu'il y avait bien entre les fibres musculaires des différences notables de structure, en particulier selon leur richesse en protoplasme (en cytoplasme) et selon la façon dont leurs fibrilles étaient agencées. Les muscles rouges étaient en majorité formés de fibres riches en protoplasme et leurs fibrilles groupées en petits champs irréguliers, alors que les muscles blancs étaient faits de fibres bourrées de fibrilles régulièrement disposées ; on opposa ainsi, selon la proposition de Krüger, la *Felderstruktur* des uns à la *Fibrillenstruktur* des autres[15].

Des contrastes aussi nets furent repérés dans toutes les espèces de vertébrés, en particulier chez les oiseaux. Chez le faucon, les muscles de la racine de l'aile étaient d'un beau rouge soutenu, alors que ceux qui gagnaient le bout de l'aile étaient tout blancs. Dans l'aile du pigeon, on voyait bien que les muscles rouges n'allaient jamais que d'un segment à l'autre, alors que les muscles blancs sautaient volontiers une articulation. Les muscles rouges paraissaient ainsi préposés à des actions soutenues de fixation des ailes, alors que les muscles blancs étaient destinés aux mouvements rapides de battement et d'écartement des plumes.

En multipliant les exemples, en affinant les méthodes d'observation, on s'aperçut tout de même que la réalité était un peu plus complexe. Chez les mammifères en particulier, la plupart des muscles comportaient en proportion variable des fibres de l'un ou l'autre type. Pis, certains auteurs comme Denny-Brown, dans ses premières études, notait en 1929[16] qu'il n'y avait pas toujours concordance entre couleur d'ensemble et composition en fibres. L'opposition muscle blanc-muscle rouge disparut ainsi pour un temps des préoccupations des physiologistes comme trop grossière et trop imprécise.

Le renouveau arriva quelque vingt ans plus tard avec des travaux aux ambitions initialement – probablement – très modestes, faits aux Indes sur le muscle grand pectoral du pigeon, et au Japon sur toute une série de muscles, de la grenouille aux mammifères. Il s'agissait dans ces études d'appliquer au tissu musculaire les techniques de la cytochimie et de l'histochimie naissantes. On ne se contentait pas seulement, comme en histologie, de colorer telle ou telle structure, on cherchait à visualiser *in situ*, sur coupes, certaines réactions chimiques, surtout enzymatiques : on tentait de faire de la biochimie sur coupes et non plus seulement en tubes.

Utilisant les premières réactions mises au point pour les graisses et le glycogène aux Indes, George[17] vit ainsi dans le muscle pectoral de pigeon qu'il y avait deux types de fibres musculaires, des petites fortement colorées par les soudans et donc riches en graisses et riches en enzymes mitochondriaux comme la succinodéhydrogénase, et de plus grandes fibres aux propriétés inverses. De son côté, Ogata au Japon découvrait[18], en multipliant les techniques de visualisation des activités oxydatives de la cellule à l'aide des sels de tétrazolium, qu'il y avait en fait trois types de fibres, et non deux, dans tous les muscles qu'il était capable d'étudier. Entre les petites fibres très riches en enzymes oxydatives et les grandes, plus pauvres, on voyait des fibres qualifiées d'« intermédiaires » à la fois par l'intensité de la réaction et par la disposition particulière, plus dense à la périphérie de la fibre qu'au centre, des grains de diformazan. Ogata notait en outre qu'il existait effectivement une relation inverse entre l'intensité de la plupart des réactions oxydatives et la teneur en glycogène.

Cette réciprocité d'intensité entre activités oxydatives (mitochondriales) et activités glycogénolytiques (cytoplasmiques) devait être confirmée dans un grand laboratoire de cytochimie, celui de Pearse à Londres, sur les muscles de rat d'abord, d'homme ensuite. Plus il y avait de phosphorylase capable de dégrader le glycogène, moins il y avait de succinodéhydrogénase, enzyme mitochondriale. Et il y avait bien des fibres « intermédiaires[19] ».

Ces réactions histochimiques furent contrôlées par toute une série de travaux biochimiques effectués sur des muscles repérés comme ayant des proportions très différentes en l'un ou l'autre type de fibres, montrant en particulier que les enzymes de la glycogénolyse fonctionnaient à des paliers très différents selon les muscles.

À mesure que les réactions se multipliaient, la diversité des fibres musculaires apparaissait plus grande encore que ne l'avait vue Ogata : les sous-types se multipliaient, jusqu'à huit dans les muscles de rat ; la réciprocité entre activités oxydatives et dégradation des sucres restait cependant, schématiquement, vérifiée. L'exploration des voies métaboliques principales des fibres musculaires montrait bien qu'elles se répartissaient en plusieurs types, les unes privilégiant le métabolisme oxydatif et la dégradation des graisses, les autres préférant utiliser le glycogène et les sucres, d'autres enfin préférant jouer sur les deux registres.

Détour par la pathologie humaine

Mais qu'en était-il de l'organisation filamentaire de ces différentes fibres ? Identique ou différente ?

Les premières indications sur une différence possible vinrent d'un laboratoire de biochimie new-yorkais dirigé par Gergely : dans les muscles de lapin, l'activité ATPasique de la myosine était beaucoup moins élevée dans les muscles rouges que dans les muscles blancs[20]. Des différences subtiles paraissaient exister dans l'activation de la myosine ou dans la résistance à la trypsinisation. Ces résultats, de portée limitée, étaient contredits par d'autres expérimentateurs. En fait, l'avancée décisive vint à nouveau des cytochimistes, même si leur cuisine était parfois mal comprise et en butte à l'ironie de leurs collègues biochimistes ; les résultats obtenus avaient pourtant le mérite d'une grande clarté.

Ce furent d'abord Helen Padykula et son équipe qui réussirent à caractériser, sur coupes au cryostat, une activité ATPasique calcium-dépendante ; les images obtenues montraient une localisation myofibrillaire pour cette activité : il était donc probable que l'activité visualisée était bien celle de la myosine. En cherchant le pH optimum pour cette réaction, très décalé vers les pH alcalins, il apparaissait clairement qu'il y avait une différence notable d'activité entre les fibres musculaires – certaines étant foncées, d'autres très claires.

Dans un laboratoire de pathologie du NIH, dirigé par Milton Shy, un tout jeune pathologiste, King Engel, appliqua ces techniques cytochimiques aux prélèvements biopsiques humains et utilisa à son tour la technique mise au point par Helen Padykula. Il en vit l'intérêt du premier coup d'œil. Il y avait bien, dans le muscle humain, une différence d'activité d'une fibre à l'autre et cette différence était très nette : plus de catégorie intermédiaire ! Plus d'appréciation subjective de la répartition ou de l'intensité des grains de diformazan sur la section des fibres musculaires. De plus, les résultats paraissaient transposables d'un muscle à l'autre et applicables aux muscles pathologiques. Enfin, les deux classes de fibres ainsi différenciées par leur activité ATPasique – que le plus simplement du monde King Engel nomma I et II – recoupaient schématiquement les différences observées avec les réactions oxydatives et glycogénolytiques. Les fibres « I » étaient riches en enzymes oxydatives et pauvres en phosphorylase, les fibres « II » avaient un profil inverse. King Engel dut s'expliquer longuement sur une classification aussi simpliste : il la voulait neutre, reflétant seulement ce qu'il voyait sous l'objectif de son microscope, et non une quelconque couleur – rouge ou blanche, ou propriété physiologique, lente ou rapide – qu'on pouvait peut-être leur attribuer, mais qui n'était pas écrite sur les coupes qu'il examinait[21].

Un peu de passion s'ensuivit pour démontrer la valeur de l'outil ainsi découvert, critiquer les autres classifications – « ternaires » ou plus complexes encore – qui fleurissaient un peu partout dans les laboratoires, et réfuter l'absence de contrôle biochimique à l'échelle de la fibre musculaire isolée. Tout cela n'alla pas tout seul, la littérature de l'époque ne fut pas facile à déchiffrer. Pourtant les résultats obtenus en pathologie humaine paraissaient si clairs, tant d'informations nouvelles émergeaient, comme, par exemple, la sélectivité d'atteinte de tel ou tel type de fibre dans certaines myopathies, que peu à peu cette présentation simpliste s'imposa. Elle devait connaître bien des développements par la suite, mais elle est restée presque universellement utilisée – même si quelques-uns continuent à s'accrocher à leurs propres classifications. Cela constitue en tout cas un bon exemple, qui eût été cher à Claude Bernard, où le détour par la pathologie humaine a précédé l'acquisition de données biologiques fondamentales, et en a sans doute précipité l'avènement.

Une confirmation d'abord. Si l'activité ATPasique visible était bien celle de la myosine, on pouvait jouer sur elle par l'intermédiaire de certains activateurs connus, comme l'ion calcium, ou certains inhibiteurs. C'était bien le cas : on pouvait inhiber l'activité par certains fixateurs ou par des préincubations dépourvues de calcium. Ce fut encore dans le laboratoire de King Engel qu'une avancée décisive fut réalisée. Il ressortait en effet des expériences faites que ce n'était pas seulement la concentration calcique qui était déterminante mais tout simplement le degré d'acidité ou d'alcalinité des bains de préincubation. La sensibilité au pH des deux types de fibres musculaires était fort inégale : les fibres I, les plus pauvres en activité ATPasique régulière résistaient à une préincubation acide et se coloraient en noir, alors que les fibres II, les plus foncées avec la réaction habituelle, devenaient blanches car leur activité ATPasique était inactivée. Ce jeu de contraste, avec cette inversion de la réaction myofibrillaire régulière, laissait derrière lui toutes les subtilités d'appréciation des réactions oxydatives.

Mieux, une subtile modulation de l'acidité du bain de préincubation devait permettre à Michael Brooke d'isoler au sein des fibres « II » deux sous-populations distinctes par leur sensibilité au pH[22] (*Fig. 14*)... Grâce à cette manipulation simplissime, on mettait en évidence une population de fibres correspondant aux fibres intermédiaires dans leurs réactions oxydatives ou phosphorylasiques. Bref, d'une technique de visualisation de l'activité ATPasique de myofibrilles sortait la notion que l'on pouvait différencier dans les muscles de l'homme et des mammifères trois

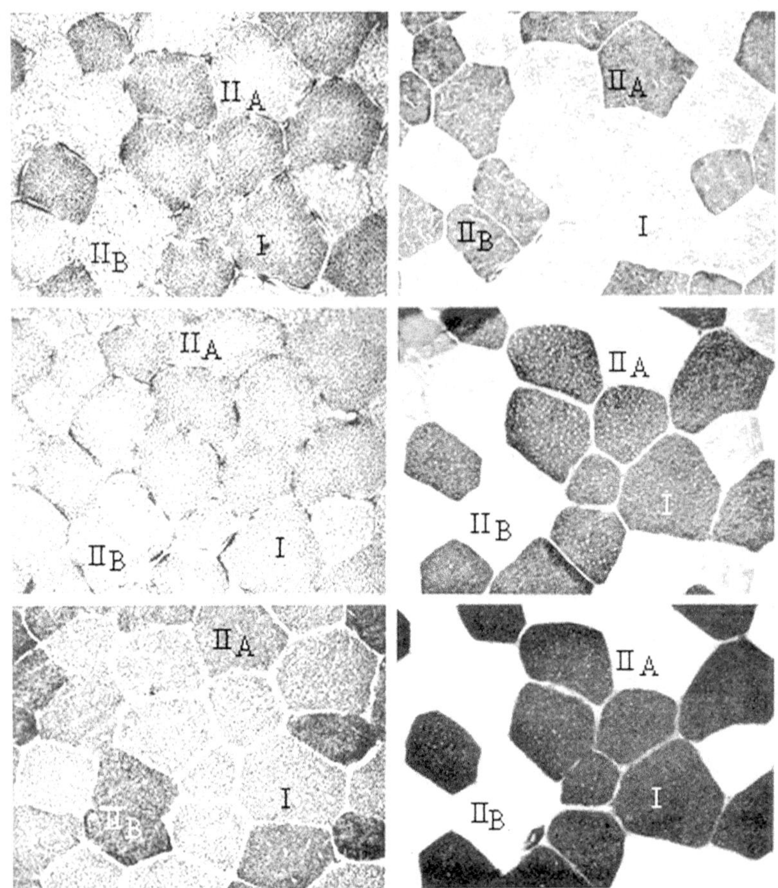

FIGURE 14

Les trois types cytochimiques de fibres musculaires squelettiques, I, IIa, IIb dans un muscle humain (deltoïde) adulte. Coupes sériées d'un prélèvement biopsique, traitées selon une série classique de techniques cytochimiques :
Colonne de gauche, activités oxydatives : de haut en bas, nicotinamide-tétrazolium réductase, succino-déhydrogénase, α-glycérophosphate déhydrogénase.
Colonne de droite, activité ATPasique myofibrillaire : de haut en bas, à pH 9,4 (ATPase « régulière »), après préincubation à pH 4,63, après préincubation à pH 4,35 (document personnel).

types principaux de fibres musculaires. En tenant compte de leur parenté dans la réaction ATPasique régulière, avec la même volonté de n'introduire dans leur désignation aucun élément physiologique ou biochimique qui ne fût lisible sur les coupes, King Engel proposa de les désigner comme fibres I, IIa et IIb. Comme pour la première classification en fibres I et II, cette nouvelle classification fut aussitôt adoptée par les pathologistes mais fortement discutée et réfutée par certains groupes de physiologistes. Pendant quelques années, la superposition de nomenclatures différentes compliqua singulièrement la lecture des travaux scientifiques dans ce domaine.

Une seconde confirmation du bien-fondé de cette division vint de l'analyse en microscopie électronique. Connaissant la distribution des activités enzymatiques utilisées dans les réactions au niveau subcellulaire – activités oxydatives comme la SDH au niveau des mitochondries, activité phosphorylasique au niveau du cytoplasme, activité ATPasique au niveau des myofibrilles –, les différents types de fibres devaient pouvoir se distinguer à l'échelle ultrastructurale. Ce fut effectivement le cas (*Fig. 15*). On peut seulement s'étonner qu'il ait fallu attendre cette époque pour reconnaître l'importance de ces différences. Effectivement, l'intensité des réactions oxydatives (comme la SDH) était corrélée au développement volumétrique des crêtes mitochondriales ; celui de certaines autres réactions oxydatives (comme la NADH tétrazolium-réductase) au développement du réticulum sarcoplasmique, etc. Si la disposition spatiale des filaments épais et fins n'était pas différente selon le type de fibre, par contre l'épaisseur de la strie Z et l'organisation de la strie M permettaient de distinguer les trois types de fibres à l'échelle ultrastructurale[23].

Confirmation plus importante encore : la mesure biochimique des différentes activités enzymatiques, soit sur fibre isolée,

FIGURE 15
Côte à côte, deux segments de fibre I et de fibre IIb de muscle péronier de cobaye en microscopie électronique. On note immédiatement la différence en nombre de mitochondries, de gouttelettes lipidiques, la différence dans le développement du réticulum sarcoplasmique et dans l'épaisseur des stries Z, entre la fibre I (en haut et à droite) et la fibre IIb (en bas et à gauche).
Grandissement : × 16 000 (document personnel).

soit sur des muscles identifiés pour leur uniformité ou leur large prédominance en un type de fibres, était en parfait accord avec les localisations cytochimiques ; d'éventuelles discordances, comme pour la lacticodéshydrogénase, furent rapidement expliquées.

Mais ce qui donne toute son importance à l'identification des trois types de fibres musculaires squelettiques vint d'un autre horizon, d'un retour à la physiologie. Les pathologistes humains, King Engel le premier, avaient remarqué le curieux regroupement topographique des fibres de même type qui s'opérait au cours d'une réinnervation, après lésion d'un tronc nerveux périphérique par exemple. Ces observations laissaient entendre qu'il y avait une relation entre le type histochimique des fibres et les modalités de leur innervation. La démonstration en fut faite à Bethesda, grâce à la collaboration entre le groupe de neurophysiologie dirigé par Burke et l'équipe de King Engel. Burke proposa d'étudier le territoire des différentes unités motrices en stimulant l'axone jusqu'à l'épuisement de la réaction motrice à la stimulation électrique.

Cela amenait en effet une déplétion des fibres ainsi stimulées en glycogène et celles-ci – devenant blanches à la coloration par le PAS – pouvaient être distinguées des autres fibres, non stimulées, restées roses sur les coupes. Il suffisait dès lors de débiter en coupes sériées les muscles du membre postérieur du chat qui avait été l'objet de cette stimulation pour caractériser le type cytochimique des fibres ainsi épuisées. Manipulation un peu complexe par sa difficulté technique mais dont les résultats furent d'une grande clarté : les fibres gouvernées par un même axone appartenaient au même type histochimique. Cette nouvelle fit grand bruit, chez les physiologistes comme chez les pathologistes, qui voyaient pour la première fois la possibilité de lire sur leurs coupes le territoire des unités motrices.

L'apparition d'un outil biologique majeur, au début des années 1970 devait donner un nouveau développement à l'étude de cette diversité des fibres musculaires squelettiques : la fabrication d'anticorps monoclonaux, spécifiques d'une protéine donnée, par la technique des hybridomes. Si les myosines des fibres I et II étaient qualitativement différentes, il devait être possible de les caractériser par des anticorps spécifiques. Cela fut appliqué à l'étude des myosines extraites de muscle de lapin connues comme étant rapides (riches en fibres II) et lentes (riches en fibres I), puis des muscles squelettiques humains, puis des muscles d'autres mammifères. Et effectivement, les anticorps levés contre la myosine extraite des muscles lents reconnaissaient les fibres I, ceux levés contre la ou les myosines extraites des muscles rapides reconnaissaient électivement les fibres IIb, et, avec un peu plus de difficulté, des anticorps reconnaissaient les fibres IIa.

On s'aperçut alors qu'il fallait, dans certains muscles du rat ou du lapin, faire une place à une troisième classe de fibres II, les fibres IId, ou plus généralement fibres IIx (les fibres IIb des muscles squelettiques humains étant reconnues comme équivalentes à ces fibres IIx). Surtout, il fut bientôt montré que le tissu musculaire exprimait au cours de son développement d'autres myosines, qui selon le stade où elles s'exprimaient, furent baptisées « embryonnaires » et « néonatales ».

À travers l'étude de nouveaux territoires, dans les membres, le tronc, la tête, le cœur, à travers l'application de ces techniques à un nombre croissant d'espèces, une conclusion s'imposait : la diversité à l'intérieur du monde musculaire était beaucoup plus importante qu'on ne le soupçonnait seulement vingt ans auparavant.

Éloge de la diversité

Cette diversité est telle qu'il est vite apparu qu'on ne pouvait extrapoler les données concernant les fibres musculaires d'un muscle à l'autre chez un même animal ; les caractéristiques oxydatives ou glycénolytiques des fibres, définies comme I, IIa, IIb, IIx par leur activité ATPasique, étaient variables. Les fibres « I » du muscle soléaire n'avaient pas, chez le rat par exemple, le même profil que celles du voisin gastrocnémien. Le diaphragme avait des fibres d'un profil particulier. Heureusement pour le pathologiste humain, les muscles squelettiques des membres habituellement utilisés pour les examens biopsiques étaient constitués d'une mosaïque de fibres I, IIa, IIb (ou IIx) dont les propriétés oxydatives/glycogénolytiques étaient très classiques. Seule la proportion des différents types de fibres variait notablement d'un muscle à l'autre : environ 50 % de fibres I dans un muscle deltoïde, moins de 30 % dans un biceps brachial ou un quadriceps.

Ce qui est vrai pour un même animal est encore plus net d'une espèce à l'autre. On retrouve en fait la diversité de profil métabolique qu'avaient initialement notée les expérimentateurs de cette époque. Un seul exemple (pour les cuisiniers) : l'extenseur des doigts de la patte postérieure est à dominante blanche chez le lapin et rouge chez le lièvre, les fibres de ce dernier ayant une activité oxydative proche de celle d'un muscle soléaire. Et cependant, la proportion de fibres I et II est sensiblement identique chez les deux espèces.

Ne considérant que les mammifères, il convient encore de noter que certains muscles sortent carrément de la norme. Les muscles masticateurs par exemple : la distribution des fibres y est très particulière ; elles expriment une myosine qui existe principalement dans le cœur et ont en outre leur propre myosine. Les muscles oculomoteurs : leur architecture est très particulière, le nombre de « types » de fibres est de six ou sept selon les auteurs, dont trois seulement sont voisins de ceux des muscles squelettiques ; on trouve dans ces muscles une myosine particulière extraoculaire et une myosine dite « lente » car l'équivalent ne se retrouve que dans les muscles lents toniques du poulet par exemple. Les muscles laryngés : leur richesse en enzymes oxydatives – en mitochondries – est si intense qu'on les prendrait volontiers, si on en ignorait l'origine, pour des muscles pathologiques. On y détecte la même myosine que dans les muscles des yeux. Les petits muscles de l'oreille moyenne ont leur singularité morphologique et biochimique, qui les rapproche des muscles masticateurs...

Le cœur enfin, même s'il ne fait pas partie de la « chair » dans son sens commun, a comme muscle une structure très particulière : longtemps on lui a cru une architecture syncytiale, jusqu'à ce que Schäfer, en 1910, lui reconnaisse une structure cellulaire faite de myocytes striés et branchés. La microscopie électronique, quelque quarante ans plus tard, devait lui donner raison en montrant que ces myocytes, ne possédant en règle qu'un seul noyau, étaient à la fois unis et séparés les uns des autres par des disques intercalaires, denses aux électrons, sur lesquels se terminaient les filaments fins des sarcomères. Car la structure sarcomérique des myocytes cardiaques ne différait guère de celle des muscles squelettiques, même si leur longueur était sensiblement plus courte. Le système réticulaire sarcoplasmique était bien présent, mais moins développé ; par contre, la quantité de mitochondries était beaucoup plus élevée que dans les muscles « squelettiques » des membres. L'activité ATPasique fut trouvée à peu près identique dans tous les secteurs du muscle cardiaque, un peu plus faible que celle des muscles squelettiques. On mit longtemps à s'accorder sur le poids moléculaire de la myosine cardiaque avant de lui reconnaître une valeur de 500 000 daltons. On découvrit bien plus tard qu'il y avait en fait deux chaînes lourdes de myosine présentes dans le cœur, l'une particulière au cœur – chaîne α –, et l'autre, chaîne β, identique à celle des fibres squelettiques lentes de type I.

Tel était le panorama de la diversité structurelle des muscles et de l'intérieur des muscles lorsque l'ère de la génétique moléculaire s'ouvrit.

Vers une nouvelle complexité

Une analyse biochimique fine des différentes protéines myofibrillaires devait en effet révéler bientôt la richesse en isoformes des protéines présentes dans l'appareil myofibrillaire. Nous avons déjà en fait énuméré neuf isoformes de chaînes lourdes de la myosine, nommées essentiellement selon le type de fibres où elles sont dominantes, le tissu ou le stade de développement où elles s'expriment : I (ou encore slow, ou β dans le cœur), IIa, IIb, IIx, embryonnaire, néonatale, extraoculaire, mandibulaire... Mais plusieurs isoformes ont également été repérées pour les chaînes légères de la myosine : trois pour les fibres rapides, deux pour les fibres lentes, plus une pour le cœur et une pour les muscles masticateurs. Mieux, chaque composante du complexe troponine a ses isoformes : 2 pour TnC, 3 pour TnT, 3 pour TnI. La tropomyosine a également trois isoformes...

Des formules préférentielles ont donc été retrouvées pour les principaux types de fibres des muscles squelettiques. Mais la coexpression fréquente des différentes isoformes dans une même fibre musculaire rend toute systématisation difficile. Certains auteurs ont avancé l'idée d'un véritable continuum entre les fibres musculaires, de I à IIb pour les fibres musculaires squelettiques par exemple. Et certains problèmes de fond sont en cours d'émergence : celui de la formation d'hétérodimères, c'est-à-dire de molécules associant des isoformes différentes pour la chaîne lourde de la myosine, ainsi que cela a déjà été démontré pour la tropomyosine ; ou celui d'une distribution irrégulière des protéines filamentaires le long de la longue fibre musculaire, comme on l'a montré dans certaines fibres oculo-motrices ou, nous le verrons, dans les fibres intrafusales...

Sans doute, l'analyse des gènes, aujourd'hui en cours, amènera-t-elle de nouvelles clartés, et sans aucun doute de nouvelles questions. Les gènes codant pour toutes les protéines myofibrillaires sont pratiquement connus, localisés et identifiés. On a retrouvé une remarquable homologie entre les gènes codant pour les différentes isoformes, suggérant que ces gènes ont divergé à partir d'un même gène ancestral. Pour une même isoforme, une homologie très marquée a été retrouvée d'une espèce à l'autre. Cependant, les gènes codant pour les chaînes légères de la myosine, pour les tropomyosines, pour les troponines sont dispersés sur le génome, distribués sur différents chromosomes. Seuls les gènes des chaînes lourdes de la myosine forment des agrégats, des « clusters », l'un sur le chromosome 14 (humain) pour les myosines lentes et cardiaques, l'autre sur le chromosome 17, pour les myosines rapides et développementales. Encore l'ordre des gènes dans ce dernier agrégat ne colle-t-il pas avec une séquence d'expression particulière, et deux des sept gènes de cet agrégat ne sont pas encore identifiés.

Certaines isoformes sont ainsi codées par des gènes distincts. Elles peuvent être également le résultat, comme cela a été fort bien démontré pour les tropomyosines, d'une série d'épissages alternatifs, ou, comme pour les chaînes légères « rapides » 1 et 3, de l'activité de promoteurs différents au sein d'un même gène.

Nous sommes aujourd'hui très loin de la vision universelle et simpliste des fibres musculaires qu'a imposée, un moment, la révélation de la structure filamentaire du sarcomère en microscopie électronique. Nous sommes également bien loin de la dichotomie volontairement simplifiée des premiers temps de la cytochimie si chère aux pathologistes. Et le sentiment dominant, au cours de ces dernières années, est bien celui d'une complexité croissante.

CHAPITRE 6

De la contraction au geste

After all, muscle moves the world...
Sir Charles SHERRINGTON.

Je marche...

« J'avance le pied droit, j'avance le pied gauche... (silence, regardant ses pieds) mais je marche ! » Comment, mieux que Raymond Devos, exprimer le miracle du pas[1] ? Derrière ce simple pas, si automatique, se cache la mise en jeu de pratiquement tous nos muscles, de milliers de fibres musculaires, de milliards de molécules d'actine et de myosine ramant les unes sur les autres... Mieux, avant même que ne s'engage le pas, il faut se mettre debout sur nos deux pieds, maintenir l'équilibre alors même que celui-ci est mécaniquement rompu par l'avancée du corps. Il faut dérouler le pied d'appui, fléchir un peu et balancer l'autre jambe, prendre appui sur l'autre pied, dérouler ce pied du talon aux orteils, et recommencer. Il faut balancer les bras pour maintenir l'équilibre, apprécier le trajet à parcourir, viser l'objectif : tout cela, en règle, sans en avoir la moindre conscience, si ce n'est celle du but à atteindre.

Il n'y a pas que Raymond Devos qui s'est émerveillé devant ce miracle. Tous les parents du monde entrent en extase au premier lâcher de leur progéniture. Et chacun sait ce que représente, pour l'un de ses proches, la perte de la marche à quelque moment de la vie que ce soit. On pressent ainsi la complexité, et donc la fragilité, de l'organisation sous-jacente, qui met en jeu non seulement tout notre système musculaire, mais aussi la solidité mécanique du support squelettique, les circuits nerveux de commande motrice, d'équilibre et d'orientation dans l'espace, d'appréciation des possibilités de déplacement et de l'objectif à atteindre. De plus, cette marche est modulable dans sa vitesse, son déroulement, son amplitude, elle peut devenir course, saut, danse... On conçoit l'importance de son analyse minutieuse. Celle-ci se déplace alors du clown ou de l'artiste vers les enregistrements scientifiques, et ce sera le second miracle, cette fois technique, du cinématographe naissant.

En fait, il vaudrait mieux parler de chronophotographie. Le rêve était en effet, pour l'analyse du mouvement, de disposer d'enregistrements précis de la position des membres, de la tête et du tronc « pris à de très courts intervalles de temps exactement mesurés ». Ce rêve avait été celui d'un jeune médecin bourguignon, Étienne-Jules Marey, qui souhaitait comprendre la genèse de ces mouvements et les étudier comme s'ils étaient ceux d'une machine. Il lui fallut pour cela beaucoup de talent, et devenir successivement mécanicien, physicien, et photographe[2] ; son œuvre a marqué le développement de la physiologie humaine par la nouveauté de sa méthode et par le retentissement de ses résultats... Il y avait d'ailleurs sans doute un peu de l'esprit de Léonard de Vinci chez ce médecin, non seulement en raison de ses dons d'ingénieur et de son appétit pour les techniques nouvelles, mais aussi de son intérêt pour le mouvement animal, celui du cheval et celui du vol des oiseaux. Ces bandes d'images successives sont aujourd'hui classiques, et l'esthétique nouvelle qu'elles contribuaient à faire naître n'a pas échappé à des artistes comme Marcel Duchamp.

Aujourd'hui, les caméras à infrarouge ont pris le relais photographique de Marey ; les traits ou croix blanches sur les vêtements noirs de ses collaborateurs ont été remplacés par de petits émetteurs, les pellicules collodionnées par des écrans d'ordinateur ; mais les résultats des enregistrements sont toujours similaires à ceux des images successives de Marey, avec sans doute un peu moins de provocation esthétique (*Fig. 16*)...

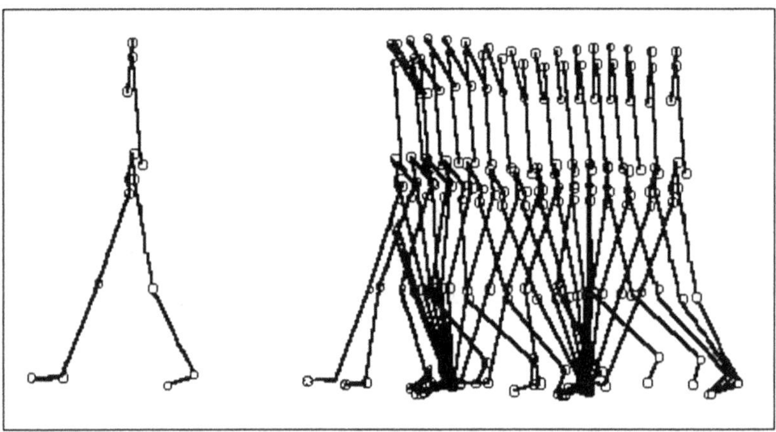

FIGURE 16
Vue latérale d'un cycle de marche, enregistrée par un système d'analyse cinématique – les capteurs émetteurs sont placés au niveau des épaules, du bassin, des genoux, du talon et de l'avant-pied. (Enregistrement et montage de Jean-Yves Hogrel, Institut de myologie.)

Un peu de hiérarchie

Laissons à présent ces précieuses images d'ensemble. Considérons un instant, comme le font généralement les physiologistes, chaque muscle comme une unité fonctionnelle. Dans un mouvement comme la marche, les fibres musculaires ne se contractent pas isolément, indépendamment les unes des autres. Sur un mode militaire, elles sont regroupées en unités – en unités motrices, chacune sous la gouverne d'une cellule nerveuse. Ces unités motrices ne se recoupent pas, anatomiquement, avec les faisceaux musculaires des anatomistes ; elles s'interpénètrent pour former dans chaque faisceau, comme nous le verrons, une mosaïque régulière.

La commande des fibres musculaires se situe donc au niveau des grandes cellules nerveuses situées dans la corne antérieure de la moelle épinière, les motoneurones. « Grandes », c'est-à-dire que leur corps cellulaire mesure de 60 à 80 microns de diamètre, ce qui est une taille importante pour une cellule nerveuse. Mais imagine-t-on la distance qui sépare le commandement de ses troupes musculaires ? Chez l'homme, pour un motoneurone situé dans la partie basse de sa moelle épinière, le prolongement nerveux – l'axone – qui va innerver le petit muscle situé sur le dos du pied, le muscle pédieux[3], la distance est de l'ordre du mètre, du million de microns. L'onde de dépolarisation, l'influx nerveux, ne mettra que quelques dizaines de millisecondes à atteindre ce muscle, mais le nécessaire flux de molécules destiné à l'entretien et au fonctionnement des terminaisons nerveuses mettra, lui, de longues heures, puisque l'essentiel de la machinerie de synthèse et de dégradation de ces molécules se trouve concentré dans le corps cellulaire. Et ce flux antérograde, du corps cellulaire à la périphérie, est nécessairement doublé d'un flux rétrograde encore plus lent, des terminaisons vers le corps du motoneurone[4].

Cette division du tissu musculaire en unités motrices a un autre corollaire anatomique important, déjà entrevu avec la division des fibres musculaires en trois types différents par leurs caractéristiques cytochimiques. Selon les caractéristiques physiologiques de la contraction obtenue en stimulation maximale, les unités motrices ont été réparties en unités « lentes (S)*, unités rapides et résistantes à la fatigue (FR)* et unités rapides et rapidement fatigables (FF)*. D'élégantes expériences ont été imaginées entre équipes de neurophysiologistes et de cytochimistes travaillant côte à côte au NIH[5], reposant sur la déplétion en glycogène des fibres musculaires lorsqu'elles sont stimulées de façon maximale jusqu'à épuisement. Les fibres « épuisées » apparaissent décolorées, blanches, sur des coupes où les autres fibres sont colorées en rose grâce à leur glycogène conservé. Il n'est alors que de débiter le muscle en coupes sériées pour repérer les propriétés ATPasiques et oxydatives des fibres déplétées en glycogène. Chez le chat, des stimulations individuelles d'unités motrices purent être réalisées à travers l'excitation directe de leurs motoneurones. Le résultat fut sans équivoque : les unités motrices lentes étaient faites de fibres I, les unités rapides et résistantes à la fatigue de fibres IIa, les unités rapides et facilement fatigables de fibres IIb. La concordance était pratiquement parfaite dans les conditions expérimentales utilisées. On put ainsi estimer que dans les muscles de la patte d'un chat adulte, une unité motrice S comportait environ 500 fibres, une unité FR de 450 à 550 fibres, une unité FF, de 600 à 700 fibres. On pouvait également apprécier que la stimulation des unités FF rendait compte de près de 80 % de la tension tétanique maximale, celle des unités FR d'environ 15 %, et celle des unités lentes S, de seulement 5 %. Tout au moins pour le muscle gastrocnémien du chat.

On déduisit de ces expériences que le type cytochimique des fibres musculaires était bien sous la dépendance de l'activité nerveuse induite par le motoneurone qui les gouvernaient. Pour le confirmer, on croisa les innervations entre muscles dont les propriétés étaient très différentes. Bien des expériences furent réalisées. Chez le poulet, par exemple, qui possède deux gros muscles fixateurs de l'aile dont les caractéristiques sont presque opposées et dont les nerfs sont anatomiquement très proches, l'implantation du nerf rapide dans le muscle lent le transformait, histologiquement, en muscle rapide, et réciproquement (tout au moins partiellement) après implantation du nerf lent dans le muscle rapide[6].

L'analyse de la mise en jeu des différentes unités motrices devait conduire à des conclusions plus fondamentales encore. On démontra en effet l'existence d'une hiérarchie précise dans la mise à feu des différentes unités motrices, cette hiérarchie étant schématiquement liée à leur taille, estimée par leurs caractéristiques électrophysiologiques. Tout laissait à penser à Henneman, auteur de cette remarquable série d'expériences, que cette hiérarchie était respectée au cours de l'activité volontaire normale. Cette loi fut cependant âprement disputée, car elle heurtait une proposition généralement admise qui voulait que la mise en jeu des motoneurones se fasse sélectivement selon le mode, rapide ou soutenu, du mouvement souhaité ou voulu.

Reconnue comme valide pour les mouvements impliquant une montée progressive en tension, cette loi le restait-elle lors des mouvements explosifs, de type balistique ? La méthodologie devenait plus complexe, les résultats plus difficiles à analyser. Il fut entendu cependant que la loi d'Henneman restait applicable aux mouvements brusques. On fit remarquer, par exemple, que chez les poissons qui n'utilisent dans leur nage habituelle que les petits muscles rouges, lents, de leur ligne latérale, l'activité de ces muscles ne s'éteignait pas lorsque, sous le coup d'une menace, tous les muscles de leur corps, faits de chair blanche et de fibres rapides, étaient à leur tour mis en jeu.

Il existe donc une hiérarchie précise dans la commande des unités motrices. Mais est-ce là tout ce qu'il faut retenir du rôle du tissu musculaire lors de l'exécution d'un mouvement ?

Le muscle, ça cause aussi...

Mais, comme il ne parle en général qu'à lui-même, on ne l'entend guère... Il ne faut pas, en effet, voir le système musculaire comme un simple agent d'exécution. Depuis longtemps – depuis Charles Bell[7] –, on sait qu'il est pourvu d'un système sensoriel très riche et d'une grande sensibilité. Dans la masse de pratiquement tous les muscles sont disposées de petites grappes de fibres musculaires dont les caractéristiques sont très particulières : beaucoup plus fines que les autres et encapsulées dans leur partie médiane. Ceci donne à l'ensemble de ce petit bouquet l'aspect d'un fuseau. Ce qui accentue la ressemblance avec le fuseau d'une quenouille, c'est l'écheveau de fibres nerveuses qui y entrent et qui en sortent – les fibres musculaires intrafusales reçoivent en effet une innervation très riche, non seulement motrice, mais surtout sensorielle. Leur région équatoriale est enlacée de grosses fibres nerveuses, qui sont les prolongements de cellules situées très à distance du muscle lui-même, puisque situées dans les ganglions rachidiens accrochés aux racines postérieures de la moelle épinière. Les terminaisons annulo-spinales de ces fibres sont en contact très étroit – un simple intervalle synaptique – avec la membrane des fibres intrafusales, ainsi qu'ont peut le voir en microscopie électronique. « Grosses » fibres signifie que ces fibres nerveuses myélinisées, de grand diamètre, ont des vitesses de conduction élevées et sont aptes à transmettre des messages du fuseau vers les centres nerveux dans des délais très brefs, une dizaine de millisecondes en moyenne. Les messages vont aller aux cellules motrices de la moelle épinière – aux motoneurones – mais aussi filer dans les cordons postérieurs de la moelle vers les formations grises, cellulaires, du tronc cérébral et de la base du cerveau, le thalamus en particulier. Mais ces volées d'influx ne remontent pas jusqu'au cortex cérébral, ce qui explique que celui-ci reste globalement sourd à ces messages musculaires et que ceux-ci échappent à notre perception consciente.

Comme tout organe sensoriel, le fuseau neuromusculaire est un monde d'une complexité fascinante. Même si un fuseau ne comporte en règle que quatre à huit fibres musculaires, celles-ci sont loin d'être semblables les unes aux autres, ne serait-ce que par la disposition de leurs noyaux. Certaines, généralement les plus courtes, ont des noyaux disposés en chaîne régulière sur toute leur longueur : ce sont des fibres « à chaîne ». D'autres, deux par fuseau généralement, sont un peu plus longues et ont une accumulation de noyaux à leur équateur, là où s'enroulent les terminaisons sensorielles « primaires ». De subtiles différences existent encore entre ces deux fibres « à sac » et sans doute également entre fibres « à chaîne ». Si toutes les fibres intrafusales possèdent une terminaison sensorielle primaire, annulo-spinale, certaines fibres à chaîne présentent en outre une terminaison sensorielle secondaire à quelque distance de leur équateur.

Surtout, les fibres musculaires intrafusales reçoivent une innervation motrice très riche qui leur est propre. Celle-ci a bien son origine dans la corne antérieure de la moelle épinière, comme les autres motoneurones, mais elle est faite de fibres nerveuses plus fines que celles qui innervent l'ensemble des fibres musculaire extrafusales[8]. Ces fibres nerveuses motrices se terminent en traînée le long des fibres musculaires intrafusales – on a coutume de distinguer cette innervation par la lettre gamma pour l'opposer aux fibres alpha qui gouvernent la musculature extrafusale.

Pour compliquer encore les choses, certaines fibres nerveuses motrices à destinée intrafusale sont capables de se terminer par des plaques motrices de structure classique sur certaines fibres intra- et extrafusales. La démonstration d'une telle innervation motrice commune à des fibres intra- et extrafusales ne fut certes pas aisée à faire mais elle est aujourd'hui bien établie chez le chat, et serait la règle chez les reptiles et les batraciens. On lui réserve la lettre bêta[9].

La complexité s'arrête-t-elle là ? Bien sûr que non. Il faut tout d'abord savoir que ce qu'enregistre le système sensoriel intrafusal, ce sont les variations de longueur du muscle et la vitesse de ces variations. Autrement dit, le système réagit à l'étirement des fibres musculaires intrafusales, et à la vitesse à laquelle se produit cet étirement. L'innervation motrice γ, en provoquant un certain degré de contraction des fibres, peut amplifier cette sensibilité de façon statique, c'est-à-dire tout au long de la durée de l'étirement, alors que d'autres fibres l'amplifient de façon dynamique, c'est-à-dire au moment des variations subites de longueur. Cette dernière fonction paraît réservée exclusivement à un type de fibre à sac, alors que la fonction statique serait commune aux fibres à chaîne et à l'autre type de fibres à sac[10] (*Fig. 17*)...

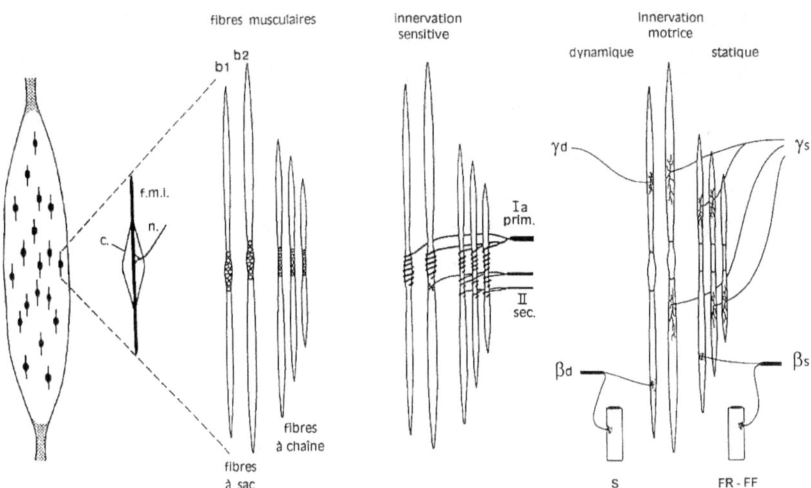

FIGURE 17

De gauche à droite, représentation schématique de la distribution des fuseaux neuromusculaires dans un corps musculaire, puis d'un fuseau avec ses fibres musculaires intrafusales (f.m.i.), encapsulées (c) dans leur partie médiane où arrive l'innervation (n) ; le fuseau est ensuite en quelque sorte « déroulé » pour montrer sa composition, avec deux fibres « à sac » (b_1 et b_2) et des fibres « à chaîne » nucléaires ; leur innervation sensitive comprend des terminaisons primaires (Ia) et secondaires (II) ; leur innervation motrice comprend des fibres nerveuses spécifiques, dites gamma, avec leurs terminaisons « en traînée », et des fibres nerveuses communes avec les fibres musculaires squelettiques extrafusales (innervation dite bêta) ; une innervation « bêta dynamique » (βd) est commune à l'une des fibres « à sac », b_1, et à des fibres squelettiques lentes (s), l'innervation « bêta statique » (βs) est commune aux fibres à chaîne et à des fibres squelettiques rapides (FR-FF).
Schéma dû à Yves Laporte et Françoise Emonet-Dénant, reproduit avec leur aimable autorisation.

Le lecteur non prévenu est certainement légitimement dérouté par la subtilité d'une telle organisation[11]. Il peut imaginer la minutie, l'extrême difficulté des expériences qui ont permis des avancées scientifiques essentielles pour la compréhension de la régulation de notre motricité. Pour étudier la physiologie des fibres intrafusales, il faut en effet repérer « *une* » fibre nerveuse γ dans la racine antérieure d'un chat anesthésié, détecter dans un petit muscle de la patte postérieure le fuseau neuromusculaire correspondant, recueillir le signal émis par ce fuseau dans la racine postérieure, enregistrer les variations de fréquence de ces potentiels au cours de l'étirement de ce petit muscle, étirement tantôt progressif en rampe, tantôt brusque et répété, sinusoïdal... Si l'on veut aller plus loin dans le repérage des fibres musculaires concernées, il faudra stimuler la fibre γ de façon supra-maximale pour épuiser sa réserve glycogénique et retrouver cette fibre déplétée, blanche, sur les coupes sériées du petit muscle prélevé et ainsi débité... D'autres expériences, aussi délicates, permettront d'étudier la morphologie fine des terminaisons motrices de la fibre γ – ou β – après que l'on a laissé dégénérer les terminaisons de toutes les autres fibres nerveuses de la racine antérieure opérée... Ce sont là de véritables prouesses expérimentales ; c'est grâce à l'extrême qualité de quelques équipes dans le monde que s'est ainsi construite la physiologie fusoriale et donc celle de la motricité.

De tels fuseaux neuromusculaires se retrouvent dans tous les muscles squelettiques ; leur nombre et leur répartition varient cependant largement d'un muscle à l'autre. Certains petits muscles des extrémités, les muscles lombricaux par exemple ou bien les muscles de la nuque, en sont très riches, près de cinquante par gramme de muscle, contre deux par exemple dans le muscle biceps de la patte antérieure du chat[12].

Les fuseaux neuromusculaires ne sont pas, enfin, les seuls éléments sensoriels présents dans les territoires musculaires. À la jonction entre muscle et tendon se trouvent d'autres formations, repérées depuis longtemps par les histologistes car également ment encapsulées, qui réagissent aux tensions exercées sur les tendons et aponévroses musculaires[13]. D'autres récepteurs sensoriels sont situés dans l'intimité des tissus périarticulaires, donnant des informations sur la direction et la vitesse des mouvements de l'articulation. D'autres terminaisons sensitives existent encore, reliées aux centres nerveux par des fibres nerveuses de très petit diamètre, qui sont dites « libres » car accompagnant les vaisseaux sanguins, ou se situant dans les espaces interfasciculaires ; elles ne comportent pas de terminaison sensorielle individualisée. Ce sont elles, et elles seules, qui sont susceptibles d'émettre des signaux douloureux dans des conditions qui ne relèvent plus de la physiologie de nos mouvements mais plutôt de traumatismes, de compressions fortes, de certaines inflammations : ce sont aussi les seuls messages musculaires qui sont susceptibles de parvenir jusqu'à notre conscience.

Quelques réflexions, trop rapides, sur la motilité réflexe

Des fuseaux neuromusculaires partent donc en permanence des informations sur l'état de tension de nos muscles. Que cette tension s'accroisse subitement, et le muscle répond par une contraction immédiate dont le résultat est d'annuler cette tension. C'est ce qui se passe lorsqu'on tape en dessous de la rotule, sur le tendon du quadriceps, ce qui projette aussitôt la jambe en avant. Aucun médecin depuis Charcot[14] ne résiste au plaisir d'obtenir cette réponse avec son marteau « à réflexe », ce qui le rassure sur la normalité de l'arc nerveux qui part des fuseaux du quadriceps pour revenir aux fibres extrafusales du même muscle, en passant par les cornes postérieure et antérieure de ce segment de la moelle épinière.

L'analyse de ce simple réflexe myostatique devait fournir à sir Charles Sherrington et à son école des données très précieuses sur la circuiterie nerveuse médullaire[15]. Sur des animaux – grenouille, chat, chien – dont la moelle épinière était chirurgicalement séparée de toute influence cérébrale, l'étude de ce réflexe devait montrer que la connexion était directe, monosynaptique, entre l'influx provenant du fuseau et le motoneurone commandant la réponse musculaire, durant une milliseconde environ. À partir d'un certain seuil d'excitation intervenait l'activation des motoneurones commandant les muscles synergiques et l'inhibition réciproque de ceux correspondant aux muscles antagonistes. Des latences temporelles mesurées dans ces expériences pouvait être déduite l'existence de neurones intermédiaires ; certains d'entre eux, inhibiteurs, stimulés par les collatérales récurrentes des axones moteurs, portent le nom de Renshaw, physiologiste de l'école de Cambridge qui réussit à les mettre en évidence.

De nombreuses activités réflexes purent ainsi être découvertes chez l'animal décérébré. Sir Charles en tira des lois aujourd'hui classiques sur l'organisation fonctionnelle du système nerveux spinal. L'une des caractéristiques de cette activité réflexe qui a frappé les premiers expérimentateurs est l'aspect curieusement « intentionnel » des activités motrices ainsi provoquées. L'affleurement de la peau et des poils du flan d'un chien décérébré déclenche, par exemple, un réflexe de grattage, avec activité alternée, à fréquence régulière, des muscles extenseurs et fléchisseurs de la hanche, du genou, de la cheville, de la patte arrière. De même, l'immersion dans l'eau froide de la patte postérieure d'un chat « spinal » provoque un réflexe de retrait en flexion de la patte, suivi de secousses vigoureuses pour se débarrasser de l'eau... On a même parlé, chez le chien décérébré suspendu par le ventre, d'une « marche » spinale.

Toutes ces données ont permis de construire des schémas de l'activité intégratrice de la moelle épinière et conduit à réfléchir sur l'organisation cellulaire de la commande de la marche. Ce sont ces circuits qui sont mis en jeu dans l'activité motrice de l'animal intact, mais il convient alors de plaquer sur eux toutes les influences venant des centres supérieurs – au-dessus de la moelle – qui sont véhiculées par les faisceaux nerveux descendant du cortex cérébral, des noyaux gris de la base du cerveau, des formations réticulées du tronc cérébral. Les applications de ces recherches délicates sont fort utiles pour comprendre les voies et circuits impliqués dans la production des contractions musculaires involontaires, spastiques, qui frappent les blessés de la moelle. Elles permettent de mieux comprendre les mécanismes nerveux impliqués dans la simple marche et sont encore aujourd'hui l'objet d'études passionnées en raison de leurs objectifs potentiels : redonner la marche à ceux qui l'ont perdue...

Ouvrir la porte

Il ne suffit pas de marcher pour vivre. Si je veux sortir de la pièce où j'écris, il va me falloir ouvrir la porte. Si j'y réfléchis un instant, cela implique une impressionnante série de gestes et de comportements élémentaires : après en avoir formé l'idée, je vais devoir sortir de ma chaise, me mettre debout, tourner d'un quart de tour, faire deux ou trois pas en direction de la porte, tendre le bras vers la poignée, orienter ma main, mettre mes doigts en position de saisie de la poignée, la prendre, la tourner dans le bon sens, tirer la porte à moi. Sauf condition particulière, comme en ce moment, tout cela s'effectue automatiquement, l'esprit étant seulement occupé par l'objectif, le but qui me pousse à sortir de la pièce...

Cet enchaînement de postures, de gestes, implique au plan physiologique des mécanismes d'une très grande complexité. Il met un jeu pratiquement tous les muscles de mon corps, implique un bon équilibre, un bon guidage visuel, une force suffisante pour me lever, puis lever le bras, une coordination parfaite entre la mise en jeu des muscles de mon bras et ceux de ma main droite – je suis droitier –, une visée ajustée de la porte, de la hauteur de la poignée, de la distance à parcourir, de la force à mettre en œuvre, du contrôle de la réussite de mon action... Pour illustrer les difficultés qui peuvent survenir tout au long de cet enchaînement, et bien faire ressentir la perfection nécessaire de chacune des composantes, n'y a-t-il pas, à nouveau, meilleurs interprètes que les clowns ?

Dans l'exécution harmonieuse d'un geste, dans le passage de la station assise à la station debout, dans le maintien de l'équilibre, dans la coordination nécessaire entre segments musculaires agonistes et antagonistes, un très grand nombre de noyaux cellulaires du tronc cérébral, de la base du cerveau, du cervelet jouent un rôle essentiel. Leurs informations proviennent des terminaisons sensorielles, intrafusales, intratendineuses, intra-articulaires qui alimentent cette sensibilité profonde à la position et au mouvement des différentes pièces de notre corps. Certes notre appareil vestibulaire, notre contrôle visuel sont également indispensables, et il nous faut comprendre ensuite comment ces différentes formations interagissent, comment elles finissent par moduler les niveaux d'excitabilité des moto-neurones... Mais cela nous écarte de la chair proprement dite[16].

Par contre, il paraît important pour comprendre notre propre chair, de s'interroger sur le niveau de conscience que l'on peut avoir de l'enchaînement de nos mouvements. La perception de cet ensemble de gestes, de fragments de comportement, peut-elle être réduite, comme il a été classique de le considérer, à un simple transfert de composantes perceptives vers des actions motrices ? Ou ne doit-on pas considérer que chaque séquence a été antérieurement programmée dans notre circuiterie cérébrale, au cours d'apprentissages qui l'ont stabilisée et que ces séquences sont simplement activées par ce que nous nommons, pour simplifier à l'extrême, notre « volonté » ? Derrière ces mots, ces concepts, se cache en fait tout le fonctionnement intime de notre cerveau.

Pour revenir à l'ouverture de la porte, il faudrait rappeler ici tout ce que l'analyse des désordres pathologiques de notre cerveau nous a appris en termes de localisation corticale de nos segments corporels. Le long d'une circonvolution de notre cortex frontal, en avant d'une scissure profonde qui porte le nom de Rolando, notre corps est représenté, tête en bas, pieds sur la crête, en une sorte d'homonculus inversé et défiguré par la disproportion des aires corticales correspondant au visage et aux mains par rapport aux autres segments du corps. Ces données ont été précisées par les travaux des neuro-anatomistes qui ont décrit le trajet des faisceaux des fibres nerveuses nées de cette « frontale ascendante » pour aller, après décussation au niveau des pyramides bulbaires, retrouver les groupes de motoneurones correspondants. Et l'examen – après la mort – du cerveau de personnes ayant présenté de petites lésions de cette zone, à la suite de l'interruption locale de la vascularisation cérébrale, a beaucoup apporté initialement à la description de cette systématisation topographique corticale et à la description du trajet des faisceaux dits « pyramidaux ». On peut donc imaginer, en se référant à ces schémas anciens, comment sur l'hémisphère cérébral opposé à mon bras droit, ont été activées successivement, pendant l'élévation de mon bras, l'ouverture puis la fermeture de ma main, les groupes de grandes cellules pyramidales des couches profondes de petites zones de mon cortex cérébral.

Mais aujourd'hui, il n'est plus nécessaire de seulement imaginer ces aires cérébrales et ces trajets en recourant aux schémas de notre anatomie classique. On peut les voir directement. De nouvelles techniques d'imagerie ont été développées ; elles permettent de détecter et de suivre les aires corticales activées dans notre comportement gestuel[17]. Tendre la main vers la poignée de la porte se traduit par l'illumination sur les écrans de cette imagerie fonctionnelle d'une plage de cortex cérébral située effectivement du côté opposé à la main, en regard de la frontale ascendante. Il y a plus : l'illumination ne se limite pas à cette aire motrice. D'autres régions, préfrontale, pariétale postérieure, sont également activées. Leur rôle dans la mise en jeu du programme moteur et l'intégration des afférences sensorielles est ainsi directement visible ; il rejoint ce que les neurologues et neuropsychologues avaient établi auparavant à partir de documents anatomo-cliniques et de données physiologiques.

Ce qui est plus surprenant encore, et rejoint la question de la représentation de nos actions motrices dans notre cerveau, c'est que l'activation de ces mêmes aires corticales se produit également à la seule observation d'une autre personne effectuant le même geste – ou même à la seule évocation de ce geste de préhension à accomplir. Cette représentation « partagée » trouve aujourd'hui une base expérimentale, avec la mise en évidence par des techniques d'enregistrement électrophysiologique de « neurones-miroirs » dans le cortex prémoteur de primates observant les gestes de l'expérimentateur. Cela démontre l'existence d'un système de reconnaissance des actions de l'autre. Chez l'homme, cette perception des mouvements de l'autre correspond à l'activation d'une région temporale postérieure de notre cortex : est-ce, comme on l'a pensé[18], la base physiologique d'une perception sociale ?

Une conscience « musculaire » ?

Si toute la machinerie qui met nos muscles en mouvement et règle leurs synergies échappe à notre conscience, nous n'en sommes pas moins conscients de nos gestes. Il fut un temps où l'on évoquait, comme base de cette perception, un « sens » musculaire, une « sensation d'innervation » dont l'origine était centrale (au niveau de notre cerveau) et non périphérique, donc distincte de cette sensibilité profonde d'origine fusoriale, tendineuse ou articulaire, dont nous avons vu toute l'importance. Duchenne de Boulogne, observant un sujet qui avait perdu toute sensibilité profonde, tout sens de position de ses membres – ce qui entraînait chez lui une grande incoordination motrice –, avait noté qu'il gardait cependant une certaine perception consciente de ses mouvements. Duchenne avait alors évoqué une « conscience musculaire », apposant deux mots que tout oppose[19].

Des données plus récentes ont montré qu'il valait mieux parler de « conscience de l'action » pour désigner ce phénomène. Dans une expérimentation très astucieuse, on a pu réussir à dissocier par un montage de miroirs semi-réfléchissants le mouvement effectué par la main d'un sujet de son produit, en l'occurrence le tracé d'une ligne droite dirigée vers l'axe du corps : l'action de tracer la ligne était réalisée par la main de l'expérimentateur, gantée de noir comme celle du sujet, et celui-ci suivait visuellement le tracé de la ligne. La création d'une déviation voulue par l'expérimentateur de l'orientation initiale montrait que le sujet se fiait en fait à sa vue et donc à l'action que l'on faisait pour lui et non aux informations proprioceptives qui lui parvenaient par le déplacement de sa main.

Marc Jeannerod, relatant cette expérience[20], fait également état d'une patiente, semblable au malade observé par Duchenne, chez laquelle toute sensibilité était abolie depuis plus de vingt-cinq ans alors que sa fonction motrice était préservée. Elle était donc capable, sous contrôle de la vue, d'effectuer les gestes de la vie courante. Placée dans la situation expérimentale décrite précédemment, elle ne fut pas capable de déterminer la direction que prenait sa main au cours de l'essai et persista à considérer que c'était bien sa main qui traçait la ligne jusqu'à des amplitudes de déviation très élevées, imposées par l'expérimentateur. L'observation de cette patiente montrait à nouveau qu'il n'existait pas de conscience directe, « efférente », de l'activité déployée par le cerveau pour mouvoir la main. Nous étions donc renvoyés aux questions générales de notre schéma corporel et de la conscience de nos actions.

Quel lien faut-il alors établir entre cette perception de nos gestes et l'anticipation de nos actions ? Avec cette répétition mentale d'un enchaînement précis de gestes, que l'on peut observer avec netteté chez les athlètes, en particulier ceux qui sautent en hauteur ? On les voit, pendant de longues secondes, en passant d'un pied sur l'autre, répéter mentalement cet enchaînement ; leurs lèvres bougent jusqu'à ce qu'ils s'élancent pour passer une barre située bien plus haut que leur tête. Ou encore avec cette tension visible qui habite danseurs et danseuses avant leur entrée en scène dans un ballet classique ?

Grâce et outrances

Viennent d'apparaître deux catégories de personnes pour lesquelles l'usage et l'entretien de leurs muscles constituent la raison essentielle de leur art, et souvent de leur vie : les sportifs, les athlètes d'un côté, les danseurs et danseuses de l'autre. Pour eux, pour elles, l'obtention d'un rendement optimal de leur musculature, d'une harmonie parfaite entre le jeu de leurs muscles et l'expression recherchée, sportive ou artistique, constitue plus qu'un objectif, une vraie passion. Le moyen pour y parvenir est connu depuis l'Antiquité ; connu de tous et de toutes : c'est l'exercice, la répétition régulière, contrôlée, acharnée des attitudes et des mouvements, bref, l'entraînement.

Curieusement, une analyse physiologique, objective de cet entraînement dans des conditions scientifiques rigoureuses n'a débuté que relativement récemment au milieu du XXe siècle. Sur les animaux de laboratoire – le rat a été beaucoup utilisé –, on a constaté par exemple une élévation des créatine-kinases musculaires au cours de l'entraînement sur tapis roulant, ou une augmentation de la synthèse du glycogène musculaire après stimulation électrique pendant quelques minutes. Les activités mitochondriales et la vascularisation du tissu musculaire étaient également augmentées par l'exercice. Si de nombreux travaux expérimentaux ont montré que l'activité accrue entraînait une hypertrophie du tissu musculaire, les mécanismes par lesquels l'augmentation de tension imposée au muscle entraîne cette hypertrophie restaient largement inconnus. Chez l'homme, ce sont surtout les physiologistes des écoles scandinaves qui se sont attachés à ce problème. Les scientifiques danois et suédois n'ont pas hésité à payer de leur personne pour analyser les effets de l'exercice sportif sur le muscle, en particulier par des ponctions-biopsies à la pince, effectuées au cours même et après l'exercice musculaire. Ce sont ces mêmes écoles qui ont bien mis en évidence les importantes différences de typage histochimique des fibres musculaires des muscles du mollet entre sprinters et marathoniens, les muscles jumeaux des premiers étant, comme on pouvait le penser, plus riches en fibres rapides (de type II) et ceux des seconds, en fibres dites lentes et résistantes à la fatigue (de type I).

La question venait alors aussitôt de savoir si ces différences étaient, en partie ou en totalité, innées. Si elles étaient acquises, comment cette transformation des propriétés métaboliques et contractiles des fibres s'effectuait-elle sous l'influence de la seule activité, alors que le dispositif d'innervation n'était pas modifié ? Le lien entre le rythme de la stimulation et la tension mécanique imposés au muscle d'un côté, la synthèse des protéines contractiles et l'accroissement des capacités respiratoires de production d'énergie de l'autre restent des phénomènes qui attendent encore leur interprétation fine aux niveaux génique et moléculaire, même si un certain nombre de facteurs commencent à être identifiés...

Les sportifs, la compétition ou le professionnalisme de leur activité aidant, ne peuvent attendre que tous ces mystères soient éclaircis. Dès aujourd'hui, ils cherchent à jouer, non plus seulement avec l'amélioration des conditions physiques de l'entraînement, mais avec des agents pharmacologiques qui ont pu paraître intéressants à leurs conseillers ou à leur entourage ; on le sait, ceci ne passe généralement pas par les circuits officiels. C'est ainsi que seraient utilisés des excitants divers du système nerveux, des additifs alimentaires, des moyens d'accroître l'oxygénation du tissu musculaire en jouant sur le contenu en hémoglobine des globules rouges, des androgènes, des hormones de croissance, des cytokines... Les journaux spécialisés font régulièrement écho de la découverte de nouveaux procédés, qui soulèvent l'indignation vertueuse de leurs lecteurs, mais ne diminuent pas leur engouement pour les exploits réalisés : jeux de société, professionnalisme exacerbé par les produits financiers, drames humains eux-mêmes médiatisés, etc. En bout de course – si l'on peut s'exprimer ainsi –, deux grandes catégories de résultats s'opposent : ceux qui tournent à l'outrance[21] comme ces véritables déviances que l'on peut observer chez certains culturistes dont les muscles rebondis, « gonflés » selon leur propre expression, cherchent à reproduire les canons esthétiques des héros de bandes dessinées plus que ceux de la statuaire antique ; et ceux qui, au contraire, vont vers l'harmonie des formes, le délié et la souplesse des mouvements, vers ce que l'on peut admirer chez beaucoup d'athlètes, sprinteurs, sauteurs, coureurs de demi-fond, et vers ce qui aboutit au miracle de la danse : la grâce...

CHAPITRE 7

Lorsque ça coince

Si notre sentiment pose toujours la question du pourquoi, notre raison nous montre que la question du comment est seule à notre portée...

Claude BERNARD.

La chair est faillible

Lorsqu'une machinerie est aussi complexe, il ne faut pas s'étonner que les pannes soient fréquentes. Complexe par le nombre de niveaux d'articulations que comporte notre système moteur, de la fibre musculaire au cortex cérébral. Les structures nerveuses de chaque niveau sont elles-mêmes plongées dans des réseaux d'une haute complexité, où s'entremêlent les mécanismes de contrôle qui multiplient encore les causes de vulnérabilité. Localiser ces pannes, identifier les structures en cause, en comprendre les mécanismes, compenser – si possible – les effets, c'est là tout l'apprentissage du jeune neurologue. Cet enseignement, ses maîtres, ses aînés, vont le lui donner ; mais ce sont d'abord les personnes malades, ces « patients » si bien nommés qui ne peuvent plus marcher, bouger un pied, une main, manger, déglutir, regarder, respirer, qui vont se livrer à son examen, à ses questions, à ses manœuvres et l'amener à affiner ses réflexions. Il n'est nullement question de résumer ici, même schématiquement, ce que doit être un tel examen clinique, ni comment il sera complété par les dernières techniques d'électrophysiologie, de biologie sanguine, les biopsies et les images obtenues au scanner ou en résonance magnétique nucléaire. Mais deux raisons, au moins, poussent à faire l'effort de parcourir ce champ pathologique. La première est très générale et se situe dans la grande tradition fondée par Claude Bernard. L'analyse de ces pannes a été souvent décisive pour comprendre les mécanismes normaux de nos gestes, de notre équilibre, de notre endurance, comme du fonctionnement et de l'entretien de tout notre système moteur. La seconde raison est qu'une telle analyse permet de mettre en valeur les multiples modalités de compensation ou de réparation qui sont activées chaque fois qu'une défaillance intervient. Il faut donc s'intéresser méticuleusement aux pannes de notre chair pour la connaître et la comprendre un peu mieux[1].

Lorsque la commande centrale est touchée

Traumatisme, contusion, hémorragie, ischémie, compression ou invasion tumorale, la zone de notre cortex frontal, où sont concentrées les grandes cellules nerveuses qui gouvernent notre motricité, peut être atteinte directement et souvent gravement. La distribution des territoires de commande a été établie depuis longtemps, reproduisant, en avant de la scissure de Rolando, une sorte de caricature inversée de notre corps, les pieds et jambes en haut, dans le sillon interhémisphérique, mains et visage en bas, selon des surfaces dont l'inégalité reflète l'importance fonctionnelle de la commande. Une atteinte localisée de cette zone fera donc disparaître toute possibilité de commande volontaire des segments musculaires de l'hémicorps opposé à la lésion : droit lorsque la lésion siège à gauche, gauche lorsque la lésion siège à droite. Selon l'étendue de la lésion, l'atteinte hémiplégique pourra être associée à d'autres désordres du langage, de la perception sensorielle ou visuelle. Curieusement, lorsque l'atteinte frappe l'hémisphère mineur – le droit chez un droitier –, la personne n'aura qu'une conscience imparfaite de sa déficience motrice : elle aura tendance à la négliger, comme d'ailleurs tout ce qui se passe dans l'hémichamp spatial opposé à sa lésion cérébrale.

Lorsque l'atteinte cérébrale est survenue très tôt dans la vie, au moment de la naissance, avant ou pendant l'accouchement, les voies de la commande motrice sont touchées plus profondément que le cortex cérébral, en même temps que les formations nerveuses grises de la base du cerveau. Les conséquences de l'atteinte cérébrale ont alors une formule différente : la paralysie n'est que partielle, mais touche souvent les deux côtés du corps, et s'accompagne à mesure que le développement moteur s'effectue, de raideurs plus ou moins marquées et de mouvements volontaires qui prennent un caractère ample et une apparence incoordonnée, ressemblant à des mouvements de danse asiatique. Le visage, les muscles intervenant dans l'expression de la parole sont souvent intéressés, donnant une voix saccadée, explosive, difficile à comprendre au premier abord, alors même que l'intelligence est parfaite.

Tout cela mériterait de longs développements, d'analyser en particulier les mécanismes qui engendrent ces raideurs, ces modifications du tonus musculaire et de l'activité motrice volontaire. Mais ce qui est remarquable et concerne directement notre chair, c'est que notre système musculaire reste là, présent, dans l'attente d'une reprise de la commande centrale ; celle-ci peut d'ailleurs venir de régions cérébrales situées autour de la lésion elle-même. Pendant longtemps, le tissu musculaire ne se modifie guère, ni en volume ni en force potentielle. D'où l'importance de faire en sorte que les segments touchés ne soient pas rendus inutilisables par les rétractions et par l'hypertonie qui tendent à les déformer. Dans le cas d'infirmités motrices congénitales, l'intensité de la raideur peut perturber le développement en longueur des faisceaux musculaires dans les segments intéressés[2]. Cela doit être pris en compte dans les mesures thérapeutiques destinées à réduire les déformations engendrées par la raideur et la paralysie.

Lorsque les motoneurones disparaissent

Les motoneurones sont, comme nous l'avons vu (chapitre 3), la voie finale commune à toute commande motrice. Ce sont les prolongements de ces neurones qui innervent, quelques centimètres, quelques dizaines de centimètres, parfois plus d'un mètre plus loin, les fibres musculaires. Qu'une blessure, qu'une suppression de l'apport sanguin, qu'un virus ayant pour les cellules nerveuses une affinité particulière comme celui de la poliomyélite, ou qu'un défaut génétique affecte la survie de ces neurones, et les fibres musculaires qui en dépendent se trouvent isolées, abandonnées, coupées de tout lien avec le système nerveux central. Dénervée, la fibre musculaire s'atrophie ; sa forme, si on la coupe transversalement, devient plus anguleuse ; cependant, sa striation persiste, même si les myofibrilles s'amincissent et présentent çà et là des zones de désorganisation de leurs sarcomères. En microscopie électronique, la fibre paraît flotter littéralement dans son enveloppe extracellulaire. Par contre, les noyaux musculaires ne sont pas concernés et tendent à confluer, avec la disparition progressive du contenu myofibrillaire, pour former de petits amas caractéristiques.

Le destin d'une fibre dénervée n'est pas seulement une atrophie progressive. La fibre dénervée n'est pas électriquement inactive : elle conserve une activité spontanée, certes de très faible amplitude, irrégulière, mais qui traduit le maintien d'une polarité membranaire et d'une certaine excitabilité. L'aiguille de l'électromyographiste peut aisément saisir ces potentiels de « fibrillation ». La zone de contact avec les anciennes terminaisons nerveuses des motoneurones garde un temps son plissement caractéristique ; une cellule de Schwann vient volontiers s'installer en regard de cette plaque motrice déshabitée par les terminaisons nerveuses. Il se passe bien d'autres phénomènes intéressants dans, et autour, de cette zone de jonction : par exemple, la zone de sensibilité à l'acétylcholine normalement restreinte à cette région s'étend de part et d'autre pour gagner rapidement toute la fibre ; autrement dit, du récepteur cholinergique se trouve exprimé en dehors de la zone où il était concentré. Il retrouve en fait la distribution topographique qui était la sienne avant que l'innervation motrice ne s'installe : cela correspond de fait à une nouvelle synthèse de sa forme embryonnaire.

Une atrophie par dénervation n'est donc pas un phénomène simple. Elle correspond à un bouleversement de la structure et de la distribution des marqueurs moléculaires de la surface de la fibre, ce qui la distingue clairement des atrophies liées à l'inactivité, à l'immobilisation, à la non-utilisation. Il faut également nuancer ce phénomène atrophique selon le type de fibre musculaire, selon les territoires et surtout selon les espèces. Chez les mammifères, par exemple chez l'homme, dont la plupart des muscles sont mixtes en termes de composition histochimique, les fibres de type rapide s'atrophient plus vite que les fibres de type lent. Paradoxalement, certaines fibres peuvent s'hypertrophier avant de s'atrophier : c'est en particulier le cas des fibres du diaphragme, à un moindre degré celles d'un muscle lent comme le soléaire. Il faudrait enfin relever tous les aspects de la dénervation qui échappent encore à une connaissance suffisamment précise, et qui font écho aux longues discussions entre les anciens histologistes : qu'en est-il des zones de « dégénérescence segmentaire » de ces fibres ? À partir de quel stade la fibre se fragmente-t-elle ? Quels mécanismes président aux modifications nucléaires que les pathologistes observent « depuis toujours » ? Combien de temps persistent les gaines, les enveloppes des fibres musculaires après une dénervation, en particulier chez l'homme : des semaines ? des mois ? des années ?

Car les choses ne vont pas en règle rester en l'état. Si des filets nerveux, des axones restés normaux se profilent dans le voisinage de ce territoire dénervé, ce domaine abandonné ne va pas longtemps rester en friche. De nouveaux prolongements vont se former au niveau des nœuds de Ranvier des filets nerveux par bourgeonnement collatéral ; ces prolongements vont pénétrer le territoire dénervé, en direction préférentielle des anciennes plaques motrices. Ainsi se met en place un processus de compensation très singulier, très important, par lequel les fibres musculaires abandonnées se trouvent prises en charge et réinnervées. Les unités motrices demeurées saines voient ainsi leur territoire s'agrandir. Cette augmentation peut se mesurer dans les enregistrements électromyographiques, par l'accroissement de l'amplitude des potentiels d'unité motrice et de la densité des potentiels unitaires de fibre musculaire, comme dans les fragments musculaires humains prélevés par biopsie. On sait en effet, depuis les expériences classiques de croisement d'innervation entre muscles lents et rapides, que les propriétés physiologiques du muscle réinnervé correspondent, non à son ancien type, mais à celui de sa nouvelle innervation. Comme les unités motrices lentes et rapides correspondent à des caractéristiques histoenzymologiques différentes, comme la réinnervation collatérale se fait en quelque sorte de proche en proche à partir des axones restés sains, la mosaïque de différents types édifiée au cours du développement se trouve remplacée par une tapisserie en larges plages cytochimiquement homogènes. Cette modification topographique de la distribution des différentes fibres musculaires est, avec les enregistrements électromyographiques, le meilleur témoin chez l'homme malade de ce processus de réinnervation.

Quels sont les mécanismes qui entrent en jeu dans ce processus ? Quels facteurs, cellulaires ou diffusibles, interviennent dans le bourgeonnement collatéral des axones ? Quels autres facteurs guident ces prolongements vers les anciennes plaques motrices ? Quels facteurs stabilisent les plaques motrices réhabitées ? Quelle est la stabilité temporelle des territoires agrandis de ces nouvelles unités[3] ? Toutes questions éminemment importantes pour le pronostic et le traitement des atteintes motoneuronales... La réinnervation collatérale des fibres musculaires correspond en effet à la récupération fonctionnelle que l'on observe après une atteinte poliomyélitique aiguë ; celle-ci peut se poursuivre sur des mois et des années. Dans les affections qui touchent les motoneurones de façon progressive, ce processus rend compte de la longue persistance d'une force musculaire fonctionnellement utile dans les territoires touchés par le processus pathologique. Cette compétition entre disparition progressive des motoneurones et réinnervation périphérique explique la lente progressivité du déficit moteur dans des maladies comme la sclérose latérale amyotrophique. La disparition des motoneurones finit malheureusement par prendre le dessus. Par contre, lorsque l'atteinte motoneuronale se stabilise, après quelque temps d'évolutivité rapide comme dans nombre d'amyotrophies spinales, la fonction motrice se stabilise également, avec formation de grandes unités motrices dans le tissu musculaire.

Il conviendrait bien évidemment d'intervenir sur les moto-neurones, ou sur la moelle épinière avant leur disparition. Cela motive toutes les recherches faites actuellement pour comprendre le mécanisme pathogénique d'affections aussi graves que la maladie de Charcot ou les amyotrophies spinales infantiles. Ces mécanismes font sans doute intervenir des éléments propres au corps cellulaire du motoneurone, liés aux phénomènes de stress oxydatif, à la cytotoxicité de médiateurs chimiques en excès relatif, aux cascades apoptotiques. Sans doute sont-ils liés également à des facteurs extérieurs au motoneurone, en particulier musculaires. Le tissu musculaire produit en effet des facteurs de « survie motoneuronale » dont la mise en évidence n'est pas toute nouvelle, et dont le rôle pathogénique reste aujourd'hui à explorer. Les relations trophiques entre nerf et muscle ne sont donc pas à sens unique, de la cellule nerveuse vers la fibre musculaire. Celle-ci joue également un rôle dans la vie du motoneurone : on sait qu'au cours du développement embryonnaire, si les prolongements des cellules nerveuses ne trouvent pas leur cible, ils dégénèrent et disparaissent.

Moelle épinière et nerfs périphériques : également très vulnérables

Non seulement la complexité des niveaux de commande, mais la distance entre ceux-ci et le tissu musculaire sont en elles-mêmes des facteurs de grande vulnérabilité potentielle. La moelle épinière, dans son étui rachidien, peut être lésée gravement dans les accidents qui atteignent la colonne vertébrale, on ne le sait que trop dans notre pays où les accidents de voiture et de moto sont un véritable fléau. La lésion médullaire prive de toute commande volontaire les segments sous-jacents à la lésion : paraplégie, tétraplégie, seuls les segments correspondant au segment médullaire lésé sont dénervés, car les neurones moteurs sont touchés ; ceux des segments sous-jacents restent innervés, mais n'ont plus de commande et s'atrophient par inactivité ; ils sont le siège d'une hypertonie spastique qui peut continuer à maintenir, en quelque sorte, leur trophicité.

Les nerfs périphériques, qui contiennent et conduisent les axones des motoneurones jusqu'à leur cible musculaire, distante parfois de plus d'un mètre sont un autre facteur de vulnérabilité (*Fig. 18*). Ces axones sont enrobés dans une gaine de myéline, qui ne s'interrompt que dans de brefs segments – les nœuds de Ranvier – où l'axone est au contact des milieux extracellulaires, permettant les échanges ioniques et la conduction – saltatoire – de l'influx nerveux. Toute lésion du tronc nerveux, de ses gaines, de ses axones peut interrompre la commande musculaire. Un exemple des plus bénins ? Chez certaines personnes – surtout si elles ont une sensibilité anormale à la pression de leurs troncs nerveux en raison d'une malfaçon génétique de leurs gaines myéliniques –, la simple compression prolongée peut entraîner une paralysie : dormir avec la tête de sa bien-aimée posée tendrement sur le bras peut conduire à se réveiller avec une impossibilité de relever le poignet par compression du nerf radial au niveau du bras. Heureusement, celle-ci est transitoire. Il y a aussi dans l'organisme des défilés osseux ou aponévrotiques dans lesquels les nerfs périphériques peuvent être facilement étranglés. Les nerfs périphériques sont également le siège de très nombreuses atteintes pathologiques souvent liées à des processus inflammatoires ou dysimmunitaires. Ces atteintes sont heureusement souvent réversibles, les cellules de Schwann étant susceptibles de se diviser et de reformer, au prix de distances plus

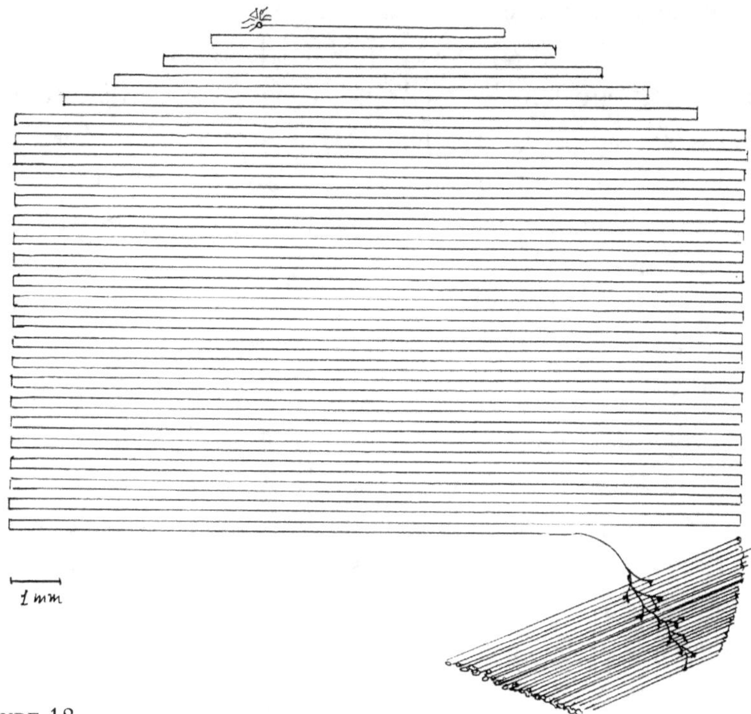

FIGURE 18
Illustration de la disproportion entre le volume du corps cellulaire d'un motoneurone (en haut) et la longueur de l'axone jusqu'à ses terminaisons intramusculaires (ici, environ 40 centimètres). Inspiré d'un graphique présenté par Jean-Emmanuel Gruner et d'une figure de R. E. Burke in Disorders of Voluntary Muscle, *7ᵉ éd., G. Karpati, D. Hilton-Jones et R. C. Griggs, Cambridge University Press, 2001.*

courtes entre les nœuds de Ranvier, de nouvelles gaines myéliniques permettant à nouveau le passage de l'influx nerveux.

Quant au tissu musculaire lui-même, en cas de lésion des axones qui le desservent, il verra se produire en son sein le même phénomène de bourgeonnement collatéral des axones préservés que nous avons vu se produire après dégénérescence des motoneurones. Il récupérera donc sa fonction au prix de la même redistribution topographique des différentes unités motrices. Il est seulement nécessaire qu'un nombre suffisant d'axones parvienne jusqu'au territoire dénervé. Or la repousse axonale, après une lésion nerveuse, est lente, très lente, de l'ordre du millimètre par jour dans les meilleures conditions, c'est-à-dire lorsque l'axone retrouve des gaines nerveuses en bon état. Après une section nerveuse par blessure traumatique, la formation d'une cicatrice conjonctive peut contrarier cette repousse axonale, qui ne peut retrouver le bout distal du nerf. On conçoit donc l'importance dans les blessures des nerfs périphériques d'une chirurgie minutieuse, bien réglée, s'aidant parfois d'un greffon de nerf homologue, pour permettre la meilleure récupération possible de la fonction musculaire. La même technique de greffons faits de segments de nerf périphérique a été imaginée et réalisée expérimentalement pour permettre la repousse axonale dans la moelle épinière lesée par un traumatisme[4]. Le greffon schwannien permet de passer outre, de « shunter » la cicatrice gliale qui s'oppose à la repousse des axones venant du cortex cérébral. Une ouverture pour le futur des blessés de la moelle épinière ?

Lorsque la communication entre nerf et muscle s'essouffle

Autre niveau critique pour la fonction motrice : la zone de contact entre terminaison nerveuse et fibre musculaire, cette plaque motrice dont la structure a été si élégamment décrite par René Couteaux (voir chapitre 3). À ce niveau, un phénomène physique – l'onde de dépolarisation qui parcourt la fibre nerveuse – se transforme en un processus chimique dont l'acétylcholine est le médiateur. Toutes les étapes de ce processus, la synthèse d'acétylcholine dans les terminaisons nerveuses, son stockage dans les vésicules synaptiques, sa libération dans l'espace synaptique, sa fixation sur la protéine réceptrice dans la membrane postsynaptique, l'ouverture du canal de cette protéine au flux ionique, enfin le clivage de l'acétylcholine par l'enzyme spécifique présente dans l'espace synaptique, toutes ces étapes peuvent être le siège de perturbations. Les mécanismes moléculaires diffèrent, mais le résultat est similaire : la dépolarisation de la membrane musculaire située en regard de la terminaison nerveuse n'atteint pas, ou n'atteint plus, un seuil suffisant pour déclencher un potentiel d'action et faire se contracter la fibre musculaire, et la faiblesse s'installe.

Bien des désordres d'origine génétique peuvent affecter cette transmission. Leur analyse a grandement bénéficié initialement de la connaissance fine de la structure des principales protéines concernées, le récepteur cholinergique, l'acétylcholinestérase et les protéines qui leur sont liées. Mais, en retour, la dissection moléculaire des différents syndromes pathologiques qui touchent la jonction a contribué à enrichir la connaissance des principaux acteurs de cette transmission. Le retentissement de mutations affectant les sous-unités du récepteur cholinergique peut ralentir ou accélérer le flux ionique sodé. La découverte de mutations affectant la présence de la forme lourde, triplement tétramérique, de l'acétylcholinestérase dans l'espace synaptique a permis de mieux saisir le rôle de la queue collagénique qui ancre cette forme dans la lame basale synaptique. Ces désordres génétiques de la transmission neuromusculaire, longtemps ignorés ou considérés comme exceptionnels, sont ainsi devenus en quelques années un sujet d'intérêt très vif pour les neurobiologistes comme pour les médecins. Et la fréquence de leur reconnaissance s'est notablement accrue.

On parle pour ces désordres de syndromes myasthéniques congénitaux. Ils partagent en effet leur expression clinique – une fatigabilité rapide qui touche volontiers les muscles oculomoteurs et les muscles de la racine des membres – avec une affection beaucoup plus fréquente et connue depuis fort longtemps, la myasthénie. Maladie grave, l'adjectif fait partie de sa dénomination latine utilisée dans le monde anglo-saxon[5], elle peut effectivement menacer la vie lorsqu'elle touche les muscles de la déglutition et de la respiration. L'atteinte musculaire est très particulière : il s'agit moins ici de paralysie que d'une fatigabilité extrême. Un premier effort peut être fourni, mais très vite la force s'épuise et ne récupère qu'après un long temps de repos. Cette fatigabilité, les électrophysiologistes allemands de la fin du XIXe siècle avaient très bien su la mettre en évidence, avec le déclin progressif, régulier de l'amplitude des potentiels d'action au cours de stimulations répétitives. Les cliniciens avaient également très tôt reconnu la fréquence de tumeurs du thymus dans cette maladie. Mais l'histoire de la myasthénie est également marquée par la découverte de l'action de molécules de synthèse sur la fatigabilité musculaire. En 1934, une neurologiste anglaise, Mary Walker, avertie de l'action favorable de la néostigmine sur la transmission neuromusculaire l'administra en injection à une patiente dont la ptose des paupières fermait pratiquement les yeux. Dans les secondes qui suivirent, celle-ci ouvrit les yeux. Tel est le miracle de Saint-Alfège... Depuis cette époque, l'action bénéfique des inhibiteurs de l'activité cholinestérasique a été universellement reconnue : empêchant la destruction rapide de l'acétylcholine par l'acétylcholinestérase, ils prolongent l'action de celle-ci et permettent le rétablissement temporaire d'une transmission neuromusculaire efficace. Cependant, le mécanisme même de la maladie a mis un peu plus de temps pour être compris. Pendant de longues années, on a pensé à un renouvellement insuffisant du stock de médiateur dans les terminaisons nerveuses. Il y avait une certaine homologie entre les caractéristiques électrophysiologiques des blocs myasthéniques et ceux produits par des substances interférant avec la production d'acétylcholine. Jusqu'au jour, en 1973, où deux jeunes chercheurs, Patrick et Linström, injectèrent à des rats, pour les immuniser, la toute nouvelle protéine extraite de l'organe électrique de torpille. Les rongeurs présentèrent tous les signes cliniques et électriques d'une myasthénie. Presque instantanément dans les publications de l'époque, le bloc myasthénique de « présynaptique » devint « postsynaptique » et la fixation d'anticorps développés contre le récepteur cholinergique, le mécanisme responsable de la maladie. Maladie auto-immune donc, dans laquelle le thymus joue un rôle majeur, encore mal connu. La myasthénie partage avec beaucoup d'autres maladies auto-immunes le mystère de son déclenchement. Mais elle partage aussi avec ces maladies de système le bénéfice réel d'actions thérapeutiques dirigées contre ces dérèglements immunitaires.

Maladie grave, capricieuse, aux poussées menaçantes lorsque sont atteintes déglutition et respiration, très invalidante par la fatigabilité et l'atteinte oculomotrice qu'elle entraîne, la myasthénie est donc accessible non seulement aux médications qui visent à réduire ses symptômes – les médicaments anticholinestérasiques –, mais également aux traitements de fond, maniés avec toute la prudence et la compétence nécessaires.

Lorsque la membrane de la fibre musculaire devient paresseuse

Pour naître et se propager, l'onde de dépolarisation née à la plaque motrice requiert une multitude de canaux perméables aux ions permettant l'entrée brutale de l'ion sodium, génératrice de sa dépolarisation, puis la sortie des ions potassium et enfin le rétablissement de l'équilibre des charges électriques de part et d'autre de la membrane grâce aux canaux perméables à l'ion chlore, dans des constantes de temps très courtes, de l'ordre de la milliseconde. Que cette cinétique soit modifiée par le défaut de l'une ou l'autre de ces molécules-canaux, et le cycle contraction-décontraction de la fibre musculaire se trouve déréglé.

C'est le relâchement après contraction volontaire qui est le plus sélectivement touché par ces anomalies. Voyez ce beau jeune homme à la musculature un peu trop robuste. Demandez-lui de vous serrer la main. Sa force est bonne, très bonne même. Mais lorsque sa main quitte la vôtre, ses doigts restent fléchis un long moment avant de reprendre leur position habituelle. Demandez-lui de fermer à nouveau le poing plusieurs fois de suite avec énergie : le relâchement se fait de moins en moins difficilement, jusqu'à redevenir normal. Ainsi, dans une grande famille allemande dont le nom est resté attaché à cette myotonie, gens du cirque, musiciens s'échauffaient-ils longuement avant d'entrer en scène. Et si le médecin Julius Thomsen, atteint lui-même de ce désordre entreprit de décrire ce curieux trouble musculaire dans la littérature de l'époque – nous étions en 1876 –, c'était en particulier pour éviter que les membres de sa famille promis à la conscription militaire ne soient pris pour des simulateurs.

On sait aujourd'hui parfaitement analyser et caractériser ce trouble du relâchement musculaire. Après un potentiel d'action, la membrane de la fibre musculaire reste anormalement dépolarisée, donc plus facilement excitable. Une succession de petites dépolarisations spontanées s'ensuit, d'amplitude régulièrement décroissante, de fréquence de moins en moins aiguë, si bien que leur enregistrement par l'aiguille de l'électromyographiste donne à l'oreille le bruit caractéristique d'un avion en piqué, traduction sonore d'une *averse myotonique*.

Il fallut beaucoup de sagacité aux électrophysiologistes, sur des chèvres d'abord, atteintes de la même myotonie, sur les humains ensuite, pour démontrer que l'anomalie concernait la perméabilité à l'ion chlore, puis pour effectivement repérer des mutations dans un gène codant pour un canal chlore exprimé dans le tissu musculaire squelettique. Des agents pharmacologiques furent alors identifiés, capables de compenser cette anomalie et de rendre la vie un peu moins difficile pour ces personnes.

Voyez cette autre personne qui présente à peu près la même difficulté à relâcher ses muscles ; mais ici, paradoxalement, la réouverture de son poing se fait de moins en moins bien avec la répétition du mouvement. C'est particulièrement net aux yeux, où la fermeture répétée et forcée des paupières aboutit vite à leur occlusion quasi complète. Surtout lorsqu'un vent froid vient frapper le visage : on imagine aisément les sobriquets dont sont affublés à l'école des enfants atteints de ce trouble. De plus, curieusement, après être restés assis, ils n'ont plus la force de se relever, il leur faut quelques minutes pour se mettre debout. Cette paramyotonie, avec ses faiblesses passagères, fut en fait la première à être déchiffrée lorsque l'analyse des tracés électrophysiologiques mit en évidence une anomalie des canaux perméables à l'ion sodium ; le gène codant pour l'une des sous-unités de ce canal sodium fut alors impliqué dans ce désordre. Ces troubles peuvent prendre une tout autre ampleur, générer des paralysies impressionnantes, mais heureusement transitoires, lorsque le dysfonctionnement siège au niveau des canaux calciques du système tubulaire transverse dont nous avons vu qu'ils sont nécessaires au couplage entre l'excitation membranaire et la contraction musculaire.

Il n'est sans doute pas de meilleur exemple que ces anomalies des canaux membranaires pour illustrer combien le décryptage de désordres cliniques – depuis longtemps reconnus par les neurologues – a permis d'affiner nos connaissances sur les mécanismes qui régissent normalement dépolarisation et repolarisation membranaires. L'identification des gènes en cause, la localisation des mutations sur les séquences protéiques des canaux, la reproduction *in vitro* des anomalies fonctionnelles que ces mutations engendrent ont bien éclairé la physiologie de ces canaux. On aura également compris qu'il s'agit d'affections génétiques dont l'hérédité est variable selon la maladie et les gènes en cause, et que la connaissance du mécanisme de ces désordres a conduit à une bien meilleure correction pharmacologique.

Il reste que les maladies musculaires dans lesquelles ce trouble du relâchement musculaire – la myotonie – représente l'un des éléments majeurs de la sémiologie clinique sont encore insuffisamment élucidées. L'une est connue depuis plus d'un siècle et porte le nom d'un médecin allemand, Steinert, qui en fit une description synthétique. Cette dystrophie myotonique ne touche pas que la chair des muscles du visage, du cou et des membres ; elle affecte le fonctionnement rythmique du cœur, elle touche les yeux, entraînant la formation de cataracte et affecte les fonctions de reproduction[6]. Chez le petit enfant né d'une maman atteinte, elle peut prendre une forme très sévère compromettant le développement mental, le mécanisme génétique de cette affection gravement invalidante est bien connu, mais le lien entre cette anomalie génique et les désordres cellulaires reste curieusement encore mystérieux. De nouveaux mécanismes sont aujourd'hui suspectés, probablement porteurs de progrès pour la compréhension de cette dystrophie mais aussi de la biologie des acides ribonucléiques messagers de l'information génétique dans la cellule. Dès aujourd'hui, la connaissance de l'anomalie génique permet cependant l'identification précise de la maladie et surtout, dans les familles à risque, un diagnostic prénatal.

Lorsque la fibre musculaire elle-même ne suit plus

Rien ne distingue cet homme des autres au premier regard. Sa silhouette est normale, sa musculature bien développée, ses épaules bien en place. Les problèmes surviennent dès qu'il court ou appuie sur les pédales de son vélo : ses muscles se durcissent, deviennent de plus en plus douloureux et lui commandent de s'arrêter. Tout rentre dans l'ordre en quelques minutes. Aurait-il insisté que, curieusement, les muscles de ses cuisses auraient progressivement repris un fonctionnement plus souple, et sans forcer, il aurait pu poursuivre son chemin.

Telle était l'histoire de l'homme qu'examinait, au début des années 1950, un médecin d'un hôpital londonien Guy's Hospital. Au lieu d'éluder ce problème apparemment bénin, il eut l'idée de tenter de comprendre ce qui se passait pendant l'exercice musculaire en en reproduisant les conditions. Dosant l'acide lactique dans le sang veineux du sujet pendant l'exercice, qui normalement s'élève pendant l'effort, il constata que, chez son patient, la courbe restait plate, complètement plate. Tout marchait bien chez un sujet qu'il prit comme contrôle ; il n'y avait donc aucune erreur technique dans le dosage des lactates. L'hypothèse d'un blocage de la dégradation du glycogène, pourvoyeur des sucres utilisés par le muscle pendant l'effort et générateur de l'acide lactique, vint alors à l'esprit du médecin. On savait déjà qu'une enzyme nommée « phosphorylase » était nécessaire à cette mobilisation du glycogène. Était-elle défaillante ? Sans doute. Mais on ne pouvait aller jusqu'à la doser à cette époque ; il fallut attendre neuf ans pour que d'autres chercheurs, dans des conditions semblables, vérifient dans le tissu musculaire l'exactitude de l'hypothèse initiale.

Depuis lors, le nom de Brian McArdle est resté attaché à cette myopathie. Elle a été retrouvée partout dans le monde. Pas très fréquente, mais pas très rare non plus. Le diagnostic en est aujourd'hui aisé ; il suffit de gonfler le brassard d'un appareil à tension sur le bras du patient et de lui demander d'ouvrir et de fermer le poing avec énergie pendant quelques dizaines de secondes. L'ischémie favorise la survenue de la contraction musculaire douloureuse au niveau des muscles de l'avant-bras. On peut refaire le même exercice en dosant les lactates dans le sang veineux alimenté par les muscles de l'avant-bras : ils ne bougent pas alors que d'autres paramètres biologiques de l'exercice musculaire, comme les taux sanguins d'alanine ou l'ammoniémie, montent normalement et même de façon un peu exagérée. On peut aujourd'hui reproduire l'exercice dans l'entrefer de l'aimant d'un appareil de spectroscopie RMN, qui permet de suivre les taux des composés phosphorés du muscle à travers le spectre du phosphore 31 : la chute du pic de créatine-phosphate au cours de l'exercice ne s'accompagne pas d'une élévation des sucres phosphatés, normalement produits par l'utilisation du glycogène – et le pH intracellulaire mesuré sur le spectre ne s'abaisse pas, comme il devrait le faire si l'acide lactique était normalement produit. Quant à la phosphorylase, on sait aujourd'hui très bien en caractériser la présence sur les coupes au cryostat d'un prélèvement biopsique musculaire, et son absence se lit à l'œil nu. Mieux, aujourd'hui, le gène à l'origine de l'enzyme est bien identifié, et des mutations peuvent y être détectées.

Depuis le travail de McArdle, on a appris que la même into-lérance douloureuse à l'exercice peut se voir avec des déficiences enzymatiques distribuées tout au long de la longue chaîne qui conduit du glycogène aux sucres phosphatés du tissu musculaire jusqu'à l'acide lactique. La reconnaissance de ces déficiences doit, bien sûr, beaucoup aux travaux des biochimistes qui depuis les Cori, ont précisé ces différentes étapes de dégradation et de resynthèse du glycogène musculaire. L'analyse des glycogénoses musculaires a en retour contribué à mieux situer chacune de ces étapes. La plupart de ces atteintes n'ont pas une gravité plus grande que celle des déficiences en phosphorylase mais avec le risque, qui n'est pas négligeable, d'une destruction brutale et importante du tissu musculaire au cours d'un effort particulière-ment intense, surtout au froid. Il faut savoir que d'autres *glycogé-noses* peuvent avoir un pronostic beaucoup plus sérieux.

Des crampes, toujours des crampes

Cette femme ravissante, enjouée, infiniment créative, n'en pouvait plus d'aller de médecin en psychothérapeute pour les crampes qu'elle présentait au moindre effort, le jour comme la nuit. Sa volubilité latine avait certainement amusé, mais aussi découragé ses médecins. Sa volonté d'en finir avec ses maudits muscles, et son tempérament l'avaient conduite jusqu'à la consultation. Il fut effectivement possible de lui montrer qu'elle n'avait pas tort d'incriminer le fonctionnement de ses muscles : une enzyme leur manquait, qui produit des radicaux ammonia-ques à l'effort. Un circuit annexe de production de l'ATP, ce fuel indispensable, était défaillant. Des esprits un peu chagrins trouve-ront cette histoire trop belle, et souligneront avec raison que certaines personnes atteintes de la même déficience en adénylate-déaminase n'ont ni crampes ni douleurs à l'effort, que les crampes ont mille autres causes possibles, plus souvent d'origine nerveuse que musculaire. Néanmoins, la seule révélation de ce diagnostic – et de son pronostic bénin – permit d'interrompre les séances de psychothérapie et rendit son sourire à notre belle Italienne.

Fatigue et gros cœur

La fatigue de cette petite fille était autrement inquiétante. Depuis quelques mois, elle perdait ses forces et se fatiguait de plus en plus vite. Son souffle était court. L'anxiété de ses parents redoubla lorsque ses pédiatres découvrirent que son cœur était beaucoup trop gros. Tout cela faisait évoquer des choses graves. Les examens spécialisés permettaient d'écarter une hypothèse : le dosage de la maltase acide était normal ; le muscle n'était pas surchargé en glycogène mais par des myriades de gouttelettes lipidiques. On ne parlait plus chez elle de glycogénose mais de *lipidose*. La simultanéité d'une remarquable avancée scientifique devait la servir. L'histoire de cette petite fille n'était pas sans rappeler celle d'une autre jeune fille d'une quinzaine d'années, admise quelque temps auparavant à la Mayo Clinic, aux États-Unis. Les médecins avaient été intrigués de ne pas retrouver de lésions inflammatoires sur sa biopsie mais au contraire une pluie de gouttelettes graisseuses. L'idée leur était alors venue de tester la dégradation des acides gras avec des extraits de muscle de leurs patients ; cette dégradation était effectivement défaillante. Ils eurent alors l'idée d'ajouter à leur mixture expérimentale une petite molécule jusque-là mieux connue comme facteur de croissance que comme transporteur d'acides gras : l'addition de carnitine normalisa la dégradation des acides gras[7]. Comme cette molécule pouvait être administrée sans difficulté à l'être humain, comme elle n'avait aucune toxicité et passait facilement la barrière digestive, on en administra à la jeune Américaine. Celle-ci s'améliora si bien que le monde médical en fut aussitôt informé. On en donna donc à notre petite fille et ce fut le même « miracle ». Le mot est de ses parents. Ses forces revinrent, son cœur retrouva sa silhouette habituelle, sa respiration redevint facile. Au prix de prendre l'habitude d'avaler quelques pilules au moment des repas, elle reprit sa vie de petite écolière.

Les connaissances progressent sans cesse dans ce domaine. Il faut sans doute en retenir une leçon essentielle. Le caractère héréditaire de ces désordres – il s'agit à chaque fois d'atteintes génétiques, en règle générale transmises selon un mode récessif, c'est-à-dire que les parents n'ont aucun trouble clinique – n'est nullement contradictoire avec la découverte de traitements médicamenteux efficaces lorsque le mécanisme précis en a été compris et élucidé. On a de cela bien d'autres exemples, depuis le diabète sucré de l'adulte jusqu'à cette atteinte nerveuse périphérique très sévère qui porte le nom du grand médecin norvégien qui l'a découverte : Sigwald Refsum. Cette neuropathie était due à un blocage de la dégradation de certains acides gras, eux-mêmes dérivés de la chlorophylle des plantes : un régime draconien éliminant ces dérivés, et par conséquent tout élément végétal dans l'alimentation, a permis de la faire régresser et d'en prévenir les poussées[8].

Tels sont quelques-uns des mille et un malheurs qui peuvent frapper notre chair. Mais ceux que nous venons de survoler ne sont pas les plus graves.

CHAPITRE 8

Quand ça ne marche plus

> J'aurais eu, il est vrai, la liberté de compléter (mes recherches cliniques) par des recherches anatomo-pathologiques, si j'avais été médecin des hôpitaux. Mais alors, rivé pour ainsi dire à un service, je n'aurais pu remplir la tâche de chercheur que je me suis imposée.
>
> DUCHENNE de Boulogne.

1843 – La Salpêtrière

Passons le porche du vieil hospice sur les pas d'un petit homme vêtu d'un manteau noir, une drôle de boîte en bois à la main. Gagnons avec lui l'une de ces vieilles divisions où reposent tant de pauvres femmes : regards absents, regards de détresse ; le silence partout, seulement rompu par nos pas.

Notre bonhomme s'est arrêté près de l'une d'elles : « Vous me reconnaissez, madame ? » Réponse un peu ironique : « Vous allez encore me faire souffrir, docteur ? N'hésitez pas, allez-y. » D'un geste simple, elle découvre ses jambes décharnées et les livre aux mensurations et au palper du docteur. Celui-ci ouvre alors sa boîte. Il en sort une machine qui émet, paraît-il, un fluide électrique. Il prend ses deux rhéophores, reliés par des fils à une sorte de bobine, les humecte et les applique sur la peau de la cuisse. Il prend grande attention à rechercher l'existence d'une petite contraction du muscle qui est là, sous la peau un peu déprimée par les électrodes. Il en fait varier la position. Le courant se fait un peu plus fort ; le visage de notre dame indique qu'il est devenu perceptible. La secousse musculaire est aussi plus nette, plus sensible. Le docteur regarde, note attentivement tout sur son cahier. « Vous me permettez encore, madame ? » et de reprendre la même expérience sur l'autre cuisse, à peine moins amaigrie. Puis sur les jambes, les épaules, les bras. L'heure passe doucement autour d'eux, pris dans leur manège, à peine entrecoupée par les réflexions d'une voisine ou le passage d'une surveillante.

Le docteur Duchenne a reçu toute autorisation de venir ainsi régulièrement examiner ces femmes admises de la division Pariset. Elles se moquent un peu de lui, de son attitude, de ses scrupules, de sa boîte. Mais elles aiment finalement assez bien que l'on s'occupe d'elles. Et ce docteur Duchenne a l'air si pénétré de l'importance de ce qu'il voit.

Nous sommes en 1843. Pour la première fois quelqu'un cherche à comprendre pourquoi les muscles maigrissent, s'atrophient, perdent de leur force, avec un outil nouveau, générateur d'électricité. Ce docteur Duchenne n'est qu'un simple praticien, mais son histoire n'est pas ordinaire[1]. Natif de Boulogne-sur-Mer, fils d'un corsaire connu pour avoir participé aux batailles napoléoniennes, il a – contre la volonté paternelle – renoncé à la mer pour entreprendre des études de médecine. De fortune modeste, exilé dans cette grande ville de Paris, il a mené une vie d'étudiant plutôt difficile. Sa thèse vite passée, il s'en est retourné dans sa ville natale pour exercer. Il s'y est marié, bientôt fut un enfant annoncé. Tout semblait sourire à ce jeune médecin de 27 ans, jusqu'au drame : son épouse meurt deux semaines après l'accouchement, d'une fièvre puerpérale, et c'est lui qui a fait l'accouchement, délivré sa femme. Abattement de Duchenne, désarroi et bientôt haine de sa belle-famille qui soustrait et élève le bébé. Défaite aussi, sans doute, de la réputation du bon docteur.

Pour surmonter sa tristesse, occuper son temps, on dit que Duchenne s'est mis à lire les ouvrages venus d'Angleterre sur une nouvelle venue en médecine : l'électricité. On en fait grand cas à Londres. Il se procure, ou fabrique, une petite bobine d'induction et commence, seul, à tester sur quelques patients souffrant de névralgies l'effet de cette nouvelle thérapeutique. Un jour qu'il examinait l'un de ses malades atteint de névralgie, il aurait été intrigué par un curieux phénomène : le muscle qui se trouvait là, sous la peau, se contractait au passage du courant ; la contraction était bien localisée, au seul muscle ou chef musculaire sous-jacent, entre ses deux rhéophores. Il y avait donc possibilité de faire se contracter un muscle, indépendamment de la volonté de la personne, sans piquer ni inciser la peau. Le génie de Duchenne fut de penser qu'il avait là un outil totalement neuf pour étudier le système musculaire[2]. Il vérifie que le phénomène se produit régulièrement sur le visage, les bras, les jambes de ses patients. Il se plonge dans les traités d'électricité qui lui sont accessibles. Il perfectionne sa bobine, étalonne soigneusement les conditions de stimulation. Sa passion a pris corps.

Entre-temps, il s'est remarié avec une lointaine cousine. Son fils est élevé par sa belle-famille qui lui est restée profondément hostile. Cette deuxième union n'est pas plus heureuse : Duchenne est souvent absent et son épouse délaisse le foyer. Quelle est la part de ces drames familiaux et la part de l'intérêt de Duchenne pour ses recherches sur l'électricité dans la décision qu'il prend de quitter Boulogne, de revenir à Paris et de s'y installer ? Pas seulement pour y vivre d'une petite activité de clientèle, mais aussi pour retourner dans les hôpitaux où il a été étudiant. Il en demande l'autorisation à ceux qui, médecins hospitaliers, ont en charge les personnes admises à la Salpêtrière, à l'Hôtel-Dieu, à la Vieille Charité. L'accueil est courtois, l'efficacité variable. Trousseau, Rayer, Aran laisseront cependant Duchenne venir examiner leurs patients et s'intéresseront peu à peu à la technique et aux résultats de cet étrange médecin.

L'atrophie musculaire progressive

Duchenne avait donc fait, avant même de franchir le seuil de la Salpêtrière, une découverte fondamentale. Le muscle se contractait de façon localisée au passage d'un courant faradique engendré par une bobine d'induction, sans que l'on ait à piquer ou inciser la peau. Il va faire au cours de ses visites dans les hôpitaux une seconde découverte majeure : les muscles de ses patients atrophiques, paralysés, ne se comportent pas tous de la même façon sous l'effet de l'électricité : ici la contraction est presque inapparente, là plus violente, ici fugace, là persistante (*Fig. 19*)... Une question se pose alors, toute nouvelle, à un moment où l'on n'imagine pas de paralysie sans altération du système nerveux : et s'il existait des maladies dans lesquelles la dégénérescence touche d'abord, et essentiellement, le tissu musculaire ? Des maladies du tissu musculaire lui-même ?

Les observations s'ajoutent les unes aux autres. De sa petite écriture régulière, Duchenne couvre des cahiers. Ce qui l'intéresse vivement lorsqu'il examine le saltimbanque Lecomte, c'est que, chez cet homme dont les muscles s'atrophient progressivement, la capacité de contraction, la contractilité sous les électrodes est conservée jusqu'à l'extrême limite de l'atrophie. Cela va de pair avec l'existence de petites contractions fibrillaires qui

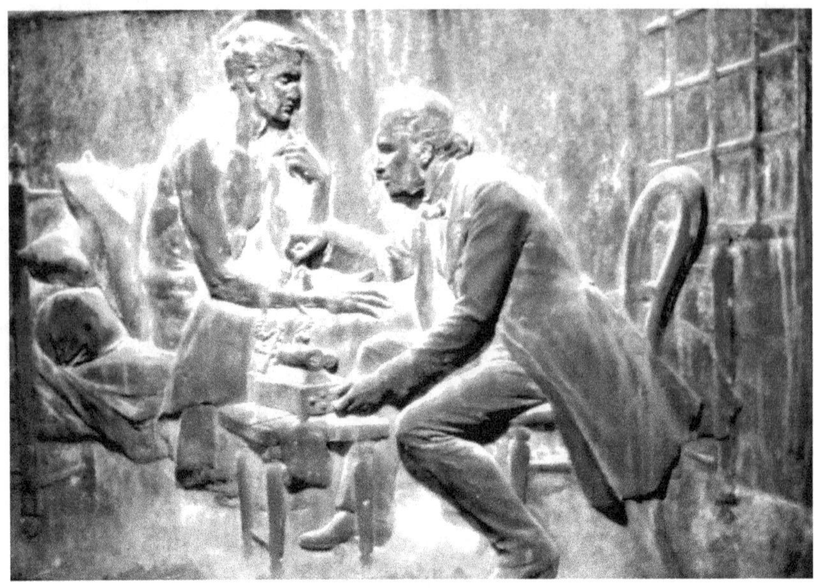

Figure 19
Plaque centrale du monument édifié en l'honneur de Duchenne de Boulogne à la Salpêtrière. Ce monument a disparu durant la Seconde Guerre mondiale, et cette plaque de bronze a été retrouvée en 1980 par l'auteur de ce livre, cachée dans l'usine de l'hôpital.

annoncent, dès le début, le travail morbide qui s'effectue dans les muscles.

Bientôt Duchenne considère qu'il a acquis suffisamment de résultats pour les soumettre à l'Académie des sciences. Il y présente son appareil et dépose le 21 mai 1849 un mémoire comportant une série de notes dans lesquelles il expose ses recherches pour concourir à un prix qui lui donnerait quelque reconnaissance. Il y traite en particulier de « l'atrophie musculaire progressive avec transformation graisseuse ». Il retirera son mémoire (qui n'a pas été couronné) avec l'autorisation de l'Académie des sciences en 1850. Celui-ci n'a donc pas été conservé.

Or, en cette même année 1850, Aran, l'un des rares « patrons » à avoir accueilli Duchenne dans son service de la Salpêtrière, publie dans les *Archives générales de Médecine*, un mémoire sur une affection « non encore décrite » du système musculaire, qu'il propose de nommer « atrophie musculaire progressive[3] ». Ce mémoire s'appuie sur onze observations, dont quatre sont des observations personnelles de Duchenne, et dont toutes ont fait l'objet de ses études électrophysiologiques (*Fig. 20*). Duchenne aurait initialement accueilli favorablement ce projet de publication ; mais le mémoire étant signé du seul Aran, Duchenne se sent très vite un peu « floué » et dépossédé du fruit de ses recherches. Il ne cessera par la suite de protester de son antériorité, en s'appuyant sur le fameux mémoire de 1849. Charcot, quelques années plus tard, parlera bien de l'atrophie type Duchenne-Aran, mais le monde neurologique retiendra le nom d'Aran ou le terme d'amyotrophie « type Aran-Duchenne ». Aran était sans aucun doute un clinicien remarquable, mais aurait-il pu s'avancer ainsi sans les résultats de Duchenne ? Alors que Duchenne avait déjà rassemblé tous les éléments cliniques et physiologiques pour une telle description ? Vivante illustration des relations délicates entre chercheurs et cliniciens, entre ceux qui découvrent un fait nouveau, qui font, qui créent, et ceux qui leur donnent l'hospitalité, leur caution, puis souvent leur nom pour signer ?

Il y a plus sérieux et plus grave. En 1852, le saltimbanque Lecomte meurt, après deux années passées dans le service d'Andral, deux années pendant lesquelles Duchenne lui a rendu des visites régulières et a été autorisé à le suivre jusque dans ses ultimes moments. L'autopsie sera pratiquée par Cruveilhier, la plus éminente autorité de l'époque en matière d'anatomie pathologique[4]. Et Cruveilhier trouve chez Lecomte une atrophie

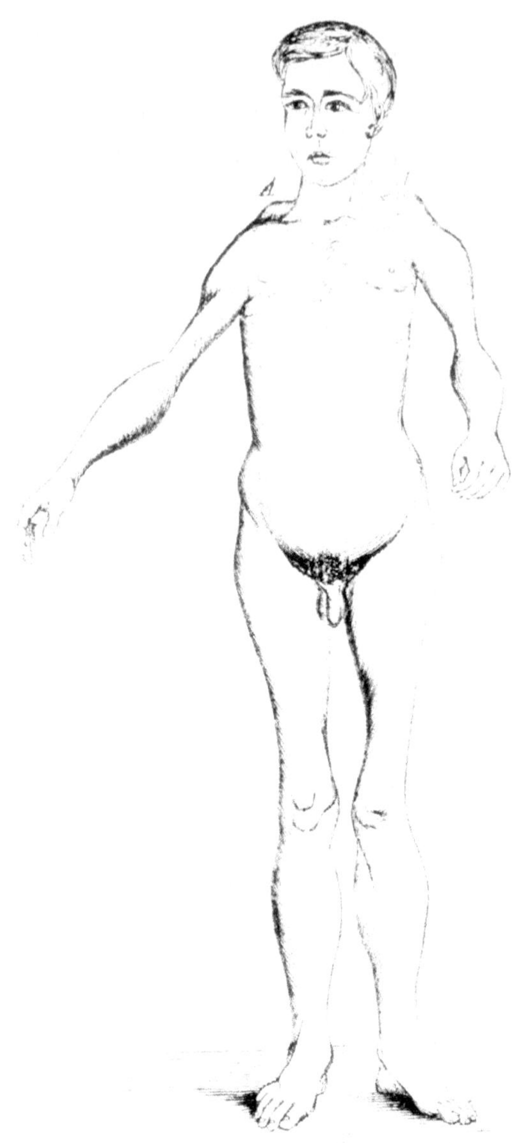

FIGURE 20

Silhouette d'une personne atteinte d'atrophie musculaire progressive telle qu'elle est représentée dans la troisième édition du traité De l'électrisation localisée *par Duchenne de Boulogne (chapitre V, p. 503). Cette silhouette servira plus tard à l'identification de la dystrophie facio-scapulo-humérale.*

des racines antérieures de la moelle, assurant ainsi que la substance grise de la moelle devait être concernée. C'est un coup dur pour Duchenne et pour Aran qui pensaient que l'atrophie musculaire progressive était un désordre primitivement musculaire. Duchenne s'incline cependant devant les faits et considère désormais ce désordre comme neuropathique. Il souhaite seulement que d'autres documents viennent étayer cette constatation. Or il est intéressant de noter que l'autopsie du berger Legrand, faite quelque temps après, a complètement été éclipsée par celle du saltimbanque, car elle ne montrait rien d'anormal, à la grande stupéfaction du même Cruveilhier. En fait, il apparaît bien, aujourd'hui, que les faits recueillis sous ce titre étaient hétérogènes, que certains relevaient d'une atteinte des neurones de la corne antérieure de la moelle (Charcot y reviendra) et d'autres d'une atteinte primitive du tissu musculaire, ce que Landouzy et Dejerine démontreront trente ans plus tard. Mais nous ne sommes encore qu'en 1853.

Naissance de la myopathie de Duchenne

Pour répondre aux arguments qu'on lui a opposés lors de la description de l'atrophie musculaire primitive avec transformation graisseuse, Duchenne accroît sa panoplie. Il se fait fabriquer chez Charrière un petit harpon « emporte-pièce » qui lui permet de prélever quelques fragments de tissu musculaire pour les analyser au microscope. Il entreprend alors ce qu'il appelle volontiers une « anatomie vivante », pour anticiper, et compléter, l'anatomie pathologique classique.

Cela va lui être d'une grande utilité pour « construire » une autre maladie musculaire, différente de l'atrophie musculaire progressive. Duchenne dit en avoir rassemblé les premiers éléments à partir de 1858[5]. Il a en effet été frappé par la survenue, chez un petit garçon, d'un affaiblissement progressif des muscles des membres inférieurs, avec balancement du tronc à la marche, chutes fréquentes, difficultés à se relever, alors même que les muscles affaiblis grossissaient et paraissaient s'hypertrophier : ceux des mollets surtout, mais aussi parfois ceux des fesses et des cuisses (*Fig. 21*). Ce n'était que la première phase d'une grave maladie : la faiblesse gagnait bientôt le tronc et les bras. L'enfant avait de plus en plus de mal à marcher, et vers 10 ans il devait vivre assis dans une petite chaise. Ses membres se déformaient, car les muscles avaient une tendance très marquée à se rétracter ; le dos s'effondrait, le souffle de l'enfant devenait de plus en plus court, et l'enfant s'en allait, à 14-15 ans, vers une asphyxie progressive, alors même que sa conscience était intacte.

Entre 1858 et 1867, Duchenne recueillera ainsi treize observations dont il consignera les données cliniques dans les éditions successives de son traité, puis dans un long mémoire en cinq épisodes dans les *Archives générales de Médecine*, sous le titre de « Paralysie musculaire pseudo-hypertrophique » ou « myosclérosique[6] ». Si Duchenne utilise ce dernier qualificatif pour désigner cette paralysie des enfants, ce n'est pas seulement à cause de la consistance particulière, un peu pâteuse, puis fibreuse, des masses musculaires au palper. Il a pu en effet examiner au microscope – Charcot l'avait initié à cette technique – de petits fragments musculaires retirés grâce à son emporte-pièce ; les fibres musculaires étaient modifiées ; elles montraient des stades variés de dégénérescence, mais aussi une quantité accrue de fibrilles conjonctives qui leur étaient attachées. Enfin, une première autopsie, réalisée en Allemagne par Connheim sur

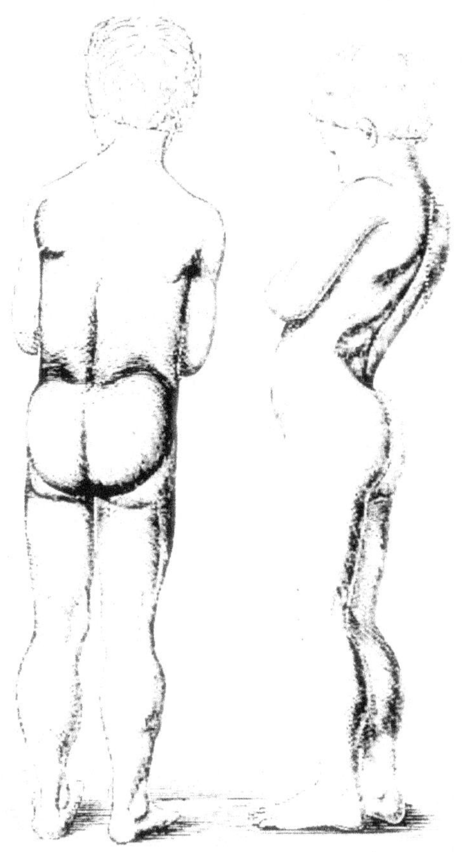

Silhouette de l'enfant atteint de paralysie pseudo-hypertrophique ou myo-sclérosique, reproduite dans la 3ᵉ édition du traité De l'électrisation localisée *(p. 597). Il s'agit du petit Joseph Sarrazin, admis à l'hospice Saint-Jean-de-Dieu, que Duchenne suivra jusqu'à son décès à l'âge de 15 ans.*

une observation analogue, puis une seconde pratiquée par Charcot lui-même sur l'un des enfants qu'il avait suivis, permirent de montrer l'absence d'altération des centres nerveux, de la moelle épinière et de ses enveloppes : l'atteinte était bien primitivement musculaire.

La série d'observations recueillies par Duchenne révélait une prédominance de l'affection pour les garçons, onze sur treize, les deux petites filles ayant eu une maladie de gravité moindre. Toutes, sauf une, avaient eu une évolution régulièrement défavorable, Duchenne attribuant à un traitement électrique précoce la stabilisation de celle qui faisait exception. Il émettait plusieurs hypothèses sur le mécanisme des lésions musculaires, rejetait l'hypothèse cérébrale qu'il avait d'abord envisagée, et reconnaissait humblement ne pas être capable de préciser la cause de l'affection.

Duchenne avait revu soigneusement la littérature de l'époque, avait retrouvé quelques observations antérieures analogues aux siennes, en particulier celles d'un médecin anglais, Edward Meryon, qui avait décrit trois familles dont l'une comportait quatre garçons atteints, alors que les six sœurs étaient indemnes. Meryon avait ainsi suggéré que l'affection était héréditaire, et transmise sur le même mode que l'hémophilie[7]. Meryon avait pu également pratiquer une autopsie chez l'aîné des enfants de cette famille ; grâce à celle-ci, réalisée avec l'aide de l'un de ses collègues chirurgiens, il avait pu montrer l'intégrité de la moelle épinière. Enfin, il avait pu lui aussi examiner le tissu musculaire au microscope, voir les altérations des fibres et décrire des altérations de la tunique externe des fibres, le sarcolemme. Ces données avaient été présentées dès décembre 1851 devant la Royal Medical and Surgical Society, reprises la même année dans le *Lancet*, et publiées l'année suivante dans les *Transactions* de la même société. En outre, un court résumé en français avait été publié dans la *Gazette des Hôpitaux*.

Duchenne avait donc connaissance de ce travail ; il lui consacra de longs développements et reconnut l'analogie de la description clinique avec ce qu'il avait lui-même décrit comme paralysie pseudo-hypertrophique. Par contre, il contesta la situation nosographique que lui avait donnée Edward Meryon, sous le titre de « Granular and fatty degeneration of the voluntary muscles ». Pour Duchenne, cela caractérisait en effet l'atrophie musculaire progressive, et il fallait éviter à tout prix une confusion entre les deux affections.

Malgré leur antériorité et la pertinence des descriptions clinique et histologique, les travaux d'Edward Meryon n'ont pas eu le retentissement des publications de Duchenne. C'est sans doute dû à la précision extrême de la description clinique que ce dernier avait apportée, mais cela ne peut se comprendre qu'en replaçant ce travail clinique dans le contexte de l'œuvre scientifique de Duchenne sur la physiologie musculaire qui avait frappé tous ses contemporains. Le nom de Duchenne a été très tôt associé à la description de cette myopathie, y compris en Angleterre et le terme de « myopathie de Duchenne » est aujourd'hui universellement employé.

Voici donc décrite, individualisée, une première maladie qui touche les muscles de la motilité volontaire, maladie dont la fréquence et la redoutable gravité allaient dominer par la suite toutes les recherches consacrées aux myopathies. L'œuvre de Duchenne aura marqué notre époque. Charcot l'aura reconnu comme son maître en neurologie. La myopathie qu'il a décrite deviendra, un peu plus d'un siècle plus tard, le sujet d'élection de tous ceux qui se sont attachés à la solution des maladies musculaires héréditaires.

Retour à l'atrophie musculaire progressive –
Jean-Martin Charcot

En 1862, soit un an après la parution de la seconde édition de *De l'électrisation localisée*, Charcot et Vulpian choisissent ensemble le vieil hospice de la Salpêtrière pour leurs postes hospitaliers. Ils sont l'un et l'autre membres du bureau central de l'Assistance publique depuis 1856. Très proches amis, dans la vie comme en médecine, ils vont dans cet hospice, avec des tempéraments et des objectifs différents, construire chacun une œuvre scientifique considérable. L'« école de la Salpêtrière » est née. Tous les deux sont en effet motivés dans leur choix par l'extraordinaire « matériel » clinique que représente la population des « administrés » – près de cinq mille – une « mine » incomparable. Ils parcourent ensemble les salles de cet immense hospice, observent attentivement, dressent des dossiers médicaux et commencent à publier ensemble : paralysie agitante, ataxie locomotrice, etc. Ils s'engagent donc dans la voie ouverte par Duchenne, avec un outil nouveau, l'anatomie pathologique appliquée au système nerveux, telle qu'elle est pratiquée par Virchow à la Charité de Berlin. De plus, Vulpian a ouvert la voie en France d'une anatomie microscopique, grâce au travail qu'il a effectué au Muséum d'histoire naturelle en remplacement de Flourens[8]. Il sera nommé à la chaire d'anatomie pathologique de la faculté de médecine en 1866. Son successeur, en 1873, sera Charcot.

Très vite, l'importance et la qualité de la production scientifique de Charcot s'imposent à tous[9]. Sa méthode, c'est la confrontation rigoureuse entre données cliniques, soigneusement consignées, et données pathologiques minutieusement observées : c'est la méthode anatomo-clinique. Charcot forme avec détermination tous ses collaborateurs à cette méthode. Il en alimente ses leçons du mardi et du vendredi, devenues vite célèbres et très courues. Puis vient l'installation d'un petit laboratoire de neuropathologie, qui s'agrandit en 1877 pour, dans le cadre de la nouvelle polyclinique, devenir un Institut grâce aux dotations de l'Assistance publique.

Et les résultats s'accumulent. L'une des premières affections à être revisitée est l'atrophie musculaire progressive. Charcot met en évidence, comme Cruveilhier l'avait montré, des lésions des cellules de la corne antérieure de la moelle. Mais il note également l'existence habituelle de lésions des faisceaux latéraux de la moelle épinière et rapproche celles-ci de l'existence fréquente, associée aux atrophies, de paralysie avec contractures des membres inférieurs. Il retrouve également des lésions de noyaux gris du bulbe dans la paralysie labio-glosso-pharyngée que Duchenne avait décrite en 1860. Toutes ces observations se rejoignent dans leur analyse histologique. Les signes cliniques s'associent volontiers, en particulier dans le temps. Charcot propose de rassembler tous ces faits sous le terme de « sclérose latérale amyotrophique » : ce sont les 12ᵉ et 13ᵉ *leçons du mardi* qui constituent l'acte officiel de naissance de cette « nouvelle » maladie[10]. Très vite les confirmations arrivent du bien-fondé de cette description ; très vite ses élèves lui associent le nom de Charcot.

Sur cette base, Charcot peut entreprendre une révision nosographique des amyotrophies qu'il publiera en 1885. Il distingue d'un côté les atrophies spinales « protopathiques », où seules les cornes antérieures de la moelle épinière sont atteintes, y rangeant, à côté des paralysies spinales de l'enfant, les observations de « Duchenne-Aran » ; d'un autre côté, les atrophies deutéropathiques, dans lesquelles l'atteinte des cornes antérieures est associée à des lésions des faisceaux médullaires, au premier rang desquelles la « SLA ». À mesure qu'on extrait du cadre initial tous ces faits, se dégage mieux le cadre des myopathies, maladies indépendantes de toute lésion des centres nerveux et des nerfs périphériques ; et Charcot énumère les principales myopathies isolées à cette date, par Duchenne, par Erb et par Landouzy et Dejerine.

Cette révision va tout à fait dans le sens de Duchenne, qui a déjà distrait des atrophies musculaires progressives, dans sa 3ᵉ édition de *De l'électrisation localisée*, des formes de l'enfance, particulières par leur distribution des atteintes musculaires et leur caractère en général héréditaire. Cependant, les élèves de Charcot, au premier rang desquels Pierre Marie, iront beaucoup plus loin dans ce processus de révision, ne faisant plus place, quelques années plus tard, à l'atrophie musculaire progressive dans la nosographie des maladies neurologiques : la SLA, les pachy-méningites cervicales hypertrophiques, la syringomyélie successivement décrites rendent compte de l'ensemble des faits recueillis par Aran. Quelques défenseurs d'une autonomie de l'amyotrophie Duchenne-Aran suivront Charcot et son fils, Jean, en créant pour ces formes le terme de « poliomyélite antérieure chronique ». Toutes ces petites querelles nosographiques ont aujourd'hui un caractère un peu dérisoire, tant le champ des affections de la corne antérieure de la moelle s'est agrandi et diversifié.

*Second retour à l'atrophie musculaire progressive –
Landouzy et Dejerine*

Cinq années se sont écoulées depuis la mort de Duchenne. Le 7 juin 1880, se présente à l'hôpital de la Vieille Charité un jeune homme de 17 ans, qu'il faut hospitaliser pour une fonte et une faiblesse musculaires réellement impressionnantes. Ses bras, ses jambes sont complètement émaciés, son thorax, son dos paraissent décharnés. L'atteinte musculaire efface même les traits de son visage, lui enlève toute expression, sa lèvre inférieure roule en avant. Il a l'air si niais, avec cette atteinte de son visage, qu'on discute un moment de lui faire donner les secours auxquels ont droit les innocents. Finalement, il est admis en médecine, dans le service du « père » Hardy.

Eugène L. se retrouve alors face à deux jeunes médecins qui s'intéressent particulièrement à lui. L'un est l'agrégé du service, Louis Landouzy, qui s'est déjà intéressé aux maladies du muscle, et en particulier à l'atteinte du visage dans les myopathies. L'autre est également une forte personnalité. Ce jeune chef de clinique, Jules Dejerine, est « monté » de Genève – il est savoyard d'origine – faire ses études de médecine à Paris. Gros bûcheur, non seulement il a réussi brillamment ses concours d'externat et d'internat, mais il a trouvé le temps pendant son internat de fréquenter assidûment le laboratoire de Vulpian à l'Hôtel-Dieu. Il est orienté par celui-ci vers les relations entre tissu musculaire et système nerveux, et a déjà publié quelques notes sur ses résultats expérimentaux.

Tous les deux connaissent donc à fond les travaux de Duchenne. Et ils sont frappés par la très grande similitude entre la silhouette d'Eugène et celle dessinée par Duchenne à l'appui de sa description de l'atrophie musculaire progressive : même aspect des membres, même saillie des omoplates dans les creux sus-claviculaires, même atteinte du visage, même proportionnalité entre la faiblesse et l'atrophie des muscles, même absence de grandes rétractions tendineuses.

Duchenne est revenu, dans la dernière partie de la 3e édition du traité *De l'électrisation localisée*, sur cette forme infantile de l'atrophie musculaire progressive mais il en a conservé l'origine neuropathique proposée par Cruveilhier.

Landouzy et Dejerine vont donc étudier avec le plus grand soin la sémiologie de l'atteinte musculaire d'Eugène. Ils décrivent la topographie très particulière de cette atteinte, avec le respect curieux de certains muscles à côté d'autres sévèrement atrophiques. On conduit Eugène dans le laboratoire de Vulpian, et on y fait les mêmes constatations que Duchenne chez ses patients : la forme de la contraction musculaire provoquée par le courant faradique, sa sensibilité à la polarité des électrodes ne sont pas modifiées. Cela est de nouveau considéré comme un signe d'une atteinte musculaire primitive et non d'une atteinte du système nerveux. Profitant des visites familiales que reçoit Eugène, ils vont bientôt établir qu'il s'agit d'une maladie familiale. Il y a, du côté paternel, toute une lignée d'« atrophiques » ; parmi les frères et sœurs d'Eugène, l'un est atteint, et deux autres, le jeune Arthur et la petite Julie, ont le visage un peu trop lisse pour des enfants de leur âge et une petite difficulté à sourire.

Quatre années plus tard, Eugène meurt de tuberculose pulmonaire ; voilà qui est, hélas, fréquent à cette époque chez des adolescents fragilisés en milieu hospitalier. La vérification anatomique est faite avec une minutie toute particulière. Les muscles des membres et du tronc sont disséqués, classés selon leur degré d'atteinte ; mais le plus important se trouve au niveau du système nerveux : les racines, les enveloppes médullaires, les centres nerveux sont normaux macroscopiquement. Et les colorations histologiques vont très vite démontrer que les cellules motrices de la moelle épinière, les troncs nerveux et même leurs terminaisons intramusculaires ont un aspect tout à fait normal. Landouzy et Dejerine saisissent aussitôt la portée de leurs constatations : il y a bien là une « myopathie sans neuropathie » comme l'avait pensé Duchenne initialement[11]. Une note à l'Académie des sciences, puis un long mémoire exposent leurs résultats. L'atrophie musculaire progressive peut bien être – au moins pour partie – une maladie primitive du tissu musculaire.

Charcot mettra sans doute quelque temps à admettre ces nouveaux faits. On sait les relations difficiles qu'il entretiendra avec Dejerine[12]. Néanmoins, les données rapportées par Landouzy et Dejerine figurent bien dans la *Révision nosographique* qu'il publie en 1885. La myopathie décrite par eux est en fait très vite acceptée comme une entité à part entière.

Son nom évolue un peu. L'importance de l'atteinte faciale dans son diagnostic lui fait attribuer le nom de « myopathie facio-scapulo-humérale » et cette entité figure dans la très grande majorité des classifications qui se succéderont, jusqu'à Walton et Natrass, avec une transmission héréditaire « autosomique dominante ».

Du côté de Heidelberg

Les récits précédents peuvent donner l'idée que tout était concentré à Paris à cette époque. Ce n'est pas exact. Les études électrophysiologiques du système neuromusculaire s'étaient également considérablement développées en Allemagne, sous l'influence de du Bois-Reymond à Berlin, le premier à mettre en évidence une variation négative du potentiel de repos du nerf ou un potentiel d'action. On se souvient de la façon dont Duchenne avait dû faire face aux vives critiques de Remak. L'exploration électrophysiologique des nerfs et des muscles est l'un des terrains favoris du prestigieux professeur de neurologie de Heildelberg, Wilhem Erb. Grand clinicien – on lui doit entre autres la mise en évidence des réflexes tendineux en clinique neurologique –, il a étudié et mis au point les réactions électriques du tissu musculaire malade, et décrit une formule qu'il a intitulée « réaction de dégénérescence ».

En 1884, l'année même où Landouzy et Dejerine décrivent leur « myopathie atrophique progressive », Erb décrit ce qu'il considère comme une nouvelle affection musculaire[13], qui frappe les adolescents, garçons ou filles, touche préférentiellement les muscles des épaules et des bras, mais également ceux du bassin et des cuisses, selon une formule bien particulière, et dont l'évolution est lentement, mais régulièrement progressive. L'analyse des réactions musculaires à la stimulation électrique permet à Erb de distinguer cet affaiblissement musculaire de celui dû à une atteinte des neurones de la moelle épinière, comme dans la paralysie infantile ou la sclérose latérale décrite par Charcot. Il pense présenter ainsi cette nouvelle maladie musculaire comme une myopathie juvénile, scapulo-humérale.

Certaines similitudes d'expression clinique entre les faits décrits à Heidelberg et ceux observés à la Vieille Charité n'échappent pas à Dejerine. L'intégrité clinique des muscles faciaux ne lui paraît pas un élément suffisamment déterminant pour séparer les deux affections. Dans un second mémoire, publié en 1886, Landouzy et Dejerine reviennent sur ce sujet, en démontrant grâce à une nouvelle autopsie que l'atteinte des muscles du visage peut n'être décelée qu'à l'examen histologique. Or la description de la forme juvénile d'Erb ne comporte aucune analyse anatomique *post mortem*. D'où un échange assez vif entre Dejerine et Erb, et un élément de confusion nosographique qui ne sera pas sans conséquences sur les classifications proposées par la suite pour cette nouvelle maladie musculaire.

Wilhem Erb a en effet proposé d'unifier ce qui a été décrit par Duchenne, comme paralysie pseudo-hypertrophique, par Landouzy et Dejerine comme myopathie facio-scapulo-humérale, et par lui-même, en y adjoignant les descriptions antérieures faites par deux autres auteurs allemands, Leyden et Möebius, sous le concept général de *dystrophia muscularis progressiva*. Il appuie sa démonstration sur l'unicité des réactions électriques et sur la similitude des anomalies du tissu musculaire analysées au microscope : grande variation de taille des fibres, dégénérescences variées, accroissement marqué du tissu conjonctif interstitiel. Ce regroupement sera plus ou moins accepté selon les écoles neurologiques, mais le terme de « dystrophie musculaire progressive » restera et témoignera de l'affirmation d'une pathologie propre au tissu musculaire dont l'origine héréditaire est déjà entrevue.

Âge d'or, et âge sombre de la pathologie musculaire

En une trentaine d'années, la pathologie musculaire humaine est née. Les descriptions des trois grandes myopathies vont être suivies de plusieurs autres, également restées classiques, toutes fondées sur la méthode anatomo-clinique. À Paris, l'encre de la *Révision nosographique des amyotrophies* à peine sèche, Pierre Marie propose d'individualiser, sous l'autorité de Charcot, une affection qui débute par les muscles des jambes, déborde sur les muscles proximaux des membres, affecte les petits muscles des mains, entraîne des déformations particulières des pieds, évolue très lentement, rend la marche difficile mais sans la compromettre totalement ; cette affection est liée à une atteinte des neurones et des nerfs correspondants. À la même date, 1886, à Cambridge, Tooth dépose également un mémoire sur ces atrophies péronières, et la postérité unira ces trois noms, Charcot, Marie et Tooth, pour les désigner. Dejerine, aidé de Sottas, répond à cette description quelques années plus tard par celle d'une neuropathie hypertrophique – les troncs nerveux étant anormalement durs et gros au palper –, dont les manifestations sont du même ordre, peut-être un peu plus sévères dans leur évolution. Par ailleurs, au milieu de discussions animées entre Joffroy et Dejerine, la syringomyélie trouve une place dans la genèse des amyotrophies frappant la main et le membre supérieur. Werdnig à Graz et Hoffmann à Heidelberg proposent à leur tour d'individualiser des amyotrophies très sévères du tout-petit, survenant après la naissance, responsables de graves hypotonies et d'une atteinte paralytique des quatre membres et du tronc, puis bientôt des muscles respiratoires, correspondant à une atteinte massive des neurones spinaux innervant tous ces muscles.

À Londres, Gowers, après avoir très remarquablement illustré la sémiologie clinique de la paralysie pseudo-hypertrophique décrite par Duchenne, note pour la première fois en 1902 la possibilité d'une atteinte des muscles distaux des membres comme traduction d'un processus myopathique. À la même époque, Batten observe pour la première fois des atteintes de l'enfant qui se distinguent des formes décrites par Duchenne et des atrophies décrites par Werdnig et Hoffmann, avec une atrophie et des rétractions tendineuses particulièrement sévères ; la nature myopathique de l'atteinte étant bientôt reconnue, un autre Anglais, Howard, baptisera cette forme *dystrophia muscularis congenita*, en écho aux concepts défendus par Erb.

À Moscou, Rossolimo reconnaît en 1902, chez l'adulte cette fois, une forme particulière de myotonie atrophique, touchant les muscles des mains, des jambes, du cou, du visage, dont Steinert donnera en 1909 une description complète, en insistant sur la difficulté de relâchement musculaire, la myotonie, qui s'y manifeste.

Si l'on ajoute à cette énumération des maladies musculaires particulières justement par l'intensité, la diffusion ou les modalités d'une telle atteinte myotonique, la description de la myotonie congénitale héréditaire par Thomsen en 1876 dans sa propre famille – au Schleswig-Holstein –, celle d'une paramyotonie par Eulenburg, à Berlin on se rend compte que la dernière partie du XIXe siècle et le tout début du XXe ont véritablement constitué un âge d'or pour la description des grandes entités de la pathologie musculaire[14]. La validité de ces descriptions, toutes fondées sur une analyse clinique minutieuse et des contrôles anatomiques a été dans son ensemble confirmée, nous le verrons, par les méthodes d'analyse les plus actuelles.

Pourtant, après 1910, une certaine obscurité retombe sur cette pathologie. Aux descriptions magistrales succède une profusion de formes annexes, de variantes cliniques, de formes « hautes » ou « basses », « précoces » ou « tardives », qui rendent vite confuse la nosographie de ces maladies. Certains concepts flous vont faire florès, comme celui de la myatonie proposé par Oppenheim en 1900[15] pour distinguer des enfants mous non atteints d'amyotrophie type Werdnig et Hoffmann, et que l'on utilisera à tort et à travers pour désigner les hypotonies de l'enfant. Cette période sombre, ou noire, de la pathologie musculaire devait durer près d'un demi-siècle. Les raisons de ce retour à l'obscurantisme sont aisées à analyser aujourd'hui : insuffisance des connaissances sur la biologie du tissu musculaire, sur le mécanisme de la contraction ou du relâchement musculaire, sur son innervation ; coupure presque complète entre les travaux des biochimistes et des cliniciens ; état encore balbutiant des mécanismes de la génétique humaine ; limitation des moyens d'investigation adaptés à cette pathologie ; enfin, caractère désespérant d'une pathologie sur laquelle aucune thérapie n'a prise... La pathologie musculaire est ainsi progressivement reléguée au fin fond des traités de neurologie ; on ne lui consacre, sauf exception, que quelques chapitres, où l'historique tient une bonne place et la physiopathologie n'est que mots et suppositions oiseuses.

Telle était, schématiquement bien sûr, la situation de la pathologie musculaire au milieu du XXe siècle. Pour les personnes qui souffraient dans leur chair d'une telle affection, au mieux elles recevaient une étiquette posée par un neurologiste averti, avec toute la prudence d'un diagnostic dont on mesurait souvent le caractère approximatif ; au pire, un verdict en un mot, « myopathie », synonyme de déclin progressif, de dégénérescence musculaire, de chaise roulante et d'asphyxie finale. Au mieux, un milieu familial accueillant ; au pire, une institution, un hospice. Toujours la solitude, le repli sur soi. Et un abandon thérapeutique pratiquement complet.

Tout a commencé à changer au milieu des années 1950. Une nouvelle période s'ouvrait, avec l'arrivée des outils et des concepts de la biologie cellulaire et bientôt ceux de la biologie moléculaire.

CHAPITRE 9

Le temps des explications

Treasure your exceptions...
William Bateson[1].

Milieu des années 1950 : l'aube

Quelques éclaircies avaient percé l'obscurité de la première moitié du XXᵉ siècle, tout au moins en ce qui concerne la pathologie musculaire humaine. En 1943, en pleine guerre mondiale, une généticienne anglaise, Sarah Bell, avait revu l'ensemble des cas familiaux de dystrophie musculaire rapportés dans la littérature médicale ; elle proposait pour la première fois une classification de ces maladies sur des bases génétiques, sous trois rubriques : les myopathies transmises selon un mode récessif lié au sexe correspondant aux myopathies décrites par Duchenne ; les myopathies transmises selon un mode autosomique dominant comme les myopathies facio-scapulo-humérales décrites par Landouzy et Dejerine et des myopathies transmises selon un mode autosomique récessif : cette dernière catégorie faisait toute l'originalité de ce travail. Cette classification ternaire sera reprise, après bien des discussions, par l'ensemble de la communauté médicale, après le travail fondateur de John Walton et

Fred Nattrass sur l'ensemble des cas de myopathies répertoriés dans le comté du Northumberland : les trois groupes de dystrophies musculaires y sont clairement désignés et le terme retenu pour désigner les myopathies autosomiques récessives est celui de « dystrophies des ceintures[2] », incluant en particulier les dystrophies juvéniles décrites par W. Erb. Ce terme connaîtra aussitôt une grande diffusion dans toute la communauté médicale.

Quelques autres publications ont fait date pendant cette période, comme celle, en 1936 d'un pédiatre hollandais, Pompe, qui décrivit une affection gravissime du tout-petit et découvrit que les muscles, le cœur, le foie étaient anormalement remplis de glycogène, soupçonnant aussitôt l'existence d'une anomalie biochimique à l'origine de cette maladie dramatique. En 1951, nous l'avons vu, un autre médecin anglais, Brian McArdle, sur la base d'analyses biochimiques et physiologiques d'un sujet souffrant d'une grave intolérance à l'effort musculaire, soupçonna également l'existence d'un défaut enzymatique dans la dégradation du glycogène musculaire.

Mais le véritable renouveau de la pathologie musculaire est facile à dater : 1956. Cette année-là vont en effet paraître deux publications, deux travaux effectués sur des bases anatomo-cliniques qui ouvrent de toutes nouvelles perspectives pour l'analyse des maladies musculaires humaines. Le premier travail est à nouveau dû à John Walton[3]. Celui-ci a repris dans les principaux hôpitaux de Londres tous les dossiers des enfants ayant présenté un tableau d'hypotonie grave à la naissance ou dans les premiers mois de leur vie. C'était alors un domaine horriblement confus, en particulier depuis qu'un neurologue allemand, Oppenheim, avait parlé au début du siècle de « myatonie » pour désigner des enfants hypotoniques distincts de ceux rapportés quelques années plus tôt par ses collègues Werdnig et Hoffmann, car capables d'évoluer favorablement : on avait vite rangé sous ce terme des affections très dissemblables. John Walton analysa 112 dossiers d'enfants pour lesquels il disposait de renseignements cliniques et anatomiques suffisants pour en définir le mécanisme physiopathologique et le devenir. Sur ces 112 enfants, 17 nés « mous » avaient effectivement eu une évolution que l'on pouvait considérer comme favorable ; cela redonnait corps à ce qu'avait entrevu Oppenheim. Pour les désigner, John Walton proposa un terme moins discrédité que myatonie, celui d'« *amyotonia congenita* ». Ce travail allait se révéler d'une grande fécondité.

La même année, un jeune clinicien américain, Milton Shy, analysait dans le laboratoire du grand neuropathologiste anglais John G. Greenfield à Queen Square, les fragments musculaires recueillis par biopsie d'une famille américaine dans laquelle trois générations d'enfants nés « mous » avaient eu une évolution relativement favorable. De musculature assez grêle, propice aux déformations squelettiques, ces enfants avaient cependant pu marcher, même tard, et mener ensuite une vie indépendante. La surprise de Shy et de Greenfield fut de découvrir que les fibres musculaires de ces enfants étaient curieusement anormales ; leur centre se colorait différemment, avec les techniques histologiques de l'époque, de leur périphérie. C'était la première fois qu'une maladie musculaire héréditaire se révélait par une anomalie de structure des fibres musculaires. Greenfield proposa de nommer cette affection d'un terme très imagé, parfaitement intraduisible en toute autre langue, de « *central core disease*[4] ». Bientôt, les pionniers de la cytochimie et de la cytoenzymologie dans le laboratoire de Pearse à Londres et de la microscopie électronique avec Hugh Huxley allaient s'intéresser à cette nouvelle et étrange maladie, et en révéler les détails intimes : une nouvelle classe de maladies musculaires était née avec ces travaux de John Walton, de Milton Shy et de John G. Greenfield.

Le mouvement était lancé. Les techniques de la biologie cellulaire pénétraient en force le monde de la pathologie musculaire, les biopsies musculaires se multipliaient, les techniques de cytoenzymologie se développaient, en particulier dans le groupe dirigé par Milton Shy à Bethesda[5] ; la microscopie électronique devenait nécessaire à l'évaluation de toute nouvelle pathologie musculaire ; les techniques d'analyse de l'innervation motrice terminale, appliquées aux prélèvements biopsiques humains, donnaient un éclairage nouveau à l'origine nerveuse ou primitivement musculaire des désordres tissulaires : la pathologie musculaire que l'on qualifiait alors de « moderne » s'épanouissait.

Si l'on devait donner une couleur à cette période où la biologie cellulaire a transformé l'approche des maladies musculaires, pourquoi ne pas parler de « période bleue » ? Après la période sombre, noire, de la première moitié du XXe siècle, le ciel se dégageait enfin. On reconnaissait sur ces bases plus claires, photographiables, les différentes catégories de myopathies : celles que l'on pensait liées à des anomalies du développement musculaire, comme la « *central core disease* » ; celles qui relevaient de dérèglements du métabolisme de la cellule musculaire – surcharges en glycogène, en graisses, ou anomalies mitochondriales ; celles qui résultaient d'un trouble de leur innervation ; celles dans lesquelles la jonction neuromusculaire était elle-même perturbée ; ou encore celles où dominaient les éléments d'une atteinte inflammatoire. Tout paraissait enfin beaucoup plus clair.

Embûches et difficultés

Pourtant, ces nouvelles approches trouvèrent vite leurs limites dans l'analyse du groupe le plus important et le plus sévère des maladies musculaires : celui des dystrophies, en particulier de la myopathie de Duchenne. Toute la communauté scientifique s'était mobilisée ; l'analyse histopathologique des biopsies s'était faite beaucoup plus précise, mais elle butait sur l'interprétation du mécanisme intime de cette myopathie. Il était enfin clair que les fibres musculaires subissaient un processus de nécrose, par lequel un segment de la fibre y perdait toute ordonnance régulière et disparaissait. Ce segment nécrosé était bordé de zones où la fibre musculaire était hypercontractée. Curieusement, ces segments nécrosés touchaient souvent plusieurs fibres musculaires adjacentes. En d'autres points du tissu musculaire, des îlots de fibres présentaient tous les caractères de la régénération. Entre les fibres, comme l'avait bien vu Duchenne, se développait une quantité anormale de tissu conjonctif. On avança plusieurs hypothèses pour expliquer ces nécroses : un trouble de la microvascularisation du muscle car les nécroses étaient souvent groupées en foyer[6] ; une atteinte de leur innervation car le nombre d'unités motrices, avec certaines techniques, paraissait diminué ; une anomalie de la membrane des fibres musculaires elles-mêmes car, en microscopie électronique, la membrane plasmique des fibres avait disparu en regard des secteurs nécrosés. Mais comment montrer avec certitude que cette disparition précédait la nécrose ? On explora de façon très fine les propriétés de cette membrane, sa fluidité, sa résistance aux chocs osmotiques. Les résultats étaient contradictoires d'un laboratoire à l'autre. Les arguments expérimentaux étaient ou trop simplistes ou non convaincants. On écrivit beaucoup, on fit beaucoup d'hypothèses pendant ces années... Jusqu'à ce qu'apparaisse une nouvelle façon d'aborder les choses. Non plus au niveau de la cellule elle-même mais directement au niveau du génome, de l'ADN porteur de l'information génétique.

1987 – la percée

Dès 1978, un jeune biologiste anglais, Williamson, avait entrevu la possibilité d'aborder directement le mystère de la myopathie de Duchenne par les moyens nouveaux de la génétique moléculaire[7]. Il y avait, dans cette aventure, plusieurs avantages techniques qu'il fallait exploiter. La transmission se faisait sur un mode récessif lié au sexe : le défaut était donc sur le seul chromosome X. Grâce à des observations singulières de myopathies de Duchenne survenues chez des petites filles, on avait vu que certaines d'entre elles étaient liées à des translocations chromosomiques, c'est-à-dire qu'un fragment du chromosome X était resté collé au cours de la division cellulaire à un autre chromosome. Or la cassure du chromosome X se faisait préférentiellement sur le bras court du chromosome, au lieu-dit p2-1 des cartes cytogénétiques du chromosome. Surtout, pour cerner ce locus chromosomique, de nouveaux outils étaient disponibles. On pouvait désormais couper l'ADN en petits morceaux grâce à des enzymes de restriction découverts par les spécialistes des microbes et des levures. La façon dont se coupait l'ADN avec une enzyme donnée variait selon les personnes et se transmettait des parents à l'enfant selon une logique mendélienne. Il suffisait donc de trouver les bons enzymes puis de repérer les fragments qui dans une famille se transmettaient selon les mêmes modalités que la myopathie.

Simple à dire, difficile à faire. Il fallut multiplier les enzymes, multiplier les migrations de fragments obtenus sur gel d'électrophorèse pour en apprécier la longueur, marquer ces fragments, calculer la probabilité de liaison de tel ou tel fragment avec la survenue de la myopathie dans la famille... Williamson et son équipe finirent par accrocher un premier fragment – une première sonde[8] – présentant une liaison suffisamment probable avec la maladie pour être localisé à proximité du défaut supposé du chromosome X. L'un de ses collègues, Whorton, à Toronto, isola bientôt une deuxième sonde, dont on pensa qu'elle se situait de l'autre côté du gène muté : grands progrès, technologiquement décisifs, mais encore insuffisants. Il fallait identifier le gène muté.

L'innovation biologique croisa alors l'originalité clinique. On savait en effet que la maladie de Duchenne pouvait survenir dans des conditions singulières. Une petite fille belge présentait une telle myopathie due à une translocation chromosomique[9] qui avait transféré le bout d'un chromosome X sur l'extrémité du chromosome 21 – extrémité dont on connaissait déjà, car elle codait pour une protéine identifiée, une immunoglobuline. L'équipe de Toronto qui allait se lancer dans l'étude de ce cas avait déjà quelques indications sur la séquence d'ADN voisine du secteur suspect. Il « suffisait » de l'isoler, puis de « marcher » lentement sur le chromosome pour rencontrer le gène de la myopathie de Duchenne.

À Boston, une autre équipe, menée par Lou Kunkel, retint une autre observation singulière : un jeune garçon présentait une myopathie de Duchenne associée à bien d'autres problèmes : une insuffisance congénitale de ses glandes surrénales, une rétinite pigmentaire, une anomalie de ses globules rouges, un retard mental et une sensibilité particulière de la peau aux infections bactériennes[10]. Drôle de curiosité, comme on en publie çà et là dans les annales médicales. Pourtant l'équipe de Boston privilégia une autre hypothèse : et si toutes ces anomalies ne relevaient que d'un seul et « immense » défaut de son ADN ? En d'autres termes : et si tout cela ne reflétait qu'un très grand « manque » dans l'ADN emportant non seulement le gène impliqué dans la myopathie de Duchenne mais aussi celui de la granulomatose chronique et de l'insuffisance surrénale congénitale ? Cette hypothèse devait se révéler exacte. Plus remarquable encore fut la méthode biochimique élégante que l'équipe de Lou Kunkel conçut pour connaître la composition de ce « trou » d'ADN en hybridant les brins d'ADN du chromosome défaillant à des chromosomes X normaux et en isolant les segments d'ADN qui n'avaient pas trouvé d'homologues.

La compétition entre les équipes de Boston et de Toronto fut rude pour parvenir à sortir le gène en premier. Celui-ci leur réserva quelques surprises, et d'abord sa taille. On discuta ferme pendant un temps sur la possibilité de deux gènes, tant était grande la distance entre les bornes. Finalement, ce furent les chercheurs de l'équipe bostonienne qui parvinrent les premiers à cloner le gène et à donner la séquence de l'ADN complémentaire codant. Pour en déterminer la localisation précise, et pour en affirmer la liaison à la myopathie, cette équipe eut recours à une coopération internationale inégalée dans son ampleur pour vérifier l'exactitude du locus proposé.

Les choses sont dès lors allées très vite : la taille étonnante du gène, sa composition, son ordonnancement sont définis. Surtout, son « produit » est enfin identifié : une protéine jusque-là inconnue, à laquelle l'équipe de Boston donne le nom de « dystrophine[11] ». Sa composition en acides aminés est déduite de celle de l'ADN complémentaire de la séquence génomique.

Les premiers anticorps levés contre certaines portions de cette protéine vont permettre à Eric Hoffmann de montrer qu'elle a une localisation membranaire et qu'elle manque effectivement aux fibres musculaires dans la myopathie de Duchenne.

Tout s'éclaire d'un coup : le mécanisme membranaire de la maladie, si longtemps discuté ; la possibilité de faire un diagnostic de certitude sur la biopsie des enfants ; la démonstration qu'une forme soi-disant bénigne de la maladie, décrite par Becker en 1955, n'est en fait qu'une variante de la même maladie ; la possibilité de définir les altérations du gène – le plus souvent des manques, des délétions – et d'en suivre la transmission dans la famille, de déterminer donc avec précision – enfin ! – si les femmes de la famille, tantes, sœurs, cousines, sont ou non susceptibles de transmettre la maladie ; la possibilité, dans les familles à risque, d'un diagnostic prénatal assuré, et non plus fondé seulement sur la détermination du sexe de l'enfant à venir et sur la probabilité qu'il soit atteint. C'est-à-dire la possibilité, dans ces familles, de programmer la venue d'un enfant en toute sécurité.

Le retentissement de cette découverte alla bien au-delà, c'était en effet la première fois qu'une maladie héréditaire était décryptée par une analyse directe du génome de l'ADN. Une nouvelle époque s'ouvrait, marquée par l'irruption en pathologie humaine de la génétique moléculaire.

Détour par la Tunisie et par Iowa City

Tout va dès lors s'enchaîner très vite, au moins en termes de progrès scientifique dans l'analyse de ces « dystrophies » musculaires qu'on ne savait jusque-là reconnaître – et à grand-peine – qu'à travers leurs traits cliniques. L'un des premiers exemples fut celui de myopathies qui ressemblaient de très près à celles de Duchenne, mais dont la transmission génétique n'obéissait pas aux mêmes règles : elles touchaient indifféremment filles et garçons et les parents ne présentaient aucun signe, aucune anomalie particulière : tout cela évoquait une transmission autosomique récessive. La fréquence de telles myopathies avait été remarquée avec beaucoup de justesse en Tunisie[12]. Un travail mené en commun devait permettre de souligner les similitudes et les quelques différences cliniques entre ces formes « tunisiennes » de myopathie et la maladie décrite par Duchenne. L'originalité de cette description paraissait solide, mais le mécanisme de l'affection tout aussi difficile à déchiffrer que celui de la maladie de Duchenne.

Cela se passait quelques années avant la découverte de la dystrophine. Lorsque celle-ci apparut, il fut très vite démontré que cette protéine était bien présente dans ces dystrophies tunisiennes, ou plutôt « maghrébines », car on ne fut pas long à repérer la fréquence de ces myopathies dans les autres pays du Sud et de l'Est méditerranéens. Du côté d'Iowa City, on travaillait dans une tout autre direction. L'équipe conduite par Kevin Campbell, en fractionnant les membranes des fibres musculaires pour en étudier les canaux calciques, remarqua que certaines protéines migraient avec la dystrophine dans les gels d'électrophorèse. Une, deux, trois, jusqu'à six protéines, pour la plupart glycosylées, furent ainsi découvertes[13]. Du côté de Tokyo, dans l'équipe d'Eijiro Ozawa, on faisait les mêmes constatations. Plus intéressant encore, lorsque la dystrophine était absente des préparations, comme dans les tissus musculaires d'enfants atteints de myopathie de Duchenne, ces protéines disparaissaient. Cette association étroite avec la dystrophine suggérait qu'elles jouaient un rôle physiologique important, par exemple dans l'amarrage de la dystrophine dans la membrane des fibres musculaires. Il n'était donc pas difficile de penser que l'absence ou la défaillance de l'une ou l'autre de ces nouvelles protéines pouvait entraîner quelque chose de comparable à la maladie de Duchenne.

Dès que le contact fut établi entre notre équipe parisienne et celle d'Iowa City, les coupes de biopsie musculaire provenant de petits enfants atteints de ces dystrophies maghrébines se mirent à voyager régulièrement au-dessus de l'Atlantique. Très vite, Fernando Tomé dans notre équipe s'aperçut qu'il existait bien une défaillance de l'une de ces protéines dans les myopathies « maghrébines ». Par référence à cette origine géographique, on l'a baptisée « adhaline », « *adhal* » voulant dire « viande, chair » en arabe. Dès lors, les schémas proposés par Kevin Campbell ou par Eijiro Ozawa, prenaient une importance toute particulière pour l'identification moléculaire de ces myopathies.

L'absence d'adhaline étant relativement facile à mettre en évidence sur les biopsies musculaires, on s'aperçut que ces myopathies existaient également de ce côté-ci de la Méditerranée. Et d'un apparent désaccord devait naître un nouveau progrès. Lorsque les myopathies « tunisiennes » furent localisées sur le génome, ce fut en un endroit, sur un chromosome différent de celui sur lequel on localisait le gène codant pour l'adhaline. Le défaut en adhaline n'était donc pas le défaut premier des myopathies tunisiennes, mais était lié sans doute à la défaillance d'une autre pièce du puzzle. On découvrit alors en France une famille[14] – dont quatre enfants étaient atteints – localisée cette fois au locus présumé du gène de l'adhaline sur le chromosome 17 ; des mutations furent découvertes dans le gène : plus d'erreur possible : certaines de ces myopathies étaient bien liées au gène de l'adhaline. Mais les autres ? Les tunisiennes ? Lorsqu'une autre pièce du complexe protéique fut localisée sur le même chromosome que les myopathies tunisiennes (chromosome 13), à nouveau des mutations furent mises en évidence confirmant leur lien de causalité avec ces myopathies. Deux pièces de ce complexe, désormais désignées par le terme de « sarcoglycanes », se voyaient ainsi attribuer un rôle dans les dystrophies de l'enfant. On leur attribua les lettres α et γ. Pour les deux autres pièces, β et δ, il fallut attendre un tout petit peu plus de temps.

Sur les pentes de la Fournaise

Les chemins de la découverte en médecine sont souvent surprenants. Ils passent cette fois par l'île de la Réunion.

Voilà une île volcanique déserte jusqu'à ce que les marins et les soldats du royaume de France lui trouvent quelque intérêt stratégique : la route des Indes passait par là, la compétition avec les Anglais n'était pas de pure forme. De plus, tout poussait sur cette île : le moka, les épices, les fruits, puis la canne ; l'eau douce y coulait à profusion, les bêtes venimeuses n'existaient pas. L'île prospéra vite au XVIIIe siècle ; on importa de Madagascar, des côtes africaines et indiennes, des hommes et des femmes dont la force, les bras étaient précieux. L'île fut découpée en longues propriétés qui partaient du sommet des montagnes pour descendre jusqu'au battant des lames : la prospérité. Las ! Politique et guerres n'épargnèrent pas ce paradis. À la Révolution, elle perdit son nom d'île Bourbon pour devenir, plus prosaïquement, île de la Réunion (avec la Métropole) ; elle passa encore quelque temps sous le contrôle des Anglais avant de revenir, saccagée, dans le giron français. Déjà on avait parlé d'abolir l'esclavage... Le choc arriva un peu plus tard, en 1848. Nombre de « petits

Blancs », dont les propriétés s'étaient réduites au fil du temps et des héritages, refusèrent cette évolution et partirent s'établir « dans les Hauts », c'est-à-dire sur les pentes des cirques volcaniques au pied de la Fournaise, pour rêver à de nouveaux domaines échappant à la loi républicaine.

Pourquoi ce détour historique, pourquoi cette évocation sommaire du destin de la population réunionnaise ? Quel lien avec les dystrophies musculaires, les myopathies ? Il passe par la création de ce qu'on nomme aujourd'hui un « isolat génétique ». La migration des « petits Blancs » vers les Hauts de l'île fut en effet un échec économique. Sur les flancs du volcan, l'existence s'avéra vite difficile. Coupés de la population générale de l'île qui vivait sur la côte, sur le pourtour de l'île, les « petits Blancs des Hauts » furent rapidement contraints aux unions endogamiques. Pratiquement impossible de ne pas s'unir avec quelqu'un qui n'était pas un lointain parent.

Juillet 1987 : invité à l'île de la Réunion par l'association locale de lutte contre les myopathies pour examiner les personnes atteintes de problèmes musculaires, quelle ne fut pas ma surprise à l'hôpital de Saint-Pierre, de trouver rassemblées une quinzaine de personnes, qui se connaissaient bien les unes les autres, et présentaient toutes les apparences de cette « dystrophie des ceintures » décrite par Erb à Heidelberg en 1884, reprise par John Walton en 1954, mais dont l'existence et l'autonomie comme maladie musculaire était discutée par les meilleurs experts[15] ?

Toutes ces personnes avaient présenté à partir de leur adolescence, ou un peu plus tard, la même faiblesse des muscles de leurs ceintures scapulaire et pelvienne, avec une topographie d'atteinte très particulière. L'évolution n'était pas très rapide, mais régulière, et beaucoup devaient utiliser un fauteuil roulant, lorsqu'elles en avaient un, dès leurs vingt ans ; leur souffle, leur cœur restaient bons. Leur coopération fut aussitôt acquise pour tenter de comprendre cette maladie qui frappait leurs familles. Dresser les arbres généalogiques n'était pas toujours facile, car on retrouvait les mêmes patronymes dans presque toutes les familles... On pensait même qu'elles avaient un ancêtre commun, un certain Antoine Payet, qui aurait débarqué sur l'île en 1647. Ces parentés lointaines, mais certaines, cette homogénéité de l'atteinte clinique, tout était propice à une nouvelle enquête de génétique moléculaire.

L'équipe du Centre d'études du polymorphisme humain de Jean Dausset s'engagea avec grande énergie dans cette aventure et un premier succès se dessina après environ une année de travail acharné : la maladie, la dystrophie des ceintures « mappait », c'est-à-dire était localisée sur le chromosome 15. Un chromosome qui jusque-là n'était pas concerné par ce type de pathologie. Sur les biopsies de ces Réunionnais, la dystrophine était bien présente, comme les autres protéines liées à la dystrophine. Quel était le gène, quelle était la protéine en cause ? La suite de l'histoire fut un peu plus longue et complexe que les premières étapes. Le nombre des personnes, des familles identifiées à la Réunion ne permettait pas d'aller plus loin qu'une localisation assez grossière sur la carte du chromosome 15. Il fallait trouver d'autres familles.

Encore un détour, cette fois par les Amish

Il fallait chercher dans le monde entier d'autres personnes atteintes de « dystrophie des ceintures » liée au chromosome 15. Or, dans le milieu des années 1960, les observations de familles atteintes de dystrophie des ceintures avaient été rapportées dans la littérature médicale au sein de la communauté amish, et l'un des auteurs de cette publication, généticien, Gene Jackson, avait gardé ses entrées dans cette communauté au nord de l'Indiana. Les généticiens d'Indianapolis avaient déjà noté que ces myopathies pouvaient être « liées au 15 ». Il fallait donc voir, examiner ces personnes. Expédition mémorable, rendue possible grâce à la personnalité chaleureuse de Gene Jackson : la plongée dans cette communauté, où tous les impératifs religieux étaient scrupuleusement observés, l'odeur d'encaustique dans les maisons, les livres de poésie, les chevaux, les « dingies », les vêtements, les coiffes, nous étions revenus au XVIIIe siècle[16]. Pour le bien de l'humanité, ces familles, qui en raison de leurs règles communautaires ne pouvaient tirer aucun bénéfice de ces études, acceptèrent de se laisser examiner, à travers leurs vêtements, et dans leurs maisons : leur atteinte était bien semblable à celle des personnes de la Réunion.

Mais ces enquêtes génétiques réservèrent des surprises. Pour une partie de la communauté, vivant au sud de l'Indiana, atteinte également de myopathie, la maladie n'était pas liée au chromosome 15 mais à un locus situé sur le chromosome 4. Or, au même moment, deux groupes de chercheurs localisaient sur ce même locus chromosomique l'une des pièces du complexe membranaire des sarcoglycanes. Il fallait également voir ces personnes ; effectivement leur atteinte était cliniquement un peu différente de celle de leurs cousins du nord de l'État d'Indiana. Ces familles étant moins strictes dans leur observance des règles communautaires, deux personnes acceptèrent de subir une biopsie de leur tissu musculaire : les fibres musculaires étaient déficientes en une nouvelle sarcoglycane, qui reçut le sigle β.

D'autres familles vinrent s'ajouter aux familles réunionnaises et amish, venant cette fois du Brésil, grâce aux travaux des cliniciens et généticiens de São Paulo. L'analyse de tous ces ADN dans la région du chromosome 15 permit cette fois de rétrécir l'intervalle dans lequel se situait le gène de la « dystrophie des ceintures ». À moins d'un centimorgan, on pouvait commencer à chercher des séquences s'exprimant spécifiquement dans le tissu musculaire. Et ce fut la découverte par J. Beckmann et son équipe d'un gène codant pour une protéine musculaire qui n'avait jusque-là jamais été impliquée dans un processus pathologique quelconque[17]. Seule une équipe de biochimistes japonais s'était intéressée à cette calpaïne, protéase dont l'activité dépendait de la présence d'ions calcium et qui agissait à des concentrations infinitésimales. Des mutations furent bientôt identifiées chez les personnes réunionnaises, dans la communauté amish, dans les familles brésiliennes... avant d'être retrouvées en France métropolitaine, au Pays basque, puis au Japon, en Turquie, en Croatie, au Royaume-Uni, etc.

La « dystrophie des ceintures autosomique récessive » du type décrit par Erb avait enfin conquis son autonomie ; elle avait sa propre explication moléculaire, distincte des autres myopathies.

De proche en proche

Dystrophine, adhaline, calpaïne, la litanie des gènes et des protéines impliqués dans les myopathies héréditaires ne devait plus cesser de s'allonger. Le champ des dystrophies en a été complètement transformé.

L'un des groupes, initialement le plus difficile à cerner dans toute cette pathologie, était celui, frappant, des petits enfants, nés mous, mais avec de graves rétractions de leurs membres, incapables de se redresser, de marcher et dont la survie était vite menacée par la faiblesse de leur souffle et la gravité de leur scoliose. L'analyse des biopsies de leurs muscles avait toujours frappé leurs observateurs par l'accroissement remarquable du tissu conjonctif autour des fibres musculaires, accroissement qui prenait le pas sur le processus de nécrose visible dans les premiers stades de la maladie ; l'idée était venue d'aller y chercher la clef de leur mécanisme. Malgré les difficultés devant la gravité de la maladie, il fut décidé de part et d'autre de la Manche de s'attaquer à ce problème.

Accrochée au complexe protéique formé par la dystrophine et ses protéines associées – sarco- et dystroglycanes –, une laminine appartenait au feutrage conjonctif entourant la fibre musculaire. Lorsque sa structure fut mieux comprise, lorsque des anticorps furent disponibles pour en détecter la présence ou les anomalies, lorsque des prélèvements musculaires furent soigneusement sélectionnés, tout s'éclaira d'un coup, un matin, dans un petit recoin de notre laboratoire... Chez certains enfants atteints de ces dystrophies congénitales, cette laminine manquait. Visages tendus, mais radieux, de Fernando Tomé, de Teresinha Evangelista... Contrôles, recontrôles, autres anticorps, autres biopsies, il y avait bien manque d'une laminine, la mérosine dans les biopsies de ces enfants. Il fallut encore beaucoup de travail pour bien localiser le gène, puis identifier les mutations responsables... et réaliser que ce n'était que le début d'une nouvelle histoire aux rebondissements multiples[18].

Un peu plus loin de nous, au Japon, un autre épisode de ce chapitre se déroulait. En 1960, une dystrophie musculaire congénitale avait intrigué un grand pédiatre, Yukio Fukuyama, par sa sévérité particulière. Non seulement les enfants étaient profondément touchés dans leurs fonctions motrices et ne pouvaient que se traîner sur les fesses, mais ils présentaient un très grand retard mental, à peine capables en général de prononcer quelques mots. Les examens attentifs du pionnier de la neuropédiatrie japonaise et de son équipe avaient montré la gravité des malformations cérébrales qui accompagnaient l'atteinte musculaire. Cette dystrophie, apparemment transmise sur un mode autosomique récessif, était particulière et fréquente au Japon. Cela permit le démarrage d'une enquête de génétique moléculaire. La localisation chromosomique fut vite connue grâce à l'observation singulière d'un petit enfant qui présentait non seulement cette atteinte musculaire, mais aussi une affection cutanée très rare dont la localisation était connue. Ce travail d'identification du gène fut plus difficile. Lorsqu'il aboutit, on s'aperçut qu'il s'agissait d'un mécanisme très original d'altération du gène, et en reconnaissance de la sagacité du clinicien qui avait permis cette découverte, on nomma la protéine manquante « fukutine[19] ».

Depuis ces travaux initiaux, bien d'autres dystrophies musculaires congénitales ont été identifiées, par leur formule clinique, par leur association à d'autres altérations nerveuses, oculaires, par leur caractérisation histologique, immunocytochimique et moléculaire. Ces travaux se poursuivent aujourd'hui.

D'autres énigmes, résolues, ou à résoudre.

1987 fut l'année de la percée de la génétique moléculaire. Où en est-on quelque quinze années plus tard ? Presque toutes les « grandes » maladies neuromusculaires sont connues par leur gène et leur défaut moléculaire (*Fig. 22*).

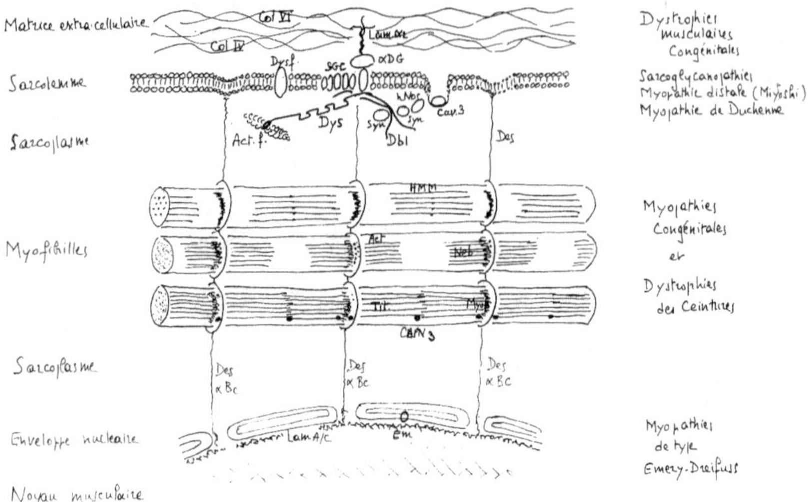

FIGURE 22

À main levée, une chaîne d'explications pour le mécanisme des principales myopathies, de la matrice extracellulaire à l'enveloppe du noyau musculaire. Protéines impliquées : dans la matrice extracellulaire, les collagènes VI et IV (Col VI, Col IV), et la laminine α_2 (mérosine). Dans le sarcolemme, le complexe des quatre sarcoglycanes (SGC), l'α-dystroglycane (αDG), la dysferline (Dysf.), la cavéoline 3 (Cav.3). Sous le sarcolemme, la dystrophine (Dys) et les protéines associées : syntrophines (Syn), dystrobrévine (Dbs), la n-nitric oxydase (nNos). Au niveau des myofibrilles, les myosines (HMM), l'actine (Act), la nébuline (Neb) la titine (Tit), la myotiline (Myot). La calpaïne 3 a deux sites de fixation sur la titine. Autour des myofibrilles, du sarcolemme au noyau, les filaments de desmine (Des) auxquels sont associées des protéines chaperonnes comme l'αBcrystalline (αBc). Dans la membrane interne de l'enveloppe nucléaire, l'émerine (Em) et sous celle-ci, la lamine A/C.
À chacune de ces protéines est associée une (ou plusieurs) myopathies en cas de déficience. Ces explications ne concernent que les protéines de structure. Ne figurent pas ici les canaux ioniques inclus dans le sarcolemme ou les tubules transverses, ni les protéines des citernes réticulaires, ni les protéines présentes dans le sarcoplasme, ni les complexes protéiques intramitochondriaux...

Pour nombre de ces affections héréditaires, les études de génétique moléculaire n'ont fait que confirmer une autonomie que les cliniciens et les histopathologistes avaient déjà construite.

Ce fut la précision de ces travaux clinicopathologiques qui permit de constituer des groupes homogènes de patients, et donc de rendre possibles ces analyses. Les exemples sont nombreux. Peut-être l'un des plus remarquables fut-il l'analyse de cette myopathie oculo-pharyngée à l'âge mûr, fréquente au Québec sur les rives sud du Saint-Laurent, où une famille d'origine normande l'aurait importée. L'analyse clinique et le recensement des personnes atteintes furent menés avec beaucoup d'énergie dans les années 1960 par un neurologue de Montréal, André Barbeau, passionné par l'histoire de ces pauvres personnes qui se laissaient mourir de faim tant devenait pénible leur déglutition. Après sa disparition, son œuvre fut poursuivie par ses élèves et une collaboration étroite se noua avec notre équipe, lorsque furent découvertes dans des familles françaises des lésions musculaires spécifiques de ce type d'affection. Une enquête épidémiologique fut alors reprise au Québec par Jean-Pierre Bouchard et l'analyse de grandes familles québecoises permit à Bernard Brais et Guy Rouleau de découvrir l'anomalie génétique de cette myopathie. Celle-ci était très particulière, avec un triplet de bases répétitif dans un gène codant pour une protéine nucléaire, rapprochant ces myopathies d'autres affections neurodégénératives comme la chorée de Huntington.

Pour d'autres affections, un autre phénomène apparut bientôt : un même gène pouvait être en cause dans des expressions cliniques étrangement différentes. Ce fut par exemple le cas des amyotrophies distales neuropathiques de type Charcot-Marie-Tooth et des atteintes paralytiques consécutives à une compression des troncs nerveux... Ce fut également celui des myopathies que l'on désigne encore par le nom des médecins qui ont eu la sagacité de les identifier, Emery et Dreifuss. Ces deux médecins avaient été appelés à examiner les membres d'une grande famille de Virginie dans laquelle l'atteinte musculaire se transmettait, comme dans les myopathies de Duchenne ou de Becker, selon un mode récessif lié au sexe, c'est-à-dire seulement par les femmes à leurs enfants de sexe masculin. Mais ils furent frappés par la différence de leur présentation avec ces myopathies de Becker : l'atteinte motrice comportait de curieuses rétractions qui fixaient leurs coudes à angle droit, leur tête en arrière, leurs pieds en équin ; la gracilité musculaire se voyait surtout au niveau de leurs jambes et de leurs bras ; et l'atteinte myocardiaque était majeure, constante, avec de gros troubles du rythme cardiaque... L'analyse génétique de telles familles, conduite à Pavie par l'équipe de Daniela Toniolo, devait permettre l'identification d'un gène situé effectivement sur le chromosome X, mais curieusement la protéine en cause, à laquelle on donna le nom d'émerine, était localisée non à la périphérie de la fibre musculaire, mais sur l'enveloppe des noyaux musculaires.

Cependant, toutes les myopathies de type Emery-Dreifuss n'étaient pas transmises selon ce mode récessif lié au sexe. Certaines l'étaient suivant un mode autosomique dominant, indépendamment du sexe, mais leur présentation clinique était identique. Tel était le cas de deux personnes, d'une famille normande, venues consulter à quelques années d'intervalle pour leur atteinte musculaire, alors qu'elles avaient reçu chacune une greffe cardiaque. L'histoire retiendra qu'elles ne connaissaient pas ce lien de parenté avant leur consultation. C'est la reconstitution minutieuse de leurs arbres généalogiques qui permit de retrouver ce lien. L'enquête familiale qui suivit fit découvrir un nombre important de personnes atteintes et l'une des surprises fut de constater que certaines n'avaient qu'une atteinte de leur cœur, sans faiblesse ni rétractions de leurs membres. L'analyse génétique de cette famille, et de quelques autres identiques, conduite par Gisèle Bonne et son équipe, amena à incriminer un autre gène, codant lui aussi pour une protéine de l'enveloppe nucléaire, une lamine... Des mutations furent identifiées, et on découvrit bientôt que de telles mutations pouvaient se rencontrer chez des personnes présentant une curieuse distribution de leur tissu adipeux, ou des anomalies de leur peau, de leur visage, de leur stature, leur donnant l'apparence d'un vieillissement extrême alors qu'il ne s'agissait encore que d'enfants... Cette histoire, initiée à partir d'un gène de myopathie, est l'une des plus illustratives du polymorphisme clinique que peut revêtir l'expression d'un gène muté[20].

Le contraire est également possible : une même atteinte clinique peut relever de mécanismes géniques variés. Nous l'avons vu avec les différentes protéines sarcoglycanes. C'est également le cas de ces atteintes musculaires, souvent graves, de l'enfant, où les cellules musculaires se remplissent de bâtonnets très reconnaissables en microscopie électronique par leur similitude de structure avec la strie Z des myofibrilles : pas moins de six gènes distincts ont été impliqués dans ces « myopathies à bâtonnets », ou « némaline myopathies ».

C'est encore plus marqué pour ces atteintes amyotrophiantes frappant les extrémités des membres, auxquelles on adjoint, comme nous l'avons évoqué, les noms de Charcot, de Marie et de Tooth : près d'une vingtaine de gènes sont aujourd'hui en cause, dont à nouveau le gène de la lamine A/C que nous venons de rencontrer... C'est enfin le cas de ces atteintes du muscle cardiaque, de ces cardiomyopathies hypertrophiques, éventuellement responsables de mort subite chez des sujets jeunes et sportifs, pour lesquelles de nombreux gènes sont impliqués, dont ceux codant pour une myosine cardiaque ou pour les protéines liées à la myosine, comme l'ont montré en particulier les travaux de Ketty Schwarz et de Lucie Carrier[21].

Les variantes sont infinies. Nous avons vu la place historiquement importante tenue par la *central core disease* décrite par Milton Shy et Kenneth Magee. Le gène en cause est en fait le même que celui intervenant dans la susceptibilité dramatique à l'hyperthermie maligne. Un clinicien australien avait souligné dans les années 1970 la possibilité de cette association. L'analyse fine de la distribution des mutations de ce gène de grande taille, codant pour une protéine dont le rôle est majeur dans les flux calciques intracellulaires, le récepteur moléculaire de la ryanodine, a montré en fait que selon la localisation de la mutation, l'expression penchait tantôt vers la susceptibilité à l'hyperthermie, tantôt vers la *central core disease*[22].

Enfin tout n'est pas aujourd'hui éclairci. Il demeure des atteintes musculaires, nerveuses ou cardiaques, dont le mécanisme génique n'est toujours pas connu. Soit qu'il s'agisse d'atteintes mal identifiées sur le plan clinique, soit que la maladie persiste à déjouer les ruses des chercheurs, telle la myopathie décrite par Landouzy et Dejerine il y a presque cent vingt ans. Son défaut a été localisé, après beaucoup d'efforts, sur la pointe terminale (le télomère) du chromosome 4, et le mode d'altération a été bien précisé – il ne s'agit plus d'addition de répétitions de bases, mais de soustraction de petits segments génomiques –, toutefois le ou les gènes en cause ne sont toujours pas identifiés, et le mécanisme moléculaire de l'atteinte des fibres musculaires n'est toujours pas connu.

De tels bouleversements ne peuvent survenir sans obliger à jeter un regard nouveau sur les classifications proposées par les cliniciens pour nommer et reconnaître les différentes atteintes myopathiques. Il y eut d'heureuses innovations, lorsque la définition génétique et moléculaire a été ajoutée sans trop de problèmes aux dénominations cliniques antérieures. Il y eut aussi de véritables régressions vers une confusion nosologique que l'on croyait révolue. Ce fut le cas pour les dystrophies musculaires dites « des ceintures ». Nous avons vu que l'avènement des biopsies musculaires avait déjà jeté un discrédit fâcheux sur ce groupe de myopathies, le diagnostic en étant porté avec trop de facilité. Lorsque les gènes, non seulement celui de la dystrophie « réunionnaise », mais aussi ceux de myopathies présentant une atteinte musculaire proximale ou distale de leurs membres ont été identifiés, on ne put résister à en établir une liste grossièrement chronologique, à leur affecter un numéro et une lettre, et la liste s'allongea peu à peu... Effet de mode ? Facilité de classement informatisé ? le procédé s'est curieusement imposé... Le maintien de cette « classification » surprend, car les maladies ne se ressemblent guère au plan clinique, et nombre de ces dystrophies seraient aujourd'hui mieux à leur place dans d'autres groupes pathologiques. Ceci est certainement nuisible au travail des cliniciens. Convient-il de rappeler qu'une nosologie claire et précise reste le socle de toute investigation pathologique, comme le précisait Charcot en exergue de ses *Leçons du mardi* ?

Les animaux aussi

Il ne faudrait surtout pas considérer que nous seuls, êtres humains, sommes susceptibles d'être affectés par des désordres génétiques touchant le système neuromusculaire. Il y a bien des années que, dans les grands centres d'élevage mis en place pour les besoins des laboratoires, on a vu apparaître des petites souris dont la mobilité était réduite, le dos voûté, les pattes traînantes, et la vie écourtée. La pratique d'examens de leurs constantes sanguines, et de la structure de leur tissu musculaire, a permis de reconnaître qu'elles étaient atteintes des mêmes anomalies que les enfants : la même déficience en mérosine pour la souris dy/dy, la même déficience en dystrophine pour la souris mdx, les mêmes lésions nerveuses que dans les amyotrophies Charcot-Marie-Tooth pour le mutant « Trembler », etc.

Les souris ne sont pas les seules : chiens, chats, bovins, chevaux sont de mieux en mieux reconnus par les vétérinaires spécialisés. Un chien golden retriever, un chat peuvent être déficients en dystrophine et présenter de graves troubles musculaires et cardiaques ; un cheval, de belle musculature, peut être sujet à des attaques brutales de paralysie périodique ; des chèvres peuvent s'effondrer comme tétanisées au passage d'un train, en proie à une contracture myotonique de tous leurs muscles. Des poulets, des cailles peuvent être atteints de myopathie.

On conçoit l'intérêt de ces modèles animaux pour résoudre les énigmes de la pathologie humaine et tenter de corriger ces déficiences génétiques[23]. Il est si grand que l'on a vite saisi l'importance d'en créer de nouveaux, à la demande, par transgenèse, c'est-à-dire par manipulation génétique des cellules reproductrices de l'animal, fécondation *in vitro* et réimplantation *in utero*. Toute une panoplie de procédés a été mise au point pour permettre d'exprimer la mutation dans un tissu donné, ou à un moment donné du développement. Chez les mammifères, mais aussi chez le petit ver *Caenorhabditis elegans*, le poisson-zèbre ou chez la mouche drosophile.

La chair de nos lointains cousins animaux est donc susceptible de présenter les mêmes désordres que notre pauvre chair. Cela nous a permis de mieux comprendre comment la nôtre s'était faite. Et de tenter de la réparer en cas de nécessité.

CHAPITRE 10

Comment la chair s'est faite

> Il n'y a qu'une substance... dans l'homme, dans l'animal. La serinette est de bois, l'homme est de chair. Le serin est de chair, le musicien d'une chair diversement organisée, mais l'un et l'autre ont une même origine, une même formation, les mêmes fonctions et la même fin.
>
> Denis DIDEROT (*Le Rêve de d'Alembert*).

Première vue d'ensemble : similitudes et différences

Ne perdons pas de vue une notion essentielle, quantitative : tout part de la rencontre et de la fusion de deux cellules formant, après quelques divisions, une boule minuscule, un tout petit paquet de cellules ; à l'arrivée, cela fera quelques grammes de muscle chez une grenouille, quelques dizaines de grammes chez une souris, quelques dizaines de kilos chez un homme, plusieurs centaines de kilos de viande chez un bœuf et quelques tonnes de chair blanche chez la baleine bleue. En nombre de cellules, les différences sont certes un peu moins grandes, car la taille, la longueur, le diamètre des fibres musculaires varient sensiblement d'une espèce à l'autre, mais le nombre – très mal connu – des cellules musculaires n'en reste pas moins, comme pour la plupart des tissus, affecté de coefficients réellement astronomiques.

À la différence des autres tissus, les cellules qui vont former le tissu musculaire ne restent pas dans leur grande majorité isolées : après une phase initiale de multiplication, elles vont s'aligner, se disposer côte à côte, puis à la queue leu leu pour fusionner les unes avec les autres et former de longues fibres contenant de très nombreux noyaux, de très longs rubans, très fins, dont la striation régulière avait émerveillé Leeuwenhoek. Cela pour les fibres formant les muscles des membres, les muscles squelettiques. Les choses se passent différemment pour le cœur : les cellules se disposent bout à bout, s'accolent mais ne fusionnent pas. Quant au tissu musculaire formant la paroi des vaisseaux et des viscères, les cellules restent lisses – entendons sans striation visible – et isolées les unes des autres.

Enfin, particularité majeure du tissu musculaire squelettique, les longues fibres musculaires ne restent pas indépendantes : elles reçoivent une innervation. D'autres fibres, appartenant au système nerveux, dont les corps cellulaires sont cachés dans la moelle épinière ou le tronc cérébral, entrent en contact avec elles pour former de véritables synapses, jonctions neuromusculaires qui, selon les cas, les territoires musculaires, les espèces, seront uniques ou multiples, simples ou ramifiées. Cela de nouveau pour la chair attachée à notre squelette, nos membres. Pour le cœur, pour les muscles lisses, point de contact mais une innervation d'un autre type qui reste à courte distance des cellules musculaires et repose sur la libération aminergique et non cholinergique[1].

Pour suivre toutes les étapes de ce développement, les méthodes classiques sont celles de l'embryologie, avec étude minutieuse, cartographiée sur coupes à chaque stade, marquage chaque fois que possible des lignages cellulaires, repérage des connexions qui s'établissent avec les cellules ou tissus voisins. Méthode essentielle, nécessitant un soin extrême dans la manipulation des embryons comme dans l'observation. Pour le tissu musculaire, comme aujourd'hui pour de nombreux tissus, cette méthode se double de la possibilité de suivre les toutes premières étapes de ce développement sous l'objectif du microscope, c'est-à-dire en véritable culture, après ensemencement par des cellules dont le devenir est musculaire. On les désigne généralement comme des cellules myogéniques.

Ce que l'on peut voir dans les boîtes de Pétri

Expérience très simple, même si elle est difficile. Réussie pour la première fois par un chercheur de l'Université de Saint-Louis, Bischoff. Mettons dans une boîte de Pétri, sous l'objectif d'un microscope (ou plutôt sur l'objectif d'un microscope inversé), une fibre musculaire isolée, baignant dans un milieu approprié. Regardons-la, photographions-la à intervalles réguliers. Au bout d'un moment, on voit se détacher de la fibre une puis plusieurs cellules fusiformes, ne comportant qu'un noyau, qui vont migrer à une petite distance de la fibre musculaire, puis proliférer. Explantées, c'est-à-dire remises dans une autre boîte de Pétri, ces cellules vont reformer des fibres musculaires.

Ces cellules qui sortent de la fibre musculaire ne sont pas des inconnues : elles ont été décrites pour la première fois en microscopie électronique par Mauro, qui nota la présence à la périphérie des fibres musculaires de cellules allongées, avec un noyau volumineux et peu de cytoplasme, situées sous la même enveloppe, la même membrane basale que la fibre musculaire mais indépendantes d'elle, séparées par un court interstice de quelque 20 nm sur toute leur longueur. On avait noté assez tôt que les noyaux de ces cellules, par opposition à ceux de la fibre musculaire, pouvaient entrer en division mitotique et donc que ces cellules étaient susceptibles de se multiplier. Ce sont elles qui se détachent de la fibre musculaire dans l'expérience précédente.

En fait, il est apparu très vite que ces cellules appartenaient bien au lignage musculaire, mais qu'elles étaient restées en dehors du processus de fusion, attendant des jours meilleurs pour exprimer leur capacité de fusion et de synthèse de protéines contractiles. Nous verrons bientôt (chapitre 11) toute l'importance de ces cellules satellites dans les processus de régénération et de réparation du tissu musculaire squelettique.

Prenons donc un explant de tissu musculaire : les cellules satellites vont sortir de l'explant, migrer, se diviser jusqu'à un certain moment. On les voit bientôt s'aligner, se disposer à la suite les unes des autres, entrer en contact, et puis subitement fusionner. Cellules à deux noyaux, puis bientôt à noyaux multiples, aux prolongements étoilés, dans lesquelles apparaît bientôt la striation caractéristique des myofibrilles. Si l'on prolonge l'expérience, ces myotubes repérables par la striation de leurs myofibrilles vont se contracter de façon un peu anarchique, asynchrone. Par contre, si on cultive ce tissu musculaire en présence d'un explant de moelle épinière contenant des cellules nerveuses motrices, des contacts vont s'établir entre fibres nerveuses et fibres musculaires, la différenciation des fibres musculaires va se poursuivre, emplir les myotubes, les noyaux musculaires vont, comme au cours du développement embryonnaire, se marginaliser, devenir periphériques, et des contractions d'une belle amplitude vont y apparaître jusqu'à être visibles non seulement au microscope, mais à l'œil nu dans la boîte de Pétri. Ces cocultures nerf-muscle nécessitent un soin particulier, mais elles permettent de suivre *in vitro* les premières étapes cellulaires du développement du tissu musculaire.

Ces cultures sont donc un outil majeur pour analyser les mécanismes impliqués dans les premiers stades de formation du muscle : pour la multiplication des cellules tout d'abord, il y a en quelque sorte antagonisme entre prolifération et différenciation des cellules ; un simple changement de milieu de culture (modification du sérum ou addition d'extraits embryonnaires) bloque la prolifération et induit la différenciation. Cela conduisit à identifier toute une série de facteurs présents dans ces sérums qui augmentent cette multiplication. Pour la fusion des cellules myogéniques ensuite : le blocage de la multiplication induit presque instantanément un processus complexe de fusion, dans lequel nombre de protéines sont impliquées, pour la plupart dépendantes de l'ion calcium, comme les protéines d'adhésion cellulaires, les cadhérines[2]. Ce sont des glycoprotéines : l'inhibition de leur glycosylation bloque le processus de fusion. Enfin, pour la différenciation de la cellule avec l'expression des protéines contractiles selon une séquence particulière : nous reviendrons plus loin sur les facteurs qui déterminent cette différenciation. Les cultures couplées nerf-muscle permettent en outre de suivre la cinétique de formation des jonctions entre nerf et muscle, avec focalisation de la synthèse de certaines protéines, identification des protéines d'origine nerveuse actives sur cette focalisation et des mécanismes d'activation des noyaux musculaires situés en regard des contacts nerveux.

Autres conséquences très importantes de ces travaux : la démonstration de l'hétérogénéité des cellules satellites, mise en évidence par leur sensibilité différente aux concentrations de sérum et d'extraits embryonnaires, et par la forme des myotubes obtenus ; le suivi du vieillissement des cellules satellites, le nombre de mitoses qu'elles peuvent produire étant corrélé avec un raccourcissement de la partie terminale de leurs chromosomes, les télomères ; enfin, l'obtention de lignées cellulaires particulières que l'on peut maintenir et immortaliser.

Où tout peut faire du muscle

Jusqu'à présent, nous sommes partis pour produire du muscle de cellules qui étaient déjà programmées pour en faire. Mais par quels mécanismes, par quelle magie, une cellule, une petite cellule présente au tout premier stade du développement embryonnaire, entre-t-elle dans un destin musculaire ?

L'histoire de la découverte des facteurs déterminants de ce destin est en elle-même remarquable. Elle est en effet venue d'horizons qui n'avaient rien à voir, *a priori*, avec l'étude du développement musculaire. Ces recherches relevaient de la cancérogenèse chimique, c'est-à-dire de l'étude des mécanismes par lesquels certaines substances chimiques sont susceptibles de rendre cancéreuses des cellules ordinaires. C'est en regardant l'action d'une substance antimitotique sur une certaine lignée de fibroblastes de poulet que Weintraub[3] et son équipe eurent la grande surprise de trouver dans leurs boîtes de Pétri des cellules multinucléées, pourvues d'une striation et capables de se contracter spontanément : du muscle ! Contrôles, clonage des fibroblastes utilisés, le phénomène était reproductible. L'équipe mit alors en cause le processus de blocage du processus de méthylation de l'ADN produit par une substance antimitotique, la 5-azacytidine, qui pouvait activer certains gènes. Par une technique d'hybridation soustractive, c'est-à-dire capable de repérer ce que produisent de particulier ces « aza-myoblastes » par rapport à leurs congénères, on isola un messager qui n'était pas présent dans les cellules d'origine. Ce messager était celui d'une protéine, à laquelle on accola le terme « myoD » – premier facteur de détermination myogénique connu, c'est-à-dire capable d'imposer un destin musculaire à une cellule qui n'y était pas préparée : sa réintroduction dans une cellule vierge l'engageait dans la formation de myotubes.

Premier pas, car la découverte de myoD devait être suivie par celle d'une série de facteurs présents dans toutes les espèces, de la drosophile aux mammifères, intervenant dans la transcription des gènes, agissant donc directement sur l'ADN en se liant aux séquences promotrices ou activatrices de gènes codant pour les protéines musculaires. Ces facteurs présentent des caractéristiques physiques et structurales communes (structure hélice/boucle/hélice) qui leur permettent de s'associer entre eux, avec d'autres protéines homologues, et souvent de travailler par paires. Certains de ces gènes sont d'ailleurs situés « en tandem » sur l'ADN.

Quatre d'entre eux ont ainsi pu être identifiés : « myoD », puis « myogénine » (myf4), myf5 et MRF4 (ou myf6) auquel on a donné un temps le joli nom de « herculine ». Ces noms reflètent autant l'ordre chronologique dans lequel ils ont été découverts que l'ordre dans lequel ils entrent en scène de façon séquentielle dans la détermination myogénique des cellules embryonnaires[4]. Tous ces facteurs, et les gènes avec lesquels ils interagissent, ont une importance fondamentale dans l'analyse du développement embryonnaire du tissu musculaire. Mais il nous faut d'abord planter le décor d'ensemble.

Chez l'embryon : un peu d'horlogerie...

Nos connaissances doivent ici beaucoup à l'aimable façon dont nos amis les oiseaux tiennent la croissance de leurs embryons à la disposition des scientifiques : un fragment de coquille enlevé et l'embryon est là, tout nu, accessible tout au long de son développement à nos observations et aussi à nos manipulations. Microchirurgie délicate qui permet d'éliminer ou de greffer un petit segment d'embryon, de le retourner, etc. La reconnaissance d'une différence microscopique entre les noyaux des cellules de caille et de poule a permis de suivre l'itinéraire des cellules greffées d'animaux chimériques parfaitement constitués – et aisément reconnaissables après leur naissance par les différences de leur plumage : ce travail remarquable a été celui de Nicole Le Douarin et de son école[5].

Mais il faut étendre notre reconnaissance chaque fois que l'on aborde les chapitres du développement embryonnaire à d'autres chères amies de tous les embryologistes depuis Morgan : les mouches du vinaigre, les drosophiles, qui ont permis la détection avec une incomparablement précision des gènes impliqués, avec la possibilité d'invalider ou de surexprimer telle ou telle séquence, amenant à la découverte de gènes qui gouvernent l'organisation et la géométrie de tout notre être, et que l'on dit pour cette raison « homéotiques ».

Revenons à notre embryon de poulet. Dès que les premiers feuillets tissulaires se différencient, les futures cellules musculaires se situent entre l'ecto- et l'endoderme, dans un mésoderme formant deux petites bandelettes continues de part et d'autre de la ligne primitive. Aussitôt formées, ces bandelettes vont se segmenter pour former de petites boules distribuées régulièrement de part et d'autre du tube neural médian, dans lesquelles les cellules mésodermiques sont disposées les unes à côté des autres, à la manière d'un épithélium. Cette segmentation va s'effectuer selon un gradient très ordonné, à partir de l'extrémité antérieure – on dit « rostrale » – pour gagner progressivement la partie postérieure – « caudale » – de l'embryon (*Fig. 23*). Le déroulement temporel de cette segmentation en somites est très précis. Chez le poulet, un somite se forme toutes les heures et demie : en 18 heures, 12 somites sont formés. Le mécanisme de cette horloge n'a pas échappé à la dissection moléculaire et génique du développement de l'embryon[6].

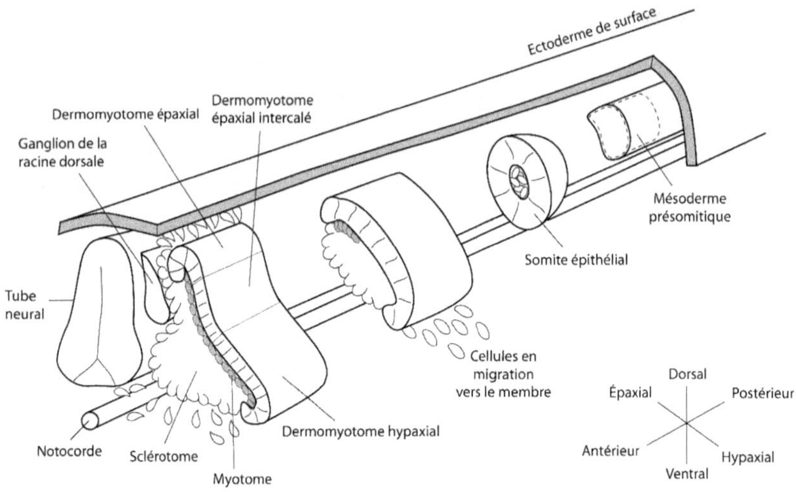

FIGURE 23

Représentation schématique du développement des somites dans l'embryon de souris. Comme il existe un gradient de développement rostro-caudal (antéro-postérieur) des somites, on peut sur un seul embryon saisir les différents stades d'un tel développement, depuis la simple boule mésodermique épithéliale paraxiale jusqu'au somite dont on reconnaît les différents feuillets. Les cellules à destinée musculaire (myotome) apparaissent à la partie profonde du feuillet superficiel ou dermomyotome, alors que les cellules plus proches du tube neural et de la notocorde (sclérotome) formeront le squelette costal et vertébral, les cellules du dermomyotome épaxial contribueront à former les muscles du dos, le dermomyotome hypaxial héberge les cellules progénitrices de la plupart des muscles du tronc ainsi que celles qui migreront dans les membres. (Schéma dû à Margareth Buckingham (1994) et reproduit avec son aimable autorisation.)

Et un peu de programmation

Au lieu de regarder d'en haut notre embryon de poulet, coupons-le transversalement après avoir fixé soigneusement ses différentes composantes cellulaires, comme on le fait en histologie. Coupe après coupe, on peut ainsi suivre chaque somite à un stade distinct de développement.

Les cellules de la partie ventrale de la boule somitique vont se dissocier les premières, se délaminer et venir entourer un petit organite tubulaire médian extrêmement important situé juste sous le tube neural, la notochorde : ces cellules forment ce qu'on appelle le « sclérotome » et deviendront cellules osseuses et cartilagineuses ; elles formeront plus tard le squelette vertébral. Les cellules de la partie dorsale de la boule somitique forment le dermomyotome : les plus dorsales sont migrer vers la face profonde de l'ectoderme et former le derme. Les plus ventrales vont à leur tour perdre leur disposition épithéliale : celles de la partie médiane donneront la musculature axiale (on parle d'un « domaine épaxial ») et celles de la partie latérale donneront la musculature des membres et des ceintures (« domaine hypaxial »). Il convient de noter que le devenir de ces domaines n'est pas fixé – une transplantation de la partie médiane à la place de la partie latérale n'affecte pas cette distribution. Les tissus voisins jouent donc un rôle fondamental dans cette destinée.

Les déterminants de ce processus commencent aujourd'hui à être bien identifiés ; ils viennent des organites voisins, notochorde et plancher du tube neural au centre, ectoderme en latéral. L'analyse du développement de la drosophile a été essentielle, la nomenclature des gènes et des facteurs reflète cette origine. C'est ainsi qu'une protéine sonic hedgehog (SHH) induit l'expression d'un gène Pax1 qui contrôle l'entrée des cellules somitiques dans le sclérotome. Au contraire, c'est un gène Pax3 qui contrôle l'engagement des cellules dans le lignage musculaire. Des molécules synthétisées par la notochorde jouent sans doute un rôle dans l'activation de ce gène, comme SHH ou comme Wnt, ainsi que des facteurs encore inconnus d'origine épiblastique, alors que d'autres également d'origine épiblastique joueraient un rôle répresseur sur ce processus (système Notch/delta).

Les parties dorso-latérale et dorso-médiane du somite seraient donc sous le contrôle de voies d'activation différentes, amenant chez l'embryon de souris l'expression première, vers 8,5 jours du développement embryonnaire, de myf5 dans la partie axiale, de myoD dans la partie latérale. Mais il ne s'agit que d'un court décalage temporel de l'ordre de deux jours ; ensuite les deux facteurs sont exprimés de façon redondante et peuvent se suppléer en cas d'invalidation de l'un ou de l'autre. En outre, la migration des cellules myogéniques vers les ébauches des membres serait sous l'influence d'un autre facteur particulier, d'une tyrosine-kinase c-met, elle-même sous le contrôle de Pax3.

On conçoit que l'identification de tous ces mécanismes se soit faite grâce à des expériences d'inhibition sélective de tel ou tel gène. Chez la souris, celle de myf5, comme de myoD, n'empêche pas la formation des masses musculaires ; par contre, la double invalidation entraîne l'absence de toute cellule musculaire. Celle de Pax3 entraîne une absence de migration vers les membres ou le diaphragme. Celle du gène c-met entraîne l'absence de cellules musculaires dans les membres, le diaphragme et le bout de la langue[7]. Il est remarquable que, chez les animaux dans lesquels les gènes myf5 et Pax3 ont été lésés, les muscles de la tête, dérivés du mésoderme paraxial crânien et préchordal sont respectés : leurs facteurs de détermination sont donc différents.

Tout cela dit bien la grande diversité et le grand nombre de signaux de régulation qui interviennent dans le destin initial des cellules musculaires. Diversité qui ne peut pas ne pas se retrouver plus tard dans une diversité inattendue des cellules musculaires, alors qu'elles paraissent tellement semblables les unes aux autres dans les boîtes de culture. Diversité dont nous n'avons certainement pas fini de mesurer l'importance dans le mécanisme d'expression et dans le traitement des maladies musculaires dystrophiques[8].

Une organisation encore incomplètement élucidée

Chez l'embryon de poulet, au 14/17e jour, les migrations cellulaires sont terminées, les muscles sont répartis selon leur distribution définitive. Qu'est-ce qui a présidé à cette organisation ? C'est encore bien mal connu. Ce ne sont pas les cellules musculaires elles-mêmes : si l'on échange dans les premiers stades les somites « rostraux » et « caudaux », on ne bouleverse pas l'organisation de la musculature des membres. Le rôle des cellules conjonctives, de la formation des tendons est en particulier encore très insuffisamment exploré. Les tendons sont-ils capables de se former en l'absence de muscle ? Par contre, le rôle du système nerveux est certainement majeur : cellules précurseurs musculaires et motoneurones d'un même segment sont très proches les uns des autres, tout se passe comme si ces cellules conservaient une affinité particulière entre elles, une certaine « mémoire » des cellules musculaires à innerver : si l'on inverse la polarité antéro-postérieure du tube neural, dans une certaine limite, les axones des motoneurones vont aller préférentiellement vers les cellules musculaires qui devaient leur correspondre.

Et le cœur ?

Dès le début, il fait bande à part. Les premières cellules cardiaques viennent du mésoderme, en avant des cellules somitiques, mais leur destin géographique est particulier. Au moment du repliement de l'embryon sur lui-même, les deux régions précardiaques droite et gauche viennent fusionner pour former un tube disposé selon l'axe antéro-postérieur de l'embryon. Au 8e jour du développement embryonnaire chez la souris, ce tube se courbe en S, une oreillette et un ventricule primitifs s'individualisent entre le pôle veineux, afférent, et le pôle artériel, efférent. En même temps que cette ébauche croît, ces chambres primitives se segmentent, formant quatre compartiments : deux pour la circulation pulmonaire, deux pour la circulation systémique. L'analyse des marqueurs moléculaires de la différenciation musculaire de ces cardiocytes montre curieusement une régionalisation très précoce et souvent une latéralisation de leur expression. En amont, quatre familles de facteurs de transcription ont été déduites du développement cardiaque de la drosophile de même qu'un gène initiateur « tinman » : si on l'inactive, pas de cœur[9].

Quelques analogies donc, mais beaucoup de différences dans le développement embryonnaire du cœur et des muscles squelettiques. Et beaucoup d'inconnues encore dans la spécification du lignage des cellules cardiaques.

Croissance et différenciation
des fibres musculaires

Au niveau de chaque ébauche musculaire, les myoblastes vont, comme ils le font *in vitro*, s'aligner et fusionner pour former des fibres musculaires. Le suivi de la formation des myotubes, comme on a pu le faire sur de petits muscles distaux de pattes de souris, montre à nouveau une hiérarchie très particulière. Les premiers myotubes formés – on les dit « primaires » – vont apparaître en un temps très court et s'étendre d'une ébauche tendineuse à l'autre. Leur nombre est relativement constant dans chaque ébauche musculaire. Ils sont souvent disposés à égale distance les uns des autres. Deux à trois jours plus tard, d'autres myotubes vont se former – on les dira « secondaires » – au contact de ces myotubes primaires. La fusion de myoblastes adjacents commence vers le milieu des myotubes primaires et s'étend progressivement vers leurs extrémités. Myotubes primaires et secondaires sont englobés dans une même enveloppe extracellulaire ; des jonctions les unissent ; mais les myotubes secondaires dépendent, pour leur formation, de l'arrivée d'une innervation : en l'absence de nerf, les myotubes primaires ne pourrront survivre longtemps, ni les myotubes secondaires se former. Dans les plus gros muscles, selon un même processus, des myotubes tertiaires pourront se former[10].

C'est une belle description, mais elle laisse plusieurs questions de fond non résolues : comment se fait la régulation du nombre de fibres ? Myotubes primaires et secondaires correspondent-ils à des vagues de myoblastes différents ? À quel moment, et par quel mécanisme, une partie des myoblastes est-elle réservée, privée de fusion, pour devenir des cellules satellites ?

L'organisation en sarcomères

La mise en fagot de toutes les protéines contractiles est en elle-même un processus d'une haute complexité. Nombre d'autres protéines vont intervenir, dont l'ordonnancement finira par aboutir à la structure régulière des sarcomères.

Dans les stades initiaux de cette genèse myofibrillaire, des trousseaux de fins filaments parallèles sont visibles à la périphérie des myotubes, avec çà et là de petites zones plus denses aux électrons qui deviendront les stries Z. Autour de ces trousseaux, et sans que leur rôle physiologique ait été bien précisé, on peut repérer de nombreux microtubules[11]. Quel rôle organisateur joue la desmine, déjà présente, dans ces myotubes ? Quel rôle joue le développement du système canaliculaire des tubules transverses dans cette organisation ? Ce sont encore des questions sans réponse définitive.

Par contre, ce qui est clair, c'est que de nombreuses protéines vont se localiser sur cet écheveau filamentaire, et que la plupart d'entre elles vont exister sous plusieurs isoformes différentes selon les types de fibres musculaires. À la strie Z va être détectée la présence de l'α-actinine, qui vient coiffer l'extrémité des filaments fins. Faite de deux sous-unités associées de façon antiparallèle, cette α-actinine existe sous deux isoformes codées par deux gènes différents ; l'une, α_1 lente, cardiaque se retrouve dans toutes les fibres musculaires ; l'autre, α_2 rapide, seulement dans les fibres les plus rapides. Dans la strie Z s'ajoute une protéine qui coiffe la terminaison des filaments fins ; elle est elle-même formée de deux sous-unités codées par des gènes distincts : on la dénomme CapZ ou encore β-actinine. Et sans doute d'autres composantes sont encore à trouver dans cette strie Z.

Au centre du sarcomère, deux autres protéines vont s'associer aux extrémités des filaments épais de myosine. Une M protéine et une myomésine, dont on discute encore pour savoir s'il s'agit de deux protéines distinctes ou de simples isoformes, et du nombre de gènes en cause. Tout au long des filaments épais, constitués principalement de myosine, se disposent des protéines que l'on a nommées tout simplement « liées à la myosine », car elles furent d'abord considérées comme des contaminants lorsqu'on tentait de purifier cette myosine. En fait, elles se disposent régulièrement, tous les 43 nm, le long des filaments épais, formant de fines stries transversales. Une C protéine occuperait la majorité de ces stries, tandis que deux autres protéines, X et H, occuperaient les stries les plus proches du milieu du sarcomère, de la bande M. La protéine C existe sous trois isoformes différentes, rapide, lente et cardiaque.

Deux protéines géantes complètent cet édifice, nous les avons déjà rencontrées : la titine (chapitre 2) qui se lie dans la bande A aux filaments de myosine et à la protéine C, à la protéine M au centre du sarcomère, et s'étend jusqu'à la strie Z. Même si la taille impressionnante de cette protéine, 300 kilodaltons, rend difficile la détection d'isoformes, des formes différentes ont été rencontrées dans les muscles lents et rapides du lapin, dans les muscles cardiaque et squelettiques, et un nombre élevé de variantes par épissage alternatif existent probablement.

Enfin la nébuline, autre protéine géante qui s'étend le long des filaments fins, de la bande Z à leur extrémité libre, présente également des isoformes différentes, par épissage alternatif du gène, dans les muscles « lents » et « rapides ».

Genèse des myofibrilles : un nouvel éloge de la diversité

Dès avant leur fusion, les cellules engagées dans la voie myogénique vont synthétiser leurs premières protéines spécifiques : protéines du cytosquelette, vimentine, desmine, α-actine. L'explosion des synthèses protéiques se fait après la fusion : apparaissent alors les myosines et toutes les protéines qui vont édifier les sarcomères myofibrillaires : un monde, en fait, d'une très grande complexité.

Qu'on y songe : qu'elles dérivent d'un même gène, ou de gènes appartenant à une même famille, chaque protéine va exister sous de multiples isoformes grâce à divers épissages alternatifs ou à la mise en jeu de différents promoteurs géniques. C'est ainsi qu'il existe deux α-actines, l'une squelettique, l'autre cardiaque, très proches l'une de l'autre – elles ne différent que par 4 acides aminés sur 375, mais sont codées par des gènes distincts et coexprimées chez l'homme, durant le développement des fibres squelettiques. Il existe deux tropomyosines, α et β, l'isoforme α existant elle-même sous deux formes, lente et rapide, selon leur distribution, ce qui implique trois gènes distincts. Et les différents isoformes peuvent s'assembler de façon homo- ou hétérodimérique (αα, αβ, et β). Les troponines C, qui régulent la sensibilité au calcium, sont doubles, lentes – et cardiaques – et rapides, différant par le nombre (4 ou 3) des sites de fixation calcique ; elles sont codées par deux gènes différents, tandis que les troponines I et T sont codées par trois gènes distincts pour des formes lentes, rapides et cardiaques.

Mais le comble de la diversité est atteint avec les molécules de myosine. Les chaînes lourdes qui forment les deux têtes des molécules de myosine sont connues sous 9 isoformes majeures dans les muscles de mammifères. Quatre sont présentes dans le muscle adulte : lente (β) ou rapides (2A, 2X, 2B), 2 sont présentes seulement, pour les muscles squelettiques, au cours du développement : myosine embryonnaire (Emb) et néonatale (neo1), 3 ne sont exprimées que dans des muscles particuliers : l'α dans l'atrium cardiaque et dans les muscles extraoculaires (eo) et masticateurs (m). En outre, une myosine lourde, dite « slow-tonic », est retrouvée chez les mammifères dans les muscles oculomoteurs, le muscle tensor tympani de l'oreille moyenne et les fibres à chaîne des fuseaux neuromusculaires.

Quant aux chaînes légères de la myosine associées au cou mobile de ces molécules, elles existent sous cinq isoformes distinctes pour les chaînes légères essentielles (2 rapides et 3 lentes) et 2 principales pour les chaînes légères dites « régulatrices », 1 rapide et 1 lente que l'on retrouve dans les ventricules cardiaques ; sans compter 2 autres formes que l'on retrouve dans l'atrium cardiaque et dans les muscles masticateurs.

Pour ne rien simplifier, les fibres musculaires sont volontiers hybrides, c'est-à-dire qu'elles contiennent différentes isoformes de la même protéine. Cela représente plutôt la règle que l'exception, en particulier durant le développement : coexpression d'isoformes lente et rapide de la chaîne lourde de la myosine, de chaînes légères lentes et rapides, ou des différentes troponines. Ces observations, faites dans des espèces différentes, suggèrent volontiers que la population des fibres musculaires puisse être considérée en quelque sorte comme un continuum dynamique, qui sous-tend un continuum de propriétés fonctionnelles.

La caractérisation des fibres lentes, ou fibres I, et des différents types de fibres rapides IIa, IIx, IIb, reflète la distribution prévalente des formes lourdes de la myosine. Il apparaît qu'au moins chez le lapin, la distribution des isoformes rapides des troponines T coïncide avec des myosines lourdes rapides, une prévalence des chaînes légères rapides, une tropomyosine $\alpha\alpha$ caractérisant ainsi le type extrême IIb pour les fibres rapides. Mais chez l'homme, outre que la chaîne lourde des fibres rapides est de type IIx, il y a encore coexpression des actines α squelettique et cardiaque et coexpression des tropomyosines α et β. Enfin, on a sans doute saisi que certains muscles particuliers, extraoculaires, masticateurs, laryngés, ainsi que les fibres intrafusales, expriment au cours de leur développement des myosines très particulières.

L'origine de cette diversité ?

Elle pose encore bien des questions. Deux approches pour y répondre : les gènes et les cellules.

On l'a vu, le nombre de gènes impliqués dans la synthèse des protéines sarcomériques est important. Certains de ces gènes ont de forts degrés d'homologie, et souvent une organisation interne voisine suggérant une origine ancestrale commune. Il est remarquable que les gènes codant pour les différentes chaînes lourdes de la myosine se répartissent en deux gros agrégats, l'un sur le chromosome 14 (chez l'Homme) pour les myosines cardiaques, α et β, cette dernière identique à la myosine lente des fibres squelettiques, et l'autre sur le chromosome 17 pour les myosines squelettiques rapides et les myosines embryonnaire et néonatale. Ces gènes ont une grande homologie, sur de grandes distances. Quel mécanisme a bien pu conduire à leur duplication et à leur spécialisation ? En outre, la fréquence d'épissages alternatifs ou la variation de sites d'initiation rendent compte d'une part importante de cette diversité.

Le rôle des facteurs de transcription de la famille myoD dans cette diversité n'est pas clair. Après la naissance, myf5 disparaît, myoD et myogénine diminuent rapidement, seul MRF4 – (myf6) – reste exprimé à un haut niveau aussi bien dans les muscles lents que rapides. De plus, chez les souris dont les gènes myoD ou myogénine ont été inactivés, la différenciation des fibres n'est pas compromise. Pourtant, le rôle d'autres facteurs, situés plus en amont comme MEF2, pourrait intervenir par exemple dans l'expression de l'aldolase, enzyme glycolytique des fibres rapides.

Il faut donc, sans doute, se tourner vers les cellules, vers les myoblastes constitutifs des fibres musculaires, pour rendre également compte de cette diversité. Nous avons vu, au cours du développement embryonnaire, naître cette hétérogénéité entre cellules myogéniques dont certaines vont participer à la musculature axiale et d'autres vont migrer dans les bourgeons des membres. Pour ces dernières, au moins deux vagues vont se succéder pour former des myotubes primaires, puis secondaires. Parmi les myotubes primaires apparaît une première ségrégation : certains vont exprimer les myosines embryonnaire et lente, d'autres, les myosines embryonnaire et néonatale, et la disposition de ces deux types a parfois une topographie régionale dans le territoire musculaire ; mais c'est au niveau des myotubes de seconde génération, qui expriment d'abord les myosines embryonnaire et néonatale, que vont apparaître les quatre formes majeures de myosine lourde, lente et rapide (IIa, IIx, IIb) d'abord en coexpression, puis – enfin – seules. Quels facteurs interviennent dans cette différenciation ? Au moins deux sont bien identifiés : les hormones thyroïdiennes et le système nerveux.

Il ne faut en effet pas sortir artificiellement les fibres musculaires de leur environnement ; les hormones thyroïdiennes jouent un rôle important : elles accélèrent le processus de maturation. En leur absence, la transition des formes néonatales vers les formes rapides de myosine ne se fait pas, et cela que le muscle soit ou non innervé[12]. Mais le rôle majeur est celui du nerf, du système nerveux périphérique. Toute une série d'expériences classiques en physiologie l'ont bien montré : on peut, nous l'avons vu, en faisant varier le rythme d'excitation, transformer un muscle rapide en muscle lent, et *vice versa*.

Ce jeu est subtil : même en l'absence d'innervation – après ablation du tube neural – ou en supprimant toute excitation nerveuse par le curare, la transition myosine embryonnaire → néonatale → rapide s'effectue. Survenant plus tard, une dénervation – au moins dans un muscle lent comme le soléaire – va entraîner la diminution des fibres à myosine lente et voir apparaître des fibres rapides. Tout se passe comme si l'innervation lente était nécessaire au maintien de l'expression d'une myosine lente : elle réapparaît avec la réinnervation du muscle par son propre nerf. En fait, le jeu du système nerveux, et de l'activité qu'il induit au niveau des fibres musculaires, est donc fonction du stade auquel il intervient, et de l'espèce à laquelle on s'adresse... Enfin, si l'on cherche une marque évidente de l'activité du système nerveux sur la maturation des fibres musculaires, il n'est que de regarder la formation et la différenciation des fibres intrafusales, qui ne se font qu'en présence des fibres sensorielles, et disparaissent si on supprime ces dernières...

Après avoir parcouru un tel chapitre, le lecteur peut légitimement se plaindre de la complexité des faits qui lui ont été présentés. Il est probablement peu conscient de la somme considérable de travaux qui sous-tendent ces quelques pages. Il a au moins certainement saisi l'importance cruciale des données qui nous sont venues de l'étude de la drosophile, ou de l'embryon de poulet. Mais il voit désormais mieux la façon dont notre chair est faite. Il pourra donc mieux comprendre comment, lorsqu'elle est blessée, on peut la réparer…

CHAPITRE 11

Quand la chair renaît

« Qui vous a appris cela, docteur ? »
La réponse vint immédiatement :
« La misère. »

Albert CAMUS
(*La Peste* : dialogue entre Tarrou et Rieux).

De la destruction à la réparation spontanée

Notre chair est très fragile. Depuis le fond des âges, on sait qu'elle peut être meurtrie, blessée, atrophiée, qu'elle peut disparaître. On a mis beaucoup plus de temps à s'apercevoir, puis à admettre qu'elle était susceptible de récupérer, pour tout ou partie, spontanément. Les médecins, les chirurgiens ont eu mille occasions de faire cette constatation au cours des guerres ou des grandes catastrophes.

Un exemple. Pendant l'hiver 1940-1941, missiles et obus s'abattent sur Londres. Parmi les survivants retrouvés, les membres écrasés, sous les éboulis, on constate que certains d'entre eux ne meurent qu'après quelques jours, non de leurs blessures mais d'un arrêt de leur sécrétion urinaire. En examinant les reins de ces pauvres personnes, les médecins anglais s'aperçurent que ceux-ci étaient littéralement bloqués par la précipitation d'un pigment d'origine musculaire, la myoglobine. Le broiement des masses musculaires, en libérant celle-ci, l'avait fait passer dans la circulation sanguine, puis précipiter dans les tubules rénaux[1]. Ce syndrome, auquel on donne très légitimement, pour ce que cela a représenté d'héroïsme et de lucidité, le nom d'un pathologiste anglais, Bywaters, est devenu maîtrisable lorsqu'on a su pallier, par différentes techniques d'épuration, cette insuffisance rénale post-traumatique. Et, ce qui était remarquable, c'est qu'une fois les œdèmes et hématomes résorbés, les segments musculaires meurtris étaient susceptibles de retrouver forme et fonction.

Changeons un instant de fronts et d'armées. Un jeune soldat allemand, après une très longue marche sur le front russe, se plaint de douleurs insupportables dans les deux jambes – ses loges musculaires sont tendues, très douloureuses au palper. Le soldat ne peut plus bouger les pieds. Sur un autre front, celui du Pacifique, les médecins américains font la même observation sur un jeune soldat philippin. Dans les deux cas, les chirurgiens, en ouvrant l'aponévrose jambière, font la même constatation : un tissu musculaire grisâtre et œdematié jaillit par l'incision. Depuis lors, on a noté que non seulement les soldats, mais de grands sportifs sont susceptibles de présenter ce type d'accident après un exercice violent et prolongé. La vascularisation des muscles, en particulier des loges antérieures des jambes, peut se trouver compromise par le gonflement musculaire, d'autant que l'artère qui les nourrit passe sous une arcade aponévrotique un peu trop limitée : toute la loge est sous tension et ischémiée. Incisée, débridée, elle sera d'abord en grande partie nécrosée et détruite. Mais, au bout de quelques semaines, elle pourra recouvrer la plus grande partie de sa fonction.

Nous avons déjà vu que les personnes présentant un défaut enzymatique dans l'utilisation des sucres ou des graisses par le tissu musculaire sont également susceptibles à l'effort violent, au froid, de présenter les mêmes accidents, la même anurie que les personnes enfouies sous les immeubles londoniens. La lutte contre l'arrêt temporaire de la fonction rénale est mieux réglée et plus facile qu'à cette époque. Elle permet d'attendre la récupération, lente mais régulière, du tissu musculaire.

On peut multiplier les exemples : le tissu musculaire peut être atteint par des processus inflammatoires très graves entraînant de nombreux foyers de destruction, de nécrose, disséminés dans les masses musculaires. Il s'ensuit, au milieu d'un cortège de manifestations générales qui peut être très sévère – de fièvre, d'éruptions cutanées, de douleurs – une faiblesse et une atrophie rapide des masses musculaires des membres et du tronc ; la paralysie peut déborder sur les muscles de la déglutition et sur le cœur lui-même. Les mécanismes cellulaires et hormonaux de ces atteintes inflammatoires ne sont encore qu'incomplètement élucidés, mais leur traitement est possible et le plus souvent efficace ; il est lourd et doit être longtemps prolongé. Mais il permet de contrôler et de venir à bout du dérèglement inflammatoire. Le tissu musculaire peut alors récupérer et les malades retrouver force et mobilité[2].

Le point majeur de toutes ces histoires est là. Quelle que soit l'intensité initiale de la meurtrissure, de l'atteinte inflammatoire, de l'ischémie, le muscle est susceptible de récupérer sa force et son volume, en totalité ou parfois seulement partiellement, mais il récupère : serait-il capable de régénérer ?

De la régénération musculaire

Expérimentalement, il y a en fait plus d'un siècle que l'on s'est aperçu de la capacité du tissu musculaire des mammifères à régénérer. En regardant à travers l'oculaire de leurs microscopes ce qui se passait après l'écrasement ou la coagulation par le froid d'un petit segment musculaire de rat ou de cobaye, les histologistes allemands de la fin du XIXe siècle avaient, les premiers, surpris des phénomènes cellulaires assez particuliers qui aboutissaient à une reformation plus ou moins parfaite du segment musculaire. Ils observaient une multiplication considérable d'éléments cellulaires mononucléés dans ce segment détruit, avec de nombreuses images de mitose cellulaire. Puis se formaient de fines fibres musculaires reconnaissables à leur striation régulière. Selon les procédures utilisées, la réparation musculaire était de plus ou moins bonne qualité. Ces pathologistes avaient retrouvé des images comparables dans les muscles de patients décédés de fièvre typhoïde, les lésions musculaires de cette affection paraissaient donc capables de s'amender en cas de guérison de l'infection typhique. Mais on se disputait fort entre spécialistes sur les modalités de cette régénération. S'agissait-il, comme Waldeyer l'avait pensé dès 1865, d'une véritable néoformation de fibres musculaires ? Les aspects de confluence des petites cellules fusiformes, leur alignement pouvaient le suggérer. Mais d'où venaient ces cellules ? Ou bien devait-on, avec Neumann, en 1885, considérer qu'il s'agissait d'un bourgeonnement de fibres musculaires lésées ? De fins tractus paraissaient unir les petites cellules fusiformes aux extrémités des fibres musculaires situées en bordure de la zone détruite. Le désaccord était profond, malgré les travaux conduits par Volkmann en 1893 qui paraissaient trancher en faveur de la seconde hypothèse, avec leurs colorants histologiques qui marquaient les fibres en régénération par la basophilie qu'ils remarquaient aux extrémités des fibres lésées. Bref, jusqu'aux années 1960, aucun accord n'avait été trouvé entre pathologistes ; la prudence, sinon le silence, régnait sur cette question[3].

Personne n'avait accordé la moindre attention aux expériences menées par un biologiste russe, Studitsky, à la fin des années 1950. D'autant moins d'attention que ses travaux avaient été publiés en langue russe et qu'on était en pleine ère lyssenkienne. Ses résultats obtenus avaient cependant de quoi faire réfléchir. Il prenait un muscle de la patte d'un rat, l'enlevait complètement, l'éminçait finement et replaçait ce petit hachis dans la loge aponévrotique désertée. Il attendait quelques semaines, et trouvait un muscle reformé. Une collaboratrice de Studitsky, Rumyansteva, montra en outre que la tension exercée sur la préparation jouait un rôle majeur dans l'orientation et la différenciation du tissu musculaire : l'amputation du pied de l'animal entraînait désorientation et rétraction du régénérat ; même chaos si le hachis était remis hors de sa loge habituelle, par exemple dans la musculature abdominale. Tout cela restait parfaitement ignoré, sinon moqué, jusqu'à ce qu'un biologiste américain, Bruce Carlson, reproduise les expériences et ouvre ainsi, officiellement, en citant d'ailleurs largement le travail de ses collègues russes, l'ère moderne de l'analyse expérimentale de la régénération musculaire[4].

Il suffisait pourtant de regarder du côté des zoologistes pour avoir un modèle expérimental de premier ordre afin d'analyser cette régénération. L'amputation de la queue d'un triton, ou d'un bourgeon de membre, au cours de la métamorphose de ces gracieux urodèles, avait permis à Speidel dès 1953 d'observer la prolifération et la migration de cellules myoblastiques mononucléées dans les ébauches régénérées. Comme on le verra un peu plus tard dans les boîtes de culture, les cellules se groupaient, s'alignaient auprès d'amas cellulaires voisins avant de devenir striées. Ce phénomène intéressa Bruce Carlson, il répéta l'amputation des ébauches de membres chez les larves du petit urodèle et constata que, curieusement, l'anesthésie (par immersion) des larves pendant plusieurs jours ne modifiait pas l'organisation du membre en régénération ni la migration des cellules myogéniques.

Découverte des responsables : les cellules satellites

L'affaire, au début, est bien anodine. Un histologiste argentin, Mauro, regarde attentivement la structure des fibres musculaires au microscope électronique. Il note la présence de curieuses cellules à leur périphérie dont les noyaux sont allongés dans le sens de la fibre, comme ceux des fibres musculaires, mais qui en sont séparées par un minuscule intervalle de quelque 20 nanomètres, et par conséquent discernables seulement à l'échelle des ultrastructures.

De plus, ces cellules paraissent situées dans la même enveloppe que la fibre musculaire sous-jacente. Une membrane basale, moins opaque aux électrons et plus nuageuse que la membrane plasmique de la fibre musculaire, passe en pont au-dessus de ces cellules. Celles-ci sont donc indépendantes de la fibre musculaire, mais situées dans le même fourreau. Mauro les baptisa d'un terme purement descriptif, déjà utilisé pour bien d'autres tissus, celui de cellules « satellites ». On vérifia très vite, à la suite de cette description, que de telles cellules existaient bien dans tous les tissus musculaires, à l'exception du tissu cardiaque. Rapportés au nombre total de noyaux cellulaires d'un tissu musculaire adulte, les noyaux de cellules satellites ne représentaient qu'un faible contingent, cependant significatif, de quelque 2 à 5 % selon les muscles[5].

En 1968, un chercheur japonais, Ishikawa, remarque la grande fréquence des cellules satellites au cours du développement de la fibre musculaire et y distingue des mitoses, ce qui différencie formellement leurs noyaux des autres noyaux de la fibre musculaire. Ces cellules auraient-elles un rôle dans le développement et la croissance des fibres musculaires ? La démonstration en viendra d'un laboratoire de Montréal, celui de Leblond, qui s'était spécialisé dans la mise au point de techniques autoradiographiques qui permettaient de suivre le destin cellulaire grâce à l'incorporation d'une molécule marquée par un isotope radioactif. En se divisant, les cellules incorporent de la thymidine marquée par le tritium et conserve ensuite un marquage qu'il est possible de révéler sur un film photographique. Technique délicate, un peu longue, mais très féconde. Appliquée au tissu musculaire, elle permit de marquer, comme on s'y attendait, les cellules satellites, et uniquement ces cellules si le temps était bref. Si l'expérience se prolongeait 36 heures par exemple, la surprise était de voir qu'un certain nombre de noyaux marqués étaient retrouvés cette fois à l'intérieur de la fibre musculaire, sous la membrane plasmique. Il y avait donc eu incorporation dans la fibre de quelques-unes des filles des cellules satellites marquées. Les cellules satellites jouaient donc un rôle majeur dans la croissance des fibres musculaires.

L'idée venait alors naturellement de leur faire jouer le même rôle dans la régénération musculaire. Cette idée ne s'est pourtant pas imposée immédiatement. Le débat n'était pas clos entre ceux qui « voyaient » les cellules régénératrices s'individualiser au sein des fibres musculaires lésées et ceux qui « suivaient » les cellules satellites activées migrant vers la zone altérée. Les choses penchèrent vite en leur faveur. La plus élégante démonstration de leur rôle fut apportée par Bischoff, qui réussit à filmer avec sa caméra branchée sur son microscope la migration des cellules satellites vers le segment lésé dans une fibre musculaire isolée. Un schéma nouveau de la myogenèse s'imposait, selon lequel les cellules satellites devaient être individualisées comme une population particulière de cellules « myogéniques », capables de retenir toute la vie leur capacité de réplication mitotique. On les compara, de façon assez suggestive, à des myoblastes dormants.

Retour aux cultures cellulaires – premières greffes

On avait, avec ces cellules satellites, l'explication des cellules poussant en culture, *in vitro*, à partir d'explants de tissu musculaire squelettique. On pouvait d'ailleurs les voir sortir de l'explant, se multiplier, s'aligner, puis fusionner. On pouvait repartir d'une seule cellule pour, après repiquage, obtenir des cultures pures évoluant vers la formation de myotubes, puis de fibres musculaires striées. Le degré de différenciation obtenu variait avec la source du prélèvement et les conditions de culture. À conditions égales, on s'aperçut très vite qu'il existait très probablement plusieurs catégories de cellules satellites. Au chapitre précédent a été décrit un moyen d'obtenir des fibres musculaires bien différenciées, y compris de muscle humain, se contractant de façon synchrone et vigoureuse dans les boîtes de Pétri : il suffisait de le cocultiver en présence de cellules nerveuses. L'addition d'un explant de moelle épinière d'embryon de rat permettait d'obtenir la formation de contacts neuromusculaires, où s'en retrouvaient les marqueurs moléculaires, récepteur cholinergique, acétylcholinestérase, etc.

Ces cultures *in vitro* permettaient d'obtenir une quantité importante de cellules myogéniques à partir d'un petit fragment musculaire en un temps relativement court. Que pouvait-il se passer si l'on réinjectait ces cellules dans du tissu musculaire normal ou malade ? Les expériences allaient vite se succéder et confirmer, dans un premier temps, les hypothèses et les espoirs suscités par ces cellules satellites.

Une première image de cellule satellite marquée par la thymidine tritiée capable de repasser sous la membrane basale et de fusionner avec une fibre musculaire mature fut d'abord obtenue. Puis des cellules myogéniques, cette fois marquées par un rétrovirus contenant le gène de la bêta-galactosidase – gène et enzyme qui allaient vite devenir familiers à tous les biologistes de ce domaine –, se montrèrent capables de fusionner avec les myoblastes d'un embryon de caille pour former des fibres mosaïques. L'idée de transfert de myoblastes, de greffe de cellules myogéniques commençait à s'imposer à tous les esprits. À Londres, le même mosaïcisme fut démontré par l'équipe de Terry Partridge en utilisant deux souches de souris différant seulement par l'isozyme de la glucose-6-phosphate isomérase qu'elles possédaient. La détection de fibres hybrides montra que les noyaux musculaires avaient conservé leurs capacités fonctionnelles en fusionnant[6].

À Paris, le modèle expérimental fut celui mis au point par Bruce Carlson pour étudier la régénération : le muscle de la patte de rat, le muscle tibial antérieur privé d'apport sanguin par ligature de la petite artère qui le nourrissait, puis replacé dans sa loge aponévrotique. Toute la zone centrale du muscle subissait alors une nécrose destructrice. Seule une petite bande périphérique de muscle survivait : à partir des cellules satellites présentes dans cette mince zone périphérique, le muscle était capable de régénérer complètement en environ trois semaines. Une irradiation par les rayons X permettait de supprimer cette régénération spontanée ; la zone centrale devenait alors une sorte de kyste vide de toute cellule musculaire, espace idéal pour réimplanter des cellules satellites obtenues à partir du même animal, multipliées *in vitro* et marquées de différentes manières – microbilles de latex, colorants membranaires – pour être reconnues et suivies. Après un mois, le tissu musculaire s'était reformé, les fibres étaient réorganisées en faisceaux, réinnervées et avaient récupéré leurs propriétés fonctionnelles. Certes, ce muscle régénéré était de volume et de force bien moindres que le muscle initial, mais cela montrait la possibilité, au moins dans ces conditions expérimentales, de reconstruire un muscle[7].

Transfert de myoblastes : premières applications expérimentales

Dès la fin des années 1960, une amélioration surprenante de souris atteintes d'une dystrophie musculaire fut rapportée après injection de cellules musculaires multipliées en culture provenant de congénères sains. L'amélioration de la motilité, de la course de la souris, fut même filmée ; mais les conditions expérimentales manquaient pour le moins de rigueur et de contrôle, et les résultats furent âprement discutés par la communauté scientifique. À cette époque, ni le défaut génique ni l'anomalie protéique de ces souris n'étaient connus.

En 1987, le gène de la dystrophine est identifié et cloné. On a établi son rôle dans les dystrophies de Duchenne et de Becker. Un modèle murin, la souris *mdx* a été identifié. Cette fois, on peut envisager de vérifier si cette technique de transfert de myoblastes est susceptible de corriger le défaut génétique. Le travail fut entrepris à Londres, toujours par l'équipe de Terry Partrige. Pour éviter tout rejet, la mutation *mdx* fut passée par croisement sur des souris immuno-déficientes. Pour rendre le modèle expérimental plus proche du modèle humain, les segments musculaires destinés à être greffés furent soumis à une irradiation X destinée à inhiber les capacités de régénération spontanée. Dans ces conditions, après greffe de cellules myoblastiques saines, un nombre très important de fibres musculaires – jusqu'à 80 % – furent capables d'exprimer la dystrophine à leur périphérie. Ce résultat eut un grand retentissement car cette fois, il existait un marqueur biochimique précis et les conditions expérimentales n'étaient pas critiquables. Grand souci était pris de ne pas confondre les fibres réexprimant la dystrophine avec les quelques fibres spontanément « revertantes » présentes çà et là dans tout muscle dystrophique.

Cet ensemble de résultats fut présenté dans un colloque international qui se tint à New York en 1989. On y attendait quelques dizaines de chercheurs, plus de deux cents se pressèrent dans la salle. Des appels à la critique, à la prudence, à la reproduction des résultats sur d'autres modèles animaux se multiplièrent. Mais l'écho de ces résultats était trop fort. La possibilité d'une application de telles greffes aux enfants atteints de myopathie de Duchenne était dans tous les esprits, elle fut reprise et amplifiée par les médias[8].

Transfert de myoblastes :
premières applications humaines

Les appels à la prudence, à des compléments expérimentaux, n'eurent aucun effet. Quelques semaines plus tard, quatre équipes nord-américaines furent autorisées à mettre en route des essais cliniques sur des enfants atteints de dystrophie musculaire de Duchenne. Le donneur de cellules musculaires était un parent proche de l'enfant, père ou frère de préférence, mais non nécessairement histocompatible. La myopathie de l'enfant était parfaitement identifiée aux plans génique et moléculaire. Les cellules satellites du donneur étaient cultivées, multipliées en grand nombre, rigoureusement contrôlées avant d'être réinjectées dans un muscle de l'enfant, en règle générale le biceps brachial. Le biceps controlatéral servait de contrôle, recevant uniquement le milieu de culture ou du sérum. Un traitement immunosuppresseur était institué ; le territoire injecté était prélevé par biopsie quelques semaines plus tard. On y retrouva un peu de dystrophine, mais trop peu pour que l'on puisse en espérer un bénéfice fonctionnel pour les enfants. Les résultats des quatre équipes furent du même ordre, même si les techniques étaient, en nombre de cellules, de points d'injection, de territoire, légèrement différents. À l'enthousiasme initial succéda une grande déception.

Ainsi se reproduisait avec le tissu musculaire une séquence coutumière de l'histoire de toutes les greffes : un premier essai très médiatisé, des espoirs immenses mis dans ces expériences, une désillusion profonde après les premiers échecs, suivis d'une désaffection des équipes de chercheurs et surtout de leurs organismes financiers. Dans les greffes d'organes – rein, foie, cœur, poumons –, les interventions de transplantation furent poursuivies à bas bruit ; des progrès furent réalisés lentement mais régulièrement dans les techniques opératoires et les traitements immunosuppresseurs ; les indications, elles, devinrent progressivement routinières, c'est-à-dire n'intéressant plus les grands médias, mais bénéficiant de plus en plus aux patients. Médecins, biologistes ont pris la mesure de ces cycles, mais pas – sauf exception – les médias.

Pour le tissu musculaire, pour les greffes de myoblastes, après quelques années de silence, les travaux expérimentaux reprirent et furent de plus en plus probants. Les causes des échecs étaient mieux identifiées, en particulier la mort cellulaire d'une proportion considérable des myoblastes dans les suites immédiates de l'injection. Des traitements immunosuppresseurs plus efficaces furent mis au point. Le mécanisme de la migration cellulaire à l'intérieur des enveloppes conjonctives fut mieux compris. Les modes de multiplication en masse des myoblastes furent parfaitement contrôlés. Dès lors, les conditions d'une reprise éclairée des greffes de myoblastes sont aujourd'hui mieux définies. Encore convient-il d'en bien préciser les indications, car il est *a priori* hors de portée de multiplier les injections pour couvrir l'ensemble du système musculaire. Par contre, obtenir un bénéfice fonctionnel dans de petits muscles indispensables à l'autonomie de l'enfant ou de l'adolescent, en particulier dans des maladies où l'atteinte musculaire est assez sélective, c'est-à-dire n'intéresse que certains territoires musculaires – comme les muscles des mains, des pieds, des yeux, de la gorge – n'est plus hors de portée.

Les applications des greffes de myoblastes ont débordé les limites de la pathologie musculaire puisque les premiers succès cliniques ont été obtenus dans les zones cicatricielles de l'infarctus du myocarde. Les myoblastes issus du tissu musculaire squelettique sont capables d'y survivre, d'y fusionner et de former des fibres musculaires striées ; la survie de ces fibres, en l'absence de toute innervation est en soi un phénomène biologique encore mal expliqué, mais l'efficacité fonctionnelle de ces greffes a été démontrée, à la fois expérimentalement et chez l'homme malade[9].

Les espoirs d'une thérapie génique

Une autre voie de réparation des anomalies génétiques est plus radicale encore que la thérapie cellulaire. Elle a vu le jour avec la possibilité de réintroduire un gène dans une cellule et de voir celui-ci s'exprimer. Pour véhiculer un gène, quoi de mieux qu'un virus ? La machinerie réplicative étant aujourd'hui parfaitement connue, il devenait possible d'insérer une nouvelle séquence d'ADN en lieu et place de séquences sans intérêt ou nuisibles, car liées aux traits pathogènes du virus : par exemple, les séquences codant pour les protéines de l'enveloppe virale à l'origine des propriétés agressives du virus ou de ses caractéristiques immunogènes pour la cellule hôte. À la limite, pour des virus comme ceux de la grippe ou de l'herpès, il était possible de les manipuler afin de n'en conserver que les séquences nécessaires à la pénétration de la membrane cellulaire et d'y introduire les séquences promotrices du gène inséré. On ne peut plus parler de virus mais de constructions d'origine virale, dont la limite principale porte sur la taille du gène à insérer.

Or le gène impliqué dans la myopathie de Duchenne, codant pour la dystrophine, est un gène d'une taille considérable, avec un ADN complémentaire ou codant de plus de 14 kilobases – le gène entier fait plus de 2 300 kb. Impensable de l'insérer dans un virus ! Pouvait-on ne prendre, dans ce gène dystrophine, que les segments nécessaires à sa fonction ? Ce fut la solution envisagée lorsqu'on découvrit qu'une personne porteuse d'une délétion de presque toute la zone centrale du gène ne présentait qu'une atteinte clinique des plus modeste. D'où la construction d'un « minigène » dystrophine, d'une taille compatible avec son insertion dans un adénovirus avec des résultats expérimentaux très intéressants sur sa distribution et la fonctionnalité.

Une autre solution était d'utiliser toute la séquence codante du gène, en l'insérant non dans un virus, mais dans un plasmide – segment d'ADN « nu » d'origine bactérienne. Là également, l'introduction du plasmide dystrophine dans des cellules musculaires cultivées *in vitro* ou dans les muscles de souris mdx montrait qu'il était possible de restaurer l'expression de la dystrophine dans une petite proportion de fibres musculaires. Cette introduction pouvait même se faire par simple bombardement des fibres musculaires[10]. La proportion de fibres exprimant la dystrophine restant toutefois souvent trop faible pour espérer un bénéfice fonctionnel, on remit au goût du jour d'anciennes techniques visant à accroître la perméabilité des membranes cellulaires pendant un temps très bref, en plaçant le tissu dans un champ électrique de haute intensité pendant quelques milliseconds. Cette technique d'électroporation permet un passage accru des particules virales ou plasmidiques dans les fibres musculaires.

Une autre voie de recherche est la mise au point d'une administration du produit, non plus par simple piqûre ou injection intramusculaire mais par voie sanguine, vasculaire. On peut forcer la barrière endothéliale des capillaires sanguins en ayant recours à une pression intravasculaire importante et à l'administration de substances vasodilatatrices. Il est intéressant de noter qu'à côté de la perfusion intra-artérielle, la simple administration intraveineuse peut donner chez les animaux de laboratoire des résultats fort intéressants. Toutes ces avancées technologiques montrent bien l'intérêt que les chercheurs portent aujourd'hui à ce nouveau secteur thérapeutique, qui a donné dans d'autres domaines ses premiers succès cliniques.

Restent de nombreuses questions à résoudre ou approfondir, comme la stabilité de l'expression de la protéine ainsi formée qui peut entraîner une réaction immunitaire puisqu'elle n'était pas antérieurement connue de l'organisme récepteur. Les moyens de lutter contre ces réactions existent, mais leur efficacité et leurs effets secondaires doivent être bien mesurés. Alors, pourquoi ne pas réparer le gène défectueux lui-même en rétablissant par une chirurgie très fine une capacité de lecture de ce gène, et donc de production d'une protéine un peu modifiée mais déjà connue de l'organisme[11] ? Cette dernière méthode paraît d'un grand avenir et susceptible de s'appliquer dans de nombreuses maladies génétiques, bien au-delà des maladies musculaires.

Sommes-nous encore un peu tritons ?

Nous l'avons vu, et tous appris dans notre jeunesse. Lorsqu'on ampute un triton de sa queue ou de sa patte, celle-ci repousse. Ce qui suppose que des cellules de ce petit animal aient conservé des capacités de multiplication, de différenciation, de migration comparables à celles de cellules embryonnaires. L'histoire récente nous rapproche des tritons.

Cette histoire commence par un épisode rarement rapporté. En injectant des cellules satellites marquées dans les muscles de la patte d'un rat, un pathologiste anglais de grand caractère, Sloper, et très bon observateur, eut la surprise d'en retrouver quelques-unes, non pas seulement dans le muscle injecté, mais dans la patte collatérale qui devait servir de témoin. Erreur de manipulation ? Artefact ? Ces hypothèses ne l'arrêtèrent pas ; il pensa plus simplement que certaines cellules injectées étaient passées dans le torrent circulatoire de l'animal pour aller se ficher dans d'autres muscles de l'animal. Peu suivirent une déduction aussi osée[12].

Presque deux décennies se passent. Une équipe italienne effectuant des greffes de cellules de la moelle osseuse après les avoir marquées par la bêta-galactosidase eut la surprise de retrouver quelques cellules bleues, c'est-à-dire exprimant cette enzyme, dans les muscles du rat injecté, en position de cellules satellites[13]. Existait-il des cellules myogéniques dans la moelle osseuse ? On se pencha alors avec un intérêt renouvelé sur les multiples potentialités des cellules souches qui se trouvent dans la moelle osseuse. Ces potentialités étaient exploitées depuis longtemps par les hématologistes pour repeupler une moelle désertifiée naturellement ou après un traitement chimiothérapique, les cellules souches de la moelle osseuse étant capables de reformer les différentes lignées de cellules sanguines matures. Très intéressant sur le plan thérapeutique, cela devenait passionnant car ces cellules étaient, en outre, susceptibles de se différencier en cellules musculaires, nerveuses, hépatiques, cutanées...

Ces expériences et ces hypothèses furent rapidement confirmées par d'autres équipes. On retrouva dans la moelle osseuse des rongeurs une toute petite proportion de cellules ayant les caractéristiques des cellules souches embryonnaires et capables de donner des cellules non seulement mésenchymateuses, mais neuro-ectodermiques ou endodermiques. Comme les cellules embryonnaires, elles avaient conservé un très grand potentiel prolifératif : plus de 120 fois chez la souris, ce qui pouvait conduire à des quantités considérables de cellules (10^{36} après 300 jours de culture) et ce, sans montrer le moindre signe d'un quelconque vieillissement, c'est-à-dire sans raccourcissement de leurs télomères. L'utilisation de facteurs de détermination myogénique déjà bien identifiés permettait d'engager le devenir de ces cellules dans une voie musculaire ou cardiaque. Réinjectées par voie veineuse chez l'animal, il était possible de les retrouver dans différents tissus.

On reprit l'analyse des cellules satellites musculaires retrouvées dans le tissu adulte. On soupçonnait depuis longtemps qu'elles formaient une population hétérogène. Après repiquage successif et caractérisation précise des cellules cultivées, on parvint à isoler de très rares cellules capables de proliférer et de se différencier en divers types selon les stimulations auxquelles on les soumettait. Il existait donc bien dans le tissu musculaire adulte une toute petite proportion de cellules ayant conservé le potentiel de cellules souches embryonnaires ne déclenchant pas – ou peu – de réactions immunes, et – jusqu'à ce jour – n'engendrant pas de tumeur. Il est encore difficile aujourd'hui de mesurer l'impact potentiel de telles avancées.

Retour au point de départ ?

Toute notre chair vient de quelques cellules qui se forment par division après la rencontre de l'ovocyte et d'un spermatozoïde. À ce stade initial, les premières formées – jusqu'à 8 – ont toutes les potentialités et sont interchangeables. On peut en prélever une sans perturber le développement ultérieur de l'embryon. Puis se forme une première segmentation entre les cellules épiblastiques et les cellules du blastocyste : ces cellules souches blastocystiques ont conservé toutes les potentialités sauf celle de pouvoir reformer à partir d'une seule l'ensemble de l'embryon. Ce qui est remarquable, et a eu un très gros retentissement en biologie humaine, c'est qu'il est possible de les cultiver sans compromettre leurs capacités de prolifération et de différenciation. Plusieurs groupes de chercheurs sont parvenus en effet à établir des lignées à partir de telles cellules souches blastocystiques humaines. Ce qui avait été fait chez la souris ou la ratte devenait donc potentiellement applicable à l'homme. De plus, les sources de cellules souches embryonnaires humaines existent : les embryons fabriqués *in vitro* en vue de fécondation artificielle et qui sont restés orphelins, après disparition de tout projet parental ou simplement parce qu'ils étaient en surnombre, et donc non utilisés. Selon les pays, les législations, ces embryons surnuméraires sont conservés dans l'azote liquide deux à cinq ans avant d'être détruits. De plus, depuis cette découverte majeure qui aboutit à la brebis Dolly, on sait aussi que l'on peut reprogrammer le noyau d'une cellule adulte en le replaçant dans un ovocyte énucléé et obtenir de la sorte un embryon génétiquement conforme au donneur de la cellule adulte : en cas d'utilisation des cellules d'un tel embryon à des fins de greffe, elles n'entraîneraient donc *a priori* aucun rejet immunitaire.

Telles sont, en deux phrases, les perspectives jusque-là inouïes, au sens propre du terme, ouvertes par la culture des cellules souches embryonnaires humaines et par ce qu'on a appelé, de façon inutilement provocatrice, le clonage cellulaire ; il vaut mieux continuer à le dénommer « transfert nucléaire ». Mais chacun a saisi qu'à travers ces avancées scientifiques, nous avons basculé dans une tout autre dimension de notre réflexion, non plus seulement technique ou scientifique mais pleinement éthique. Est-il licite de toucher ainsi aux premiers stades de développement d'un embryon humain et d'en extraire les cellules en le détruisant nécessairement ? Autrement dit, d'utiliser cet embryon comme matériel expérimental, éventuellement comme agent thérapeutique ? Est-il licite de s'engager dans la voie du clonage de cellules somatiques sachant que certains n'hésiteraient sans doute pas à réimplanter cet embryon pour obtenir un nouvel être humain, clone du donneur du noyau cellulaire, à l'égal de ce qui a été fait pour la brebis, pour la souris, pour la vache, et qui tend à devenir routinier ?

Les conceptions philosophiques et religieuses sur le statut de l'embryon humain sont à la base d'un des débats éthiques les plus fondamentaux et les plus enfiévrés qui soient[14]. Selon les traditions culturelles, religieuses et philosophiques dominantes, les comités d'éthique nationaux ont réagi différemment et proposé des recommandations différentes à leurs scientifiques. Des positions de compromis plus difficiles à comprendre, à défendre et à tenir ont été adoptées par de grands pays, demandant aux scientifiques dont ils finançaient les travaux de ne travailler que sur les lignées cellulaires embryonnaires humaines établies dans d'autres pays, ou par leurs collègues du même pays mais financés sur fonds privés. Seul le Royaume-Uni a d'emblée édicté des recommandations autorisant toutes les avenues scientifiques possibles, y compris le transfert nucléaire, au seul motif des potentialités thérapeutiques nouvelles que ces travaux sont susceptibles d'engendrer. Il a été suivi par quelques pays. Le clonage à des fins de reproduction fait toutefois l'objet d'un rejet universel, il est considéré comme criminel dans tous les pays qui ont envisagé cette éventualité, y compris le Royaume-Uni.

Beaucoup de travaux doivent encore être menés sur les cellules souches des tissus adultes, ne soulevant là aucun autre problème éthique que ceux de la sécurité et du consentement informé du donneur. De telles recherches sont les seules qui soient autorisées, par exemple par les autorités vaticanes. Néanmoins, il ne paraît pas possible à la communauté scientifique de se priver de la comparaison de propriétés de ces cellules adultes avec les cellules souches embryonnaires humaines. Leur isolement à partir d'embryons surnuméraires promis à la destruction est une solution admissible pour la plupart des scientifiques ; le recours au « clonage à des fins thérapeutiques » paraît également admissible à beaucoup, qui considèrent que le résultat de ce procédé n'est pas, au sens propre du terme, un embryon humain, mais un matériel « embryoïde » destiné à l'analyse scientifique.

Tous ces procédés impliquent évidemment des mesures de contrôle extrêmement strictes et la plupart des pays mettent en place des agences spécialisées sur le modèle anglais. Ce débat est majeur et non encore clos. Il n'est évidemment pas propre au seul tissu musculaire ni à l'avancée thérapeutique dans le seul domaine des maladies musculaires. Mais il est révélateur de l'ampleur des problèmes nés de l'analyse de plus en plus poussée des mécanismes intimes qui aboutissent à la formation de notre chair.

Les fruits d'une révolte

Toutes ces avancées sont le résultat du travail scientifique. Pour la première fois depuis la description des maladies héréditaires de la chair musculaire, c'est-à-dire des myopathies, les médecins ne se trouvent plus devant un vide presque total lorsqu'il s'agit de parler de thérapeutique, au contraire, ils doivent rapidement faire des choix sur les meilleures stratégies. Et il y a peu de doute que toutes les ouvertures que nous avons envisagées trouveront leurs indications.

Mais l'histoire retiendra certainement que les avancées ont été accélérées par un phénomène totalement nouveau en matière de maladie : l'entrée en scène des personnes et des familles directement atteintes dans leur chair[15]. Entrée en scène, ou plutôt révolte, devant le caractère inacceptable d'avoir un enfant, son enfant, atteint d'une maladie invalidante, mortelle, et devant laquelle les médecins restaient impuissants. Cette révolte a pris des formes différentes selon les pays, selon les cultures, mais partout où elle s'est développée, elle a entraîné un grand élan de solidarité, permettant en particulier de lever des fonds importants mis à la disposition immédiate des équipes de recherche. Aidée pour cela par de puissants relais médiatiques, la cause de ces maladies rares, orphelines, a pu pénétrer dans tous les foyers. On ne confond plus aujourd'hui, dans un pays comme le nôtre, myopathie avec myopie ou hémopathie, comme il n'y a pas si longtemps.

Jamais, même au temps des grands fléaux, on n'avait vu les gens touchés tenter de prendre leur destin en main... Les premiers grands moments de solidarité qui se sont développés au XIXe siècle l'ont été chez les personnes qui se considéraient comme guéries, mais que la durée et les séquelles de la maladie avaient mises à l'écart de la société. Ici, ce sont les personnes, les familles atteintes par la maladie en cours d'évolution qui se sont levées pour infléchir le cours du désordre qui les frappe, en ayant compris que la seule méthode efficace était d'aider les scientifiques, les médecins chercheurs, et que c'était avec eux que le combat devait être mené.

C'est d'autant plus remarquable que nombre de ces personnes étaient parfaitement conscientes qu'en se mobilisant ainsi, elles ne le faisaient pas pour elles-mêmes, mais pour celles qui les suivraient, qui pourraient alors bénéficier des premiers essais, des premiers pas, des premiers résultats de ces thérapeutiques. Ce qui est sans doute le plus impressionnant dans cette aventure de la chair malade, disparaissant, aura été de découvrir en quelques décennies que le processus de dégénérescence n'était pas inéluctable, que la chair était capable de régénérer, de se reconstruire, et de voir naître les premières stratégies de réparation...

Cette histoire se poursuit aujourd'hui.

De chair en âme

« On » n'est pas son corps.

Françoise HÉRITIER.

« Et l'âme », demande Brigitte ?

Jean BERNARD.

Être parti d'une chair indivise, indifférenciée comme le voulait Aristote, avoir effectué ce long parcours où l'on n'a eu de cesse de décrire dans leurs moindres détails la structure des tissus, des cellules, des molécules qui la composent, pour revenir *in fine* à des cellules indifférenciées capables de reformer toute chair et tout tissu, cela a sans doute un sens réellement poétique. En fait, la redécouverte, grâce aux progrès de la biologie du développement, des potentialités multiples des cellules embryonnaires primordiales renvoie simplement à l'idée d'une communauté d'origine de toutes les composantes de la chair. Ensuite, notre chair musculaire vit sa propre vie, se répartit en des dizaines de muscles distincts par leurs formes, leurs dessins, leurs fonctions, développe ses capacités à produire l'énergie nécessaire à ses contractions, à ses mouvements, reçoit ses ordres de notre système nerveux, interagit avec lui, s'organise, développe sa propre hiérarchie, et subit ses propres maux...

Redonner son unité biologique à notre chair musculaire n'est pas la seule conclusion de cette longue épopée. Cela conduit aussi à réfléchir à la forme que prend cette chair dans son ensemble, à l'expression qu'elle donne à notre corps et aux modifications d'apparence que ses désordres ou le simple vieillissement peuvent engendrer. La chair n'est donc pas seulement ce bourrage indivis qu'y voyaient les Anciens, ni cette machinerie complexe qu'ont contribué à décrire les anatomistes, les physiologistes, les biologistes et les médecins. Elle est aussi ce qui compose notre apparence, se glisse dans notre comportement, évoque ce que nous nommerons, pour aller vite, nos propres représentations chez ceux et celles qui nous entourent. Notre silhouette, nos gestes, nos attitudes, tout autant que notre langage et tout ce qui se dégage de nous composent une partition dont notre entourage s'empare, comme nous nous emparons de celle émise par ceux que nous rencontrons.

Dans cette partition, il est clair que notre mimique joue un rôle essentiel. Mimique qui est encore le reflet du jeu de très nombreux petits muscles qui animent, plissent, façonnent notre visage. Mouvements intimes ou prononcés, discrets ou caricaturaux, c'est encore la chair, celle des muscles peauciers, qui est pour l'essentiel à l'ouvrage. Il était tentant pour Duchenne de Boulogne[1] de prolonger l'œuvre des peintres, des sculpteurs, des anatomistes, en analysant la fonction de chacun de ces petits muscles, et de décrypter, comme il souhaitait le faire avec ses stimulations électriques localisées, l'orthographe de la physionomie en mouvement. Il pensait découvrir ainsi certaines lois qui régissent l'expression de nos passions, et de là remonter au jeu de l'âme qui les mettait en action.

Duchenne eut quelque succès ; il démontra en particulier l'individualité physiologique de chaque muscle peaucier, décrivit leurs synergies, et ruina ainsi la théorie qui voulait qu'existât une continuité fibrillaire entre eux. Il rencontra par contre bien des critiques lorsqu'il s'attaqua à l'esthétique classique, discuta l'expression de la curiosité chez l'Arentin, du désespoir chez Niobé, de la douleur chez Laacoon. Mais son travail provoqua l'intérêt d'un contemporain qui consacrait une étude minutieuse à l'expression des émotions dans les mimiques animales. Charles Darwin demanda ainsi à Duchenne l'autorisation de reproduire certains de ses clichés, de ses « grands ovales », dans l'ouvrage qu'il préparait lui-même sur ce thème[2]. La partie physiologique et les documents photographiques ont en effet gardé tout leur intérêt mais les interprétations données par Duchenne sont certainement discutables puisqu'elles se formaient d'abord dans son propre cerveau, et non dans celui du vieillard édenté, sur le visage insensible duquel il appliquait ses électrodes.

Ainsi retrouvons-nous notre expérience quotidienne ; nous prêtons à cet autre dont nous connaissons le visage des émotions qui sont d'abord nôtres. Et on se surprend à réaliser à quel point notre finesse d'analyse est stupéfiante, puisque nous sommes capables d'interpréter un infime haussement de sourcil, le plissement fugace d'une paupière, l'ébauche d'un sourire ou d'une petite moue au coin des lèvres. D'autres ont poussé beaucoup plus loin cette analyse de la reconnaissance des visages et des désordres à laquelle un désordre focal de notre fonctionnement cérébral peut conduire[3]. Nous n'irons pas plus loin dans ce champ passionnant pour les neurologues et les psycho-physiologistes. Mais qu'il nous soit permis, dans cet épilogue, de formuler ce qui pourrait être une vision certainement très schématique de notre âme.

Si l'on cherche à donner un contenu biologique à cette notion, il faut en effet la placer non seulement dans le cerveau situé derrière notre visage, mais également dans les réseaux neuronaux de ceux et celles qui l'observent, la mémorisent, et dans

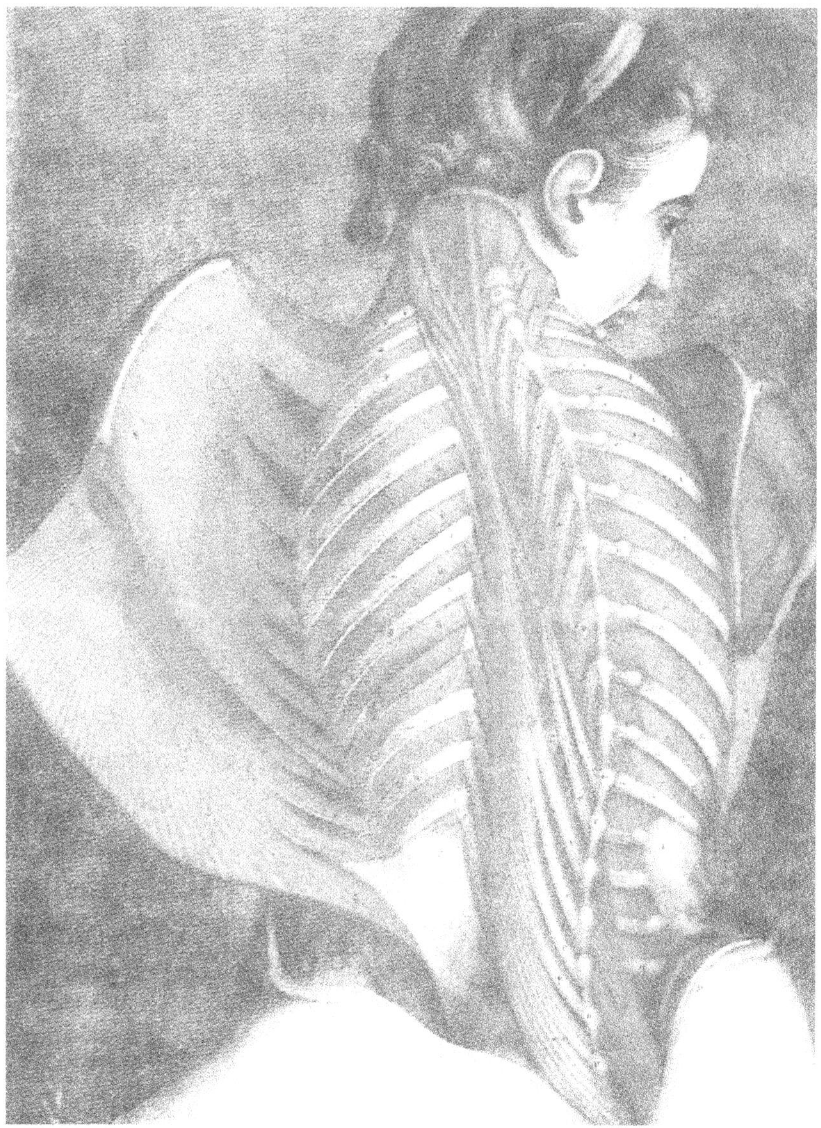

FIGURE 24

L'ange anatomique. Jacques G. Gautier d'Agoty (1746) in Le Corps blessé – quatre
siècles de chirurgie *; Musée d'histoire de la médecine, Académie de chirurgie
(1996). Reproduit grâce à la courtoisie du professeur Denys Pellerin.*

lesquels s'inscrivent les représentations que nous donnons ou suggérons... N'est-il pas possible de considérer ainsi que nos proches, ceux qui nous entourent, qui nous ont rencontré, sont, pour une part plus ou moins grande, dépositaires d'un peu de cette âme qu'ils nous prêtent ? Si notre âme est ainsi dispersée entre tous ceux qui nous ont approché, qui nous ont connu, aimé ou détesté, ces fragments d'âme ne sont-ils pas éventuellement destinés à nous survivre ? N'est-ce pas là une façon de voir que cette âme, tout anatomique qu'elle soit, n'est plus mortelle avec nous ?

Poursuivons. Notre propre personnalité est construite en grande part par les autres, parents, proches, amis, qui nous ont renvoyé l'écho que nos comportements, nos discours, nos gestes, nos mimiques, nos grimaces ont évoqué en eux. Ces messages, venus de nos parents, nos amis, de tous ceux que nous avons rencontrés, nous ont permis d'édifier notre personnalité. C'est ainsi que s'est construite notre âme, si l'on veut conserver ce terme. Inscrite dans notre circuiterie neuronale, elle est réelle, mais si peu matérielle qu'elle peut répondre aux définitions que nous avons apprises dans notre enfance et qui ont joué leur rôle dans la représentation que nous nous en faisons. Lorsque notre corps, notre enveloppe charnelle, se désintégrera, il survivra chez nos proches, comme nous garderons en nous lorsqu'ils disparaîtront les fragments, les petits bouts d'âme qu'ils ont bien voulu au cours de leur vie nous distribuer[4].

L'étude minutieuse de la composition de notre chair, de sa structure, de ses maux, avait curieusement réduit l'analyse à notre propre corps, à notre pauvre personne (*Fig. 24*). Nous en avions oublié que nous étions dépendants les uns des autres, construits par le regard, par l'écoute, par le contact de ceux qui nous ont entourés ou nous entourent encore. Eux aussi sont faits de chair, et leurs images, leurs mots, leur histoire se sont inscrits en nous. Ils imprègnent notre vie, descendent de nos réseaux neuronaux pour animer nos gestes, nos comportements : est-ce là une réminiscence du « *pneuma psychiké* » cher à Erasistratos ?

Notes

CHAPITRE PREMIER

De chair en muscles

1. La plupart des remarques d'ordre historique proviennent de ce merveilleux ouvrage. Nombre des informations utilisées dans ce livre ont été puisées à cette source, à laquelle on ne saurait trop recommander le lecteur de se référer pour tout ce qui touche à l'histoire des découvertes concernant les mécanismes de la contraction musculaire : Dorothy M. Needham, *Machina Carnis – The Biochemistry of Muscular Contraction in its Historical Development*, Cambridge University Press, 1971.

2. Pour mesurer l'importance de la révolution épistémologique qui a marqué la première moitié du IIIe siècle avant J.-C., et sur les rôles respectifs d'Hérophile d'Alexandrie (ou de Chalcédoine) et d'Erasistratos, on peut se reporter au chapitre sur la médecine hellénistique de Mario Vegetti, in *Histoire de la pensée médicale en Occident* sous la direction de M. Grmek, tome 1, p. 67-94, Seuil, 1995.

Rufus d'Éphèse fut considéré comme le premier médecin de son temps. On lui doit entre autres les descriptions de la peste bubonique, de la lèpre et de la goutte... On lui devrait aussi d'avoir le premier reconnu la valeur de l'anamnèse, c'est-à-dire de l'interrogatoire des patients. J.-C. Sournia, *Histoire de la médecine et des médecins*, Larousse, 1991.

3. Il faut en effet admirer l'extrême précision de la description des muscles intrinsèques de la langue et du plancher de la bouche, des muscles peauciers, digastrique, transverse ou mylo-hyoïdien, oblique ou myoglosse, des cornes de l'os hyoïde. Selon M. Vegetti (*op. cit.*, p. 77) Galien suggérait à ses élèves des pratiques presque clandestines d'ouverture de tombeaux... et de se rendre à Alexandrie. Sur Galien, l'ouvrage de référence reste celui de Daremberg : C. V. Daremberg, *Œuvres anatomiques, physiologiques et médicales de Galien*, 2 vol., Paris, 1854-1857.

4. Le traité de Galien, *De Motu musculorum*, sera traduit pour la première fois par Nicolas Leonicenus à Ferrare et publié à Londres en 1522. Il sera publié pour la première fois en « françois » sous les presses d'Étienne Dolet, à Lyon, en 1541. J. F. Fulton, *Muscular contraction and the reflex control of movement*, Williams et Wilkins Co, Baltimore, 1926.

5. Sur Léonard de Vinci et l'expérience scientifique au XVIᵉ siècle, on peut consulter les comptes rendus du Colloque international du CNRS, 4-7 juillet 1952 (CNRS et PUF, 1953), et le merveilleux catalogue de l'exposition de la Hayward Gallery (Londres, 1989). André Vésale, reçu le 5 décembre 1537 (à 23 ans !) docteur en médecine et professeur de chirurgie à l'Université de Padoue, commença sa première autopsie le lendemain de sa nomination ; il la mènera jusqu'au 24 décembre. Comme Galilée, Vésale occupera par la suite une chaire à Pise à la demande de Come Iᵉʳ de Médicis, il suivra Charles Quint en Europe, deviendra médecin de Philippe II à Madrid, et mourra en Terre sainte en 1564. L'œuvre de Vésale va déclencher tout le mouvement d'études physiologiques de la contraction musculaire, avec Steno au Danemark, Borelli en Italie, Croone, Mayow, Willis, Glisson en Angleterre... (J.-C. Sournia, *op. cit.*).

6. On doit à la lecture du livre de Jean Hamburger une excellente analyse de cette forme majeure de la « pensée unique » que fut la scholastique. Dans son chapitre sur la longue marche menant au raisonnement scientifique moderne, il a très bien montré combien il était dangereux de s'écarter de l'orthodoxie régnante et que le bûcher n'était jamais loin pour les esprits originaux, citant en particulier les exemples de Pietro d'Albano, mort pendant son procès et dont l'effigie fut brûlée en place publique, ou celui de Michel Servet, également brûlé en place de Genève pour avoir déclaré que « les Anciens s'étaient égarés dans leur description du cœur et des vaisseaux sanguins ». J. Hamburger, *La Raison et la Passion – Réflexion sur les limites de la connaissance*, Le Seuil, 1984.

7. La faculté de médecine de Montpellier inaugura son premier théâtre d'anatomie en 1536, l'Université de Padoue son premier amphithéâtre perma-

nent en 1584, la faculté de médecine de Paris son amphithéâtre, confié à Riolon, en 1620. M. Lemire, *Artistes et Mortels*, Paris, Chabaud, 1990.

8. Le chirurgien Antoine Dubois louait les services de filles publiques pour occuper la police aux abords des cimetières... Il sera arrêté le 29 décembre 1791 place Maubert dans un fiacre transportant des cadavres et relâché sur conclusion « que ces gens étaient morts de mort naturelle et devaient être abandonnés aux élèves de chirurgie pour leur utilité » (M. Lemire, *op. cit.*, p. 8).

9. L'abbé Gaetano Giulio Zummo (ou Zumbo) d'origine sicilienne, « inventeur » des têtes anatomiques en cire, travailla pour Come III de Médicis avant de rencontrer à Gênes, le chirurgien français Guillaume Desnoues et de réaliser des compositions anatomiques qui feront le tour de l'Europe. M. Lemire, « Fortunes et infortunes de l'anatomie et des préparations anatomiques, naturelles et artificielles », in *L'Âme au corps. Arts et sciences, 1793-1993*, catalogue de l'exposition organisée dans les Galeries nationales du Grand-Palais (19 octobre 1993-24 janvier 1994), Éditions de la Réunion des Musées nationaux, Gallimard, 1993.

10. Honoré Fragonard, cousin germain du peintre, fondateur et directeur des deux premières écoles vétérinaires de Lyon et d'Alfort, fut l'auteur d'une extraordinaire série d'écorchés aux chairs séchées et aux vaisseaux injectés. Il eut des relations tumultueuses avec ses collègues, en particulier avec le professeur Burgelat, qui le déclara tout simplement fou. Une rumeur voulait que son fameux cavalier écorché fût en fait une cavalière aimée de lui, morte de chagrin parce que ses parents s'opposaient à son mariage... C'était sans imaginer que la Révolution française permettrait à H. Fragonard de revenir au premier plan, à la tête de l'École de Santé, et qu'il y reconstituerait sa collection d'écorchés. Celle-ci peut toujours être admirée au Musée de l'école vétérinaire d'Alfort (M. Lemire, *op. cit.*).

11. Sur la naissance de l'anatomo-pathologie, et l'École de Paris, voir en particulier l'ouvrage de J. Poirier *La Médecine est-elle un art ou une science ?*, Académie des sciences, 2004.

12. Nous retrouverons Duchenne de Boulogne tout au long de cet ouvrage. Sa biographie a fait l'objet de la thèse de Paul Guilly dont la lecture est tout simplement captivante. P. Guilly, *Duchenne de Boulogne*, Paris, J.-B. Baillière et Fils, 1936.

13. Avant de se consacrer à l'étude du système nerveux, Charles Bell (1774-1842) fut d'abord un anatomiste intéressé par l'expression des sentiments sur le visage (*Essays on the anatomy of expression in painting*, Londres, 1806). On lui

doit en particulier d'avoir démontré que les nerfs d'origine spinale convoyaient des influx moteurs et sensitifs, et d'avoir identifié les fonctions de certains nerfs crâniens (V[e] et VIIe paires en particulier). W. Haymaker et F. Schiller, *The Founders of Neurology*, 2e édition, Ch. Thomas Publishers, 1970.

14. Une querelle de priorité opposa Charles Bell et François Magendie sur les fonctions motrices et sensitives des racines médullaires antérieures et postérieures, dont Magendie apporta le premier les preuves expérimentales. Magendie fut clinicien à l'Hôtel-Dieu et physiologiste, titulaire au Collège de France de la chaire de physiologie et pathologie générale. Il fut le maître et l'inspirateur de Claude Bernard.

CHAPITRE 2
De muscle en molécule

1. Fallope (1528-1562) fut le continuateur de l'œuvre de Vésale. Il fut le premier à saisir l'importance des fibres musculaires dans la contraction. Fabrice d'Aquapendente (1537-1619) fut l'élève de Fallope et le maître de William Harvey ; il mettait l'accent sur le rôle des tendons dont la structure fibreuse et la solidité l'impressionnaient. Il n'en est pas moins remarquable que W. Harvey, lui, revint à la chair comme source de la contraction (D. Needham, *op. cit.*, p. 13).

2. Nicolas Stensen, ou Steno (1638-1686) étudia à Paris. Ian Swammerdam aurait partagé la même « piaule » que lui, dans le Quartier latin, chez Maltusedech Thévenot. Steno eut des mots très durs et très prémonitoires vis-à-vis de la théorie galénique régnante des esprits animaux dans son traité *Elementorum Myologiae Specimen* : « They are mere words, meaning nothing... » (J. F. Fulton, *op. cit.*, p. 16-17).

3. Francis Glisson (1597-1677), véritable promoteur de la physiologie musculaire, introduisit entre autres concepts celui d'« irritabilité » pour un tissu excitable comme le muscle. C'est à lui, et non à Haller comme on le fait communément, qu'il convient d'attribuer cette innovation remarquable (J. Fulton, *op. cit.*, p. 19-20).

4. Les travaux de Leeuwenhoek ont été datés de 1674 et 1682 pour la découverte de la striation musculaire (D. Needham, *op. cit.*, p. 20-22).

5. Le terme « force vitale » apparut sous la signature de F. C. Médicus en 1774 ; on sait que le concept fut repris en particulier par Xavier Bichat, *Recherches physiologiques sur la vie et la mort*, 5e édition, revue et corrigée par F. Magendie, Paris, Béchet jeunes lib., 1829.

6. Ces chercheurs de Cambridge n'étaient autres que J. Needham et D. M. Needham, cette dernière, auteur du livre *Machina Carnis*. Cette période critique y est remarquablement décrite en détail (*D. Needham, op. cit.,* chap. 9 et 10).

7. La ressemblance entre cette superprécipitation et une contraction musculaire (obtenue *in vitro*) n'avait pas manqué de fortement impressionner Szent-Gyorgyi. En raison de la guerre, les groupes de Szeged et de Cambridge n'eurent pas connaissance de leurs travaux respectifs.

8. La composition en acides aminés fut en particulier l'œuvre de Bailey (1948) dont on reparlera pour la tropomyosine. La détermination du poids moléculaire donna lieu à des résultats divergents pendant plusieurs années, en raison des grandes différences techniques. Ce sont Holtzer et Lowey qui donnèrent en 1959 une valeur de 493 000 daltons ; leurs calculs donnaient pour la myosine la forme d'un bâtonnet de 1 620 Å de long sur 26 Å d'épaisseur (D. Needham, *op. cit.,* p. 197-198).

9. Les travaux de fractionnement par la trypsine initiés en 1950, indépendamment par Perry et par Gergely furent repris par Szent-Gyorgyi : pour la première fois, celui-ci proposa la division de la molécule en une partie légère (LMM) de 96 000 de poids moléculaire et une partie lourde (HMM) de 232 000 ; Lowy et Holtzer proposèrent des valeurs sensiblement différentes (126 000/ 324 000), mais en proportion équi-moléculaire (D. Needham, *op. cit.,* p. 203-204). L'ensemble des travaux aboutit au schéma classique d'une sous-unité légère formée de deux chaînes en alpha-hélice et d'une sous-unité lourde faite de deux chaînes en alpha-hélice dans leur première partie et divergentes dans leur seconde partie. Il est remarquable de voir que les études de microscopie électronique, faites à partir de 1961, en particulier par Rice, ont entièrement confirmé le bien-fondé de ces travaux menés pour l'essentiel par des techniques de biochimie pure (R. V. Rice, *Biochem. Biophys. Acta, 52,* 602, 1961).

10. La grande difficulté technique de ces travaux est particulièrement bien illustrée par les longs développements que leur consacre Dorothy N. Needham (*Machina Carnis, op. cit.,* p. 212-227). Les résultats tenaient pour beaucoup au mode de préparation de l'actine. Mommaerts et Szent-Gyorgyi considéraient charitablement que les préparations d'actine faites par Straub n'étaient pures qu'à 50 %... ce sont eux qui donnèrent le chiffre de 57 000 pour le PM de l'actine après avoir complètement purifié et dépolymérisé l'actine par dialyse. L'hétérogénéité des groupements sulfhydriles, le rôle de l'ion Ca^{++}, la participation de différents radicaux à la polymérisation donnèrent lieu à un nombre considérable de travaux. La visualisation en microscopie électronique de deux

formes d'actine (globulaire et fibreuse) en particulier grâce aux travaux de J. Hanson et J. Lowy donna presque subitement une base commune à toutes les données recueillies par les chimistes (*J. Mol. Biol*, *6*, 46, 1963).

11. On doit également à Bailey la découverte d'une cousine de la tropomyosine, présente en abondance dans les muscles d'invertébrés, à laquelle le nom de paramyosine fut donné. Nous la retrouverons plus loin (chapitre 5).

12. Ce prototype (Hodge, Huxley et Spiro, *J. Exp. Med.*, 99-201) est resté une exclusivité anglaise, avant que les industries autrichienne et suédoise ne popularisent des matériels d'utilisation beaucoup plus « facile ». La publication princeps de Hugh Huxley « Electron microscope studies of the organisation of the filaments in striated muscles » est parue dans *Biochem. Biophys. Acta*, *12*, 387, 1953.

13. Ces expériences d'extraction différentielle ont été publiées dès 1953 (J. Hanson et H. E. Huxley, *Nature, 172*, 530, 1953).

14. Les travaux d'A. F. Huxley et de R. Nidergerke ont été publiés dans *Nature, 173, 971*, 1954. Ces auteurs travaillaient en microscopie interférentielle, et non en microscopie électronique. Les travaux de A. F. Huxley furent récompensés par un prix Nobel en 1963, mais non ceux de Hugh E. Huxley...

15. Il ne faut surtout pas croire que ces résultats furent accueillis par une clameur unanime d'admiration. Plusieurs chercheurs, et non des moindres (Hodge, Sjöstrand, Szent-Györgyi...) proposèrent des interprétations ou des schémas alternatifs dans lesquels les filaments d'actine couraient d'une strie Z à l'autre... Les images publiées par H. E. Huxley en 1957 (*J. biophys. biochem.*, *3*, 631) mirent un terme à ces discussions.

16. C'est peu dire que la myosine est devenue en quelques années un monde en soi. De quelques unités, le nombre de myosines est passé à près de vingt et des molécules de myosine ont été retrouvées dans presque toutes les cellules, à quelque tissu qu'elles appartiennent. Mais la plus grande avancée dans la connaissance de la myosine est sans conteste venue de l'analyse structurale en haute résolution aux rayons X de la protéine cristallisée (Rayment *et al.*, *Science*, 261, 50, 1992). Cette analyse a révélé l'existence d'une fente, dans la tête de la myosine, où la molécule d'actine peut s'engager ; elle a précisé la situation et le rôle des chaînes légères et « régulatrices » formant un bras de levier susceptible d'amplifier les mouvements du reste de la tête. La structure d'un moteur moléculaire était ainsi dévoilée, et la visualisation *in vitro* de sa mobilité a été réalisée... Pour les expériences également, la plus belle confirmation a été obtenue grâce à la myosine des muscles du vol des insectes. Pour une

revue d'ensemble, on peut consulter le chapitre rédigé par H. L. Sweeney et A. Houdussa dans la dernière édition de *Myology*. A. G. Engel et C. Franzini-Armstrong (éd.), *Myology*, 3ᵉ éd., p. 167-186, Mc Graw-Hill. Co, Inc. (2004).

17. Cette découverte fondamentale d'un troisième composant intervenant dans la superprécipitation de l'actomyosine « naturelle » fut publiée par S. Ebashi dans la revue *Nature* (*200*, 1010, 1963). Le groupe d'Ebashi établit également la distribution périodique, tous les 400 angströms, du complexe troponine le long des filaments fins.

18. Cette différence fut l'une de mes grandes surprises personnelles lors de la mise en application de la fixation aldéhydique pour la microscopie électronique ; l'aspect des stries Z était différent de celui obtenu après une simple fixation par tétroxyde d'osmium ! J'élaborai un modèle géométrique comprenant deux systèmes de ponts que je fis figurer dans un article publié dans un simple journal médical. Grâce soit rendue à des auteurs vigilants, tel David Landon, qui ont su retrouver trace de cette publication (M. Fardeau, *Presse Médicale*, 77, 1341-1344, 1969).

19. Cette énumération n'épuise pas en effet la liste des composants du sarcomère et des protéines associées. Il est remarquable que pratiquement toutes ces protéines sont aujourd'hui impliquées dans des maladies héréditaires humaines, et que cette implication a parfois été à l'origine de leur détection et de la compréhension de leur rôle physiologique. Nous y reviendrons plus tard (chapitre 9).

CHAPITRE 3

Ça bouge

1. En fait, même si la matérialité des esprits animaux avait été battue en brèche par l'expérience de Swammerdam, de nombreux échafaudages théoriques ne cessaient d'être imaginés pour rendre compte de la contraction musculaire. William Croone, puis Borelli imaginèrent de décomposer les fibres musculaires en une série de petits globules, ou de petits rhomboïdes, qui en se remplissant de fluides nerveux ou sanguins régissaient comme le mélange d'un acide avec un alcali et provoquaient la contraction. Ainsi naissait une première suggestion de lier la contraction à un phénomène chimique. De plus, cette idée de décomposer le muscle en une multitude d'unités élémentaires placées en série, ne préfigure-t-elle pas d'une certaine façon le concept de sarcomère ? (Dorothy M. Needham, *op. cit.*, p. 11-26).

2. La querelle entre Aloysio Galvani de Bologne et Alessandro Volta de Pavie fut épique. Galvani et sa femme Lucia avaient montré que les muscles de grenouille pouvaient être excités par l'électricité atmosphérique. Mais l'utilisation d'un arc fait de deux métaux différents – fer et cuivre – pour engendrer la contraction de la patte entre moelle épinière et muscle fit réagir Volta qui n'y vit qu'un effet de « pile » : ce qu'il venait de découvrir. Dès lors, Galvani n'utilisa plus qu'un seul métal pour ses expériences, mais Volta considéra que ce métal contenait des impuretés. Puis, Galvani (ou son neveu Aldini ?) réalisèrent l'expérience sans aucun intermédiaire métallique (J.-F. Fulton, *op. cit.*, p. 34-37).

3. Emil du Bois-Raymond – son nom traduit son origine française – fut à Berlin le pionnier de l'électrophysiologie naissante. À la suite des expériences de Mateucci, il introduisit la stimulation faradique, découvrit la sommation des réponses dans le tétanos physiologique... et conçut, pour rendre compte de la « variation négative » qu'il enregistrait pendant la stimulation tétanique, l'idée d'une distribution orientée de particules électromotrices à la surface des tissus excitables (J.-F. Fulton, *op. cit.*, p. 38-45).

4. Le conflit qui opposa Golgi et Cajal, sur la base de leurs travaux histologiques, eut une connotation personnelle telle que, recevant ensemble le prix Nobel pour leur œuvre, ils ne se serrèrent même pas la main...

5. L'auteur rencontre là une des premières grandes difficultés de cet ouvrage, car il lui faut nécessairement évoquer l'œuvre de celui qui fut son maître, au sens le plus fort du terme, René Couteaux. Monsieur Couteaux n'aimait guère que l'on fasse son éloge, ou que l'on souligne devant lui l'importance de son œuvre scientifique. Monsieur Couteaux nous a quittés en 1999. Il est certainement plus simple pour moi d'écrire aujourd'hui ces quelques lignes, qui laissent deviner l'importance de son œuvre en neurobiologie, mais ne rendent qu'insuffisamment compte de l'influence profonde qu'il eût sur l'ensemble des neurobiologistes de ce pays et bien au-delà de nos frontières. Pour quelques informations sur sa biographie, se renvoyer à la notice écrite après sa disparition (*Académie des sciences, Discours et notices biographiques*, IV, 101-105, 2001) et aux communications qui ont illustré le Symposium CNRS organisé par J. Taxi et ses collaborateurs à l'occasion de son départ en retraite. Monsieur Couteaux n'avait accepté la tenue de cette réunion qu'à condition qu'il ne comporte aucun éloge de sa personne (J. Taxi [sld], *Ontogenesis and functional mechanisms of peripheral synapses*, INSERM Symposium n° 13, Elsevier/North Holland Biomedical Press, 1980).

6. D. Nachmansoln avait travaillé dans le laboratoire de Meyerhof à Heidelberg et participé à des travaux fondamentaux sur l'énergétique musculaire. Il avait fui l'Allemagne nazie et été accueilli à la Sorbonne dans le laboratoire de physiologie nerveuse de L. Lapicque, laboratoire voisin de celui de cytologie dirigé par Étienne Rabaud dans lequel travailla, à partir de 1937, René Couteaux.

7. G. B. Koëlle, J. S. Friedenwald. *Proceedings of the Society for Experimental Biology and Medicine*, *70*, 617 (1959).

8. Des images similaires furent obtenues presque aussitôt dans toute une série de muscles d'espèces différentes, soulignant la variété morphologique des jonctions neuromusculaires, mais aussi la constance de leur organisation synaptique.

9. Il convient de mentionner qu'une très grande amitié lia plus tard René Couteaux et sir Bernard Katz.

10. Ces expériences et observations sont dues pour l'essentiel à une équipe de chercheurs issus du laboratoire de René Couteaux, regroupés autour de Maurice Israël et de Jean Gautron. Les travaux furent réalisés dans le grenier d'une vieille division de l'hôpital de la Salpêtrière, la division Risler, dont l'escalier (en bois) abritait un grand aquarium d'eau de mer dans lequel s'ébattaient des poissons torpilles venus tout droit d'Arcachon. Les résultats obtenus sur la stimulation de l'organe électrique de ces poissons jusqu'à épuisement de la réponse électrique montraient qu'après libération de l'acétylcholine contenue dans les vésicules synaptiques, une grande partie de médiateur demeurait présente, suggérant l'existence d'un stock « extravésiculaire » d'acétylcholine.

11. Les travaux de sir Bernard Katz lui valurent l'attribution du prix Nobel de médecine en 1970.

12. Nommer ici Jean-Pierre Changeux et Jean Cartaud ne doit rien à l'amitié qui lie l'auteur de ces lignes à ces grands scientifiques. Les travaux qui ont abouti à la purification puis à la caractérisation du récepteur cholinergique ont en effet été conduits à l'Institut Pasteur par J.-P. Changeux et le groupe qu'il y a dirigé dans son laboratoire de biologie moléculaire. Pour une revue de ces premiers travaux, on peut se référer à *L'Homme neuronal*. Paris, Fayard, 1983.

13. A. F. Huxley et R. E. Taylor, « Local activation of striated muscle fibres ». *J. Physiol.* 144, 426, 1958.

14. E. Veratti « Investigations on the fine structure of striated muscle fiber ». *J. Biophys. Biochem. Cyt. 10*, Suppl.1, 1961 – Traduit du Mem-reale 1st – Lombardo, *19*, 87, 1902.

15. B. B. Marsh « *The effects of adenosine triphosphate on the fiber volume of a muscle homogenate* ». *Nature, 167, 1065, 1951*.Ce travail fut suivi de la mise en evidence du caractère particulaire, « microsomal », de ce facteur relaxant par S. Ebashi (*A granule-bound relaxation factor in skeletal muscle. Arch. Biochem. Biophys., 76, 410, 1958*) et par la mise en évidence d'une « pompe calcique » dans la fraction vésiculaire de ces microsomes par S. Ebashi et F. Lipmann, « Adenosine-triphosphate linked concentration of calcium ions in a particular fraction of rabbit muscle », *J. Cell. Biol., 14*, 389, 1962.

16. Le travail ultrastructural de Clara Franzini-Armstrong dans le prolongement de celui de Keith Porter, mettant en évidence la structure fine des « pieds » qui unissent le système réticulaire et le système tubulaire transverse, fut également d'une rare élégance. Pour une revue générale de ces travaux, lire en particulier le chapitre qu'elle rédigea pour le traité *Myology*, dont elle est coéditeur avec Andrew Engel (*op. cit.*, p. 232-256).

17. Ces images montrant le changement d'orientation des ponts unissant filaments épais et liés dans le muscle du vol des insectes sont parmi les plus impressionnantes en termes de technique de préparation des coupes ultrafines (« coupes noires ») et de qualité des images obtenues (M. K. Reedy, K. E. Holmes et H. T. Tregear, « Induced changes in orientation of the crossbridges of glycerinated insect flight muscle », *Nature, 207*, 1276, 1965).

CHAPITRE 4

Ça respire...

1. Travaux faits en collaboration avec Laplace.

2. Les travaux de John Mayow ont aussi porté sur la disposition des fibres musculaires à l'intérieur du muscle et leurs diverses modalités d'insertion sur les tendons.

3. La production scientifique de von Helmholtz est vraiment impressionnante. Après ces études fondamentales de thermodynamique, il s'amusera, entre autres, à mesurer la vitesse de la conduction nerveuse, puis construira le premier ophtalmoscope pour étudier la rétine...

4. Liebig voyait dans cette force vitale la cause de la croissance, de la résistance aux agents extérieurs, du mouvement. Elle était différente de la force chimique, de la force mécanique, de l'électricité, du magnétisme... Elle devait pouvoir être étudiée de la même façon. Schwann avait une attitude toute différente, croyant fermement que les lois de la physique et de la chimie

pouvaient être appliquées à l'analyse des phénomènes vivants (Dorothy M. Needham, *op. cit.*, p. 32-33).

5. Le terme « inogène » sera introduit par Hermann dans sa *Physiologie der Menschen*, Berlin, 1874 (Dorothy M. Needham, *op. cit.*, p. 37).

6. Engelmann dans sa « Croonian lecture » de 1895. Tous les ans, cette lecture prestigieuse faisait le point sur l'avancée des travaux en matière de contraction musculaire (Dorothy M. Needham, *op. cit.*, p. 40).

7. Même à cette époque, il valait mieux publier en anglais, à la rigueur en allemand ou en français, pour être lu et entendu.

8. « Glycogène » fut d'abord un adjectif : « De la matière glycogène considérée comme conditions de développement de certains tissus... »

9. W. M. Fletcher, « The survival respiration of muscle », *J. Physiol.*, 23, 10, 1898-99.

10. On doit à A. V. Hill une série remarquable de travaux et la conception du muscle comme un corps élastique, dont l'énergie peut être libérée sous forme de travail ou de chaleur pour être reconstituée secondairement. Il introduisit l'idée de visco-élasticité comme jouant un rôle majeur dans la vitesse de contraction (un ressort en milieu visqueux). Il découvrit également l'existence d'une phase de chaleur négative pendant la récupération. A. V. Hill devait être récompensé par le prix Nobel en 1922.

11. Laboratoire de Heidelberg. Difficile d'imaginer aujourd'hui la difficulté et la précision de ces calculs de thermodynamique appliqués à la machinerie contractile.

12. Cet acide inosinique avait déjà été repéré et cristallisé par Liebig en 1847 (quatre-vingts ans plus tôt).

13. La simultanéité des résultats est simplement due à l'emploi par ces deux équipes d'une nouvelle méthode de dosage des radicaux phosphates par le phosphomolybdate.

14. La présence de « créatine » avait été signalée dès 1835 dans la viande par un chimiste d'origine française. E. C. Chevreul, « Untersuchungen über die chemische zusammensetzung des Fleischbrühe », *J. prakt. Chem.*, 6, 120 (Dorothy M. Needham, *op. cit.*, p. 79).

15. Cette notion, qui fut vivement critiquée à l'époque car sans définition physique précise, fut celle du couplage énergétique utilisé par Meyerhof, qui le fit taxer de « biologiste » par les thermodynamiciens orthodoxes. Ce couplage était entre la resynthèse de l'ATP aux dépens de la formation d'acide lactique et

du métabolisme des hexoses phosphatés. La suite devait donner pleinement raison au biologiste.

16. Bel exemple d'exploitation d'un résultat expérimental, qui n'a au départ rien à voir, vraiment rien, avec la physiologie musculaire. Communication personnelle à Dorothy Needham (*op. cit.*, p. 85).

17. K. Lohmann, « Über die Pyrophosphatfraktion in Muskel », *Naturwissensch.*, *17*, 624, 1929.

18. « This visual perception of an intracellular respiratory process was one of the most impressive spectacles I have witnessed in the course of my work... » (Keilin, *The History of Cell Respiration and Cytochrome*, Cambridge University Press, 1966).

19. C. A. MacMunn, « Further observations on myohaematin and the histohaematins », *J. Physiol.*, *8*, 51, 1887.

20. Dès que la morphologie entre en scène, les choses s'éclairent. « Voir » les mitochondries, leurs crêtes, leur membrane interne, leur matrice, permet de mettre d'un coup toutes ces protéines sur une structure. Fernandez Moran et ses collaborateurs « voyaient » d'ailleurs la cytochrome-c-oxydase sur la tête des particules élémentaires, le complexe III sur la tige et les complexes I et II sur leur base...

21. L'histoire de cette coenzyme Q est curieuse : l'extraction et la purification des lipides mitochondriaux révéla l'existence d'une forte bande d'absorption à 275 µm, qui pouvait être réduite par de nombreux agents, et en particulier par des fragments mitochondriaux en présence de substrats tels que pyruvate, succinate, NADH, etc. Cette Q 275 était retrouvée partout, chez les plantes comme chez les animaux. Sa structure très particulière la faisait considérer comme capable de « flotter » dans la phase lipidique des crêtes mitochondriales. F. L. Crane, Y. Hatefi, R. L. Lester et C. Widmer, « Isolation of a quinone from beef heart mitochondria », *Biochem. biophys. Acta.*, *25*, 220, 1957.

22. B. Chance, D. F. Parsons et G. R. Williams, « Cytochrome content of mitochondria stripped of inner membrane structure », *Science*, *143*, 136, 1964.

23. Réellement difficile d'évoquer la quantité considérable de travaux biochimiques qui ont permis de cartographier ces voies du métabolisme intermédiaire.

24. Belle hypothèse de travail que ce gradient cytochimique de part et d'autre de la membrane mitochondriale pour rendre compte du couplage de la phosphorylation oxydative. Il suffisait de donner un rôle aux protons pendant que les électrons descendaient la cascade des cytochromes jusqu'à la cyto-

chrome oxydase, et d'imaginer une polarité particulière pour une ATPase membranaire fonctionnant uniquement dans le sens de synthèse de l'ATP. Cette hypothèse est aujourd'hui communément retenue pour le fonctionnement de la chaîne respiratoire mitochondriale. P. Mitchell, « Coupling of phosphorylation to electron and hydrogen transfer by a chemiosmatic type of mechanism », *Nature, 191,* 144, 1961.

25. « Glycogen formation in the liver from d. and l-lactic acid », *J. Biol. Chem, 81,* 389, 1929. Les « Cori » furent prix Nobel en 1947 pour l'ensemble de leurs découvertes sur le glycogène.

26. Aujourd'hui, on « voit » le glycogène sous forme de granules de 20 nm de diamètre en microscopie électronique ; on peut même apprécier par des techniques de coloration sélective son caractère ramifié ou non.

27. Dans *Machina Carnis,* la matière de ce chapitre tient à peu près quatre chapitres et 80 pages, sans compter notes et bibliographie. On ne saurait trop recommander au lecteur attentif de se reporter à cet ouvrage.

CHAPITRE 5

Il y a muscle et muscle

1. Dorothy Needham fait courtoisement remonter sa bibliographie à La Fontaine, « Le Rat et l'Huître », paru en 1668 (*Machina Carnis, op. cit.,* p. 523).

2. Parnas, dès 1910, avait mesuré la consommation d'oxygène de trois coquillages : vénus, cytheraea et pecten (coquille Saint-Jacques) maintenues dans l'eau de mer et soumis à une traction continue sur chacune de leurs valves (*Machina Carnis, op. cit.,* p. 525).

3. Bozler, après avoir longtemps travaillé sur les muscles lisses dans les laboratoires de A. V. Hill et de Fenn, fit cette curieuse constatation qu'un second « choc » ouvrait facilement la coquille Saint-Jacques sur laquelle il travaillait (*Machina Carnis, op. cit.,* p. 126).

4. Hanson et Lowy, *Nature, 184,* 286, 1959. Lowy, Millane et Hanson, *Proc. Roy. Soc. B, 160,* 525, 1964.

5. Cette paramyosine a des propriétés physico-chimiques très particulières : cristallisée, son poids musculaire est de 220 000, les molécules montrent une périodicité de 1 400 Å avec des sous-unités de 700 Å de long et de 20 à 30 Å de diamètre.

6. En 1954, Twarog (*J. Cell. Comp. Physiol., 44,* 141) découvre que l'addition de 5-OH-tryptamine (la sérotonine) à 10^{-7} mol entraîne un relâchement

rapide de la contraction tonique. Il y consacrera ensuite toute une série de travaux (*J. Physiol., 192*, 847-1967).

7. L'ultrastructure des muscles du vol des diptères fut élucidée grâce aux travaux de Jacques Auber et de René Couteaux (*Comptes rendus de l'Académie des sciences, 254*, 8425, 1962).

8. Micrographies électroniques classiques sur le muscle du vol d'un papillon tropical, *Lethocerus Maximus* (M. R. Reedy, K. C. Holmes et H. T. Tregear, *Nature, 207*, 1276, 1965).

9. Avec des constantes métaboliques impressionnantes : 2 400 kcal/kg/h chez l'abeille, contre 50-60 chez l'homme ! (*Machina Carnis, op. cit.*, p. 535).

10. J. W. S. Pringle, *J. Physiol., 108*, 226, 1949. K. E. Machin et J. W. S. Pringle, *Proc. Roy. Soc. B.*, 151, 204, 1959.

11. On ne peut que presser le lecteur de découvrir le livre de Graham Hoyle (*Muscles and their neural control,* John Wiley et Sons, 1983) non seulement pour l'ensemble des informations qu'il contient – véritable traité d'anatomie comparée du système neuromusculaire – mais pour son style, la richesse en anecdotes sur le monde scientifique, l'ironie mordante de quelques-unes de ses réflexions. Graham Hoyle fait par exemple remarquer que le nombre de publications scientifiques est, dans ce domaine zoologique, parfaitement proportionnel à la valeur gustative des espèces...

12. Graham Hoyle met en valeur le travail de pionnier effectué dans le domaine de l'analyse du système neuro-musculaire des crustacés par Cornelis A. G. Wiersma (1905-1979).

13. L'amplitude de variation des paramètres physiologiques du système contractile est en effet étonnante. Il est de l'ordre de 10 000 pour la rapidité de contraction, de 10^6 pour celle du relâchement ; le muscle de l'amphioxus ne se raccourcit pratiquement pas quand on le stimule, il se durcit ; celui de la tentacule de la physalie portugaise peut se raccourcir jusqu'à 5 pouces et s'allonger jusqu'à 70 pieds.

14. Ce terrorisme intellectuel, pour emprunter une expression actuelle, est violemment dénoncé par G. Hoyle, qui parle des « grands prêtres » de l'orthodoxie musculaire ; il s'étonne, après Andrew Huxley, de voir ce domaine de la biologie musculaire être celui où l'on est le plus facilement « oublieux » des travaux antérieurs... Hoyle rapporte l'« horreur » qui saisit Andrew Huxley lorsqu'il entendit un orateur – qui voulait sans doute faire son éloge – dire dans un colloque à Cold Spring Harbour que le « problème de la contraction musculaire était résolu en principe... ».

15. L. Ranvier, « De quelques faits relatifs à l'histologie et à la physiologie des muscles striés... », travail effectué dans le laboratoire du Collège de France et publié dans les *Archives de physiologie normale et pathologique* ; (*2*, 5, 1874). La division la plus classique entre *Fibrillenstruktur* et *Felderstruktur* fut ensuite proposée par P. Krüger (*Biol. zbl.*, *29*, 616, 1929).

16. D. E. Denny-Brown, « The histological features of striped muscle in relation to its functional activity », *Proc. Roy. Soc., B, 104*, 371, 1929.

17. J. C. George, J.-M. Naik, « Relative distribution and chemical nature of the fuel store of the two types of fibres in the pectoralis major muscle of the Pigeon », *Nature, 181*, 709, 1958.

18. T. Ogata, « A histochemical study of the red and white muscle fibers », *Acta Med. Okayama, 12*, 216, 1958.

19. V. Dubowitz, A. G. E. Pearse, « Reciprocal relationship of phosphorylase and oxidative enzymes », *Nature, 185*, 701, 1960. Le laboratoire dirigé par A. G. E. Pearse fut l'un des creusets où se forgèrent les études cytochimiques. L'un des premiers médecins qui vinrent se former à ces techniques fut Victor Dubowitz. Ce jeune pédiatre devait devenir grâce à ses talents de clinicien, de pédagogue, puis d'organisateur, un maître reconnu de la pathologie musculaire humaine. Il fonda et préside toujours, une World Muscle Society qui connaît un très grand succès.

20. F. A. Sreter, J. C. Seidel, J. Gergely, « Studies on myosin from red and white skeletal muscles on the Rabbit », *J. Biol. Chem., 281*, 5772, 1966. J-M. Stein et H. A. Padykula, « Histochemical classification of individual skeletal muscle fibers of the Rat », *Am. J. Anat., 110*, 103, 1962.

21. W. King Engel succéda à Milton Shy en 1967 à la tête du laboratoire du National Institute of Health (NIH) de Bethesda (Md) où vint se former toute une génération de pathologistes neuromusculaires passionnés par l'avènement de ces nouvelles techniques. King Engel imposa cette classification fondée sur l'activité ATPasique de la myosine, qui est toujours en vigueur aujourd'hui. Son article fondateur (« The essentiality of histo and cytochemical studies in the investigation of neuromuscular disease ») publié en 1962 dans le journal *Neurology* (*12*, 778) reste l'un des articles les plus cités de la littérature médicale. Mais King Engel a une personnalité rayonnante, un talent clinique et une générosité qui l'ont placé très haut dans l'aventure neuromusculaire moderne... Personnellement, je lui dois trop, et nos relations sont trop proches pour en dire davantage ici.

22. Michael H. Brooke travailla de 1966 à 1969 dans le laboratoire dirigé par W. King Engel. Il contribua de façon décisive à mettre au point la classification ternaire des fibres musculaires du muscle adulte. « Mike » Brooke a également marqué profondément toute sa génération par ses merveilleuses qualités de clinicien et... d'écrivain. Ses livres sont lumineux, autant par leur contenu que par le style de leur auteur. Je ne peux que renvoyer à l'un de ses ouvrages, *A Clinician's view of Neuromuscular Diseases*, dont la première édition parut en 1977.

23. Ce travail fut effectué par H. Padykula et G. Gauthier (*Anat. Record*, *157*, 296, 1967) et ce fut également le travail de l'auteur de cet ouvrage dans le laboratoire de W. King Engel.

CHAPITRE 6

De la contraction au geste

1. Faire s'esclaffer les gens devant un acte aussi banal... simplement par l'étonnement de ce qu'il a de miraculeux... Quel art !

2. Étienne-Jules Marey était né à Beaune en 1830. Sa vocation de physiologiste s'est affirmée très tôt. Il avait aménagé durant ses études de médecine un premier laboratoire dans un grenier de la Comédie française. Ses travaux furent rapidement connus et appréciés, et il succéda à Claude Bernard au Collège de France. Son ouvrage initial *La Machine animale*, 1873, fut aussitôt traduit en anglais et connu des premiers photographes professionnels, en particulier par Edward Muybridge qui travaillait pour le gouverneur Stanford à San Francisco. De leur correspondance allait naître l'idée d'un fusil photographique qui permettait des prises de vue successives à des intervalles de temps très brefs. Les plaques photographiques firent ensuite place aux bandes souples de gélatine sur papier, puis sur celluloïd. Les frères Lumière allèrent tirer le parti que l'on sait de ce développement scientifique.

3. *Extensor Digitorum Brevis*, ou court extenseur des orteils. On le palpe lorsqu'il est contracté, sur le dos du pied, en avant de la cheville. La distance de la moëlle lombaire à ce petit muscle est effectivement de l'ordre du mètre, c'est à dire d'un million de microns. Imagine-t-on le cas de la girafe ?

4. Les vitesses de ces flux axonaux sont faibles, 300 mm/j pour le flux antérograde rapide, 1 à 10 mm/j pour le flux lent, 200 mm/j pour le flux rétrograde.

5. Ce sont les travaux des équipes dirigées par W. Burke et W. King Engel, qui travaillaient dans deux bâtiments voisins du NIH à Bethesda (Md). D'où les

abréviations : S pour slow, FR pour *Fast/Resistant to Fatigue*, FF pour *Fast and Fatigable*, etc.

6. Travaux personnels effectués en collaboration avec Jeanine Koenig sur les muscles anterior et posterior latissimus dorsi du poulet (*Arch. Anat. Micros. Morph. Exp.*, 62, 249, 1973).

7. Charles Bell (1774-1842), chirurgien écossais, brillant anatomiste, fut le premier à concevoir clairement que les nerfs issus de la moelle épinière avaient une double fonction motrice et sensorielle, et que le muscle était à l'origine de sensations proprioceptives.

8. On doit à Leksell la démonstration du caractère électif de cette innervation – pour les fibres intrafusales (*Acta Physiol. Scand.* 10, 1945, supplt 21, 1).

9. On savait qu'il y avait sur les fibres intrafusales des terminaisons (plaques motrices) analogues par leur structure à celles des fibres extrafusales et distinctes des terminaisons « en traînée ». Mais, jusqu'à une date récente, on ignorait leur origine, jusqu'à la démonstration de ces fibres « β » chez les mammifères (Françoise Emonet-Dénand, Lena Jami et Yves Laporte, *J. Physiol.*, 249, 153, 1975).

10. Les fibres à sac nucléaire peuvent être distinguées par leurs propriétés cytochimiques. Les fibres β dynamiques vont aux fibres B1. Leur excitation est beaucoup plus brève et plus localisée que celles des fibres B2 et celle des fibres à chaîne.

11. On dit quelquefois en souriant, dans le cercle restreint des neurophysiologistes qui ont consacré leur vie scientifique à la physiologie fusoriale, que le fuseau neuromusculaire n'a été créé par le Seigneur que pour justifier leur existence...

12. Quelques muscles font exception et ne comportent pas – ou ne comporteraient pas – de fuseau comme le diaphragme ou les muscles peauciers du visage. Quant aux muscles oculomoteurs, leur organisation sensorielle est différente et faite de terminaisons nerveuses libres au voisinage des insertions tendineuses.

13. Corpuscules de Pacini ou de Ruffini et corpuscules « paciniformes ».

14. Ce serait en fait le neuropathologiste allemand Romberg (1795-1873) traducteur et disciple de Charles Bell qui, le premier, aurait mis en évidence le réflexe rotulien.

15. Sir Charles Sherrington (1857-1952) né à Londres, fut un prince de la neurophysiologie. Formé à l'anatomie du système nerveux, adepte des conceptions de Cajal, sa rigueur expérimentale lui permit de formuler un nombre

important de concepts novateurs, tels ceux de synapse, d'inhibition active, de facilitation et d'inhibition réciproque, etc. Il partagea le prix Nobel de médecine avec Adrian en 1932.

16. Je préfère renvoyer le lecteur aux excellentes monographies d'Alain Berthoz, *Le Sens du mouvement*, Odile Jacob, 1997, de Pierre Buser *Cerveau de soi, cerveau de l'autre*, Odile Jacob, 1998 et de Marc Jeannerod, *La Nature de l'esprit*, Odile Jacob, 2002.

17. Prodige actuel de l'imagerie cérébrale fonctionnelle, qui permet de suivre « en ligne » l'activation des zones corticales.

18. Ces « neurones-miroirs » activés lors de la reconnaissance de l'action d'un autre individu au cours d'un geste de préhension, ont été découverts dans l'aire prémotrice du singe macaque (Gallese *et al.*, *Brain*, 119, 593, 1996 ; Rizzolatti *et al.*, *Nat. Rev. Neurosc*, 2, 661, 2001).

19. Duchenne de Boulogne a pensé devoir individualiser sous le terme de conscience musculaire « une sorte de sens siégeant dans le muscle, qui sert à l'accomplissement de la contraction musculaire volontaire et qui, dans l'absence de la vue, éclaire pour ainsi dire le cerveau »... Il s'appuie pour cela sur des observations cliniques de patients présentant de gros troubles de la sensibilité profonde, mais qui ne pouvaient mouvoir leurs membres que sous le contrôle de leur vue. La dénomination qu'il proposa lui parut discutable, et il en ferait « bon marché » mais les faits observés lui paraissaient indéniables... (*De l'électrisation localisée, op. cit*, 3ᵉ éd., p. 782-793).

20. Cette expérience fut initialement imaginée par Thorsten Nielsen. Les détails de cette observation clinique privilégiée sont analysés dans l'ouvrage de Marc Jeannerod, *La Nature de l'esprit, op. cit.*, p. 128-131.

21. Je n'arrive pas à trouver esthétiquement beau le galbe de ces « Messieurs Muscle ». C'est, bien sûr, une réflexion strictement personnelle. Mais devant la grâce des danseuses, j'ai le regard admiratif de Degas.

CHAPITRE 7

Lorsque ça coince

1. Ne seront donnés ici que quelques exemples pour leur valeur illustrative ou leur portée générale. Si le lecteur souhaite des développements détaillés et actualisés, il peut se référer aux ouvrages de médecine traitant de pathologie musculaire, par exemple, la dernière édition du traité de *Myology* (A. G. Engel, C. Franzini. Armstrong (éds), *op. cit.*, 2004).

2. Les travaux de Guy, Catherine Tardieu et de leurs collaborateurs ont bien montré, en comptant le nombre de sarcomères des fibres musculaires, que celles-ci adaptaient leur croissance à la distance imposée par leurs insertions tendineuses ou aponévrotiques. Lorsque ces insertions sont rapprochées, par exemple si la longueur osseuse est réduite, le muscle se raccourcit ; il sera alors trop court et paraîtra rétracté, si l'on cherche à lui redonner par une action chirurgicale sa longueur normale. Ceci a d'importantes conséquences dans la rééducation des enfants atteints d'infirmité motrice cérébrale. (J.-C. Tabary, C. Tabary, C. Tardieu, G. Tardieu et G. Goldspink, *J. Physiol.*, 224, 231, 1972.)

3. Il est en effet remarquable que les territoires ainsi agrandis des unités motrices après une ou plusieurs lésions nerveuses, tendent à revenir, avec le temps, vers leur topographie et leurs caractéristiques cytochimiques d'origine (J.-C. Mira et M. Fardeau, *Comptes rendus Acad. Sciences*, 286, 1367, 1978).

4. De nombreux travaux expérimentaux sont aujourd'hui conduits pour permettre une repousse axonale dans la moelle épinière, repousse qui bute sur la cicatrice gliale et conjonctive qui se forme après toute lésion traumatique de celle-ci. Des moyens pharmacologiques, des greffons de nerfs périphériques, différents types de greffes cellulaires sont actuellement explorés.

5. En langue anglaise : *Myasthenia Gravis*. On attribue à Thomas Willis, en 1672, la première description clinique de cette affection, (*De motu musculorum in The Remaining Medical Works of that Famous and Renowned Physician*, Dr Thomas Willis by Pordage V., Londres, 1684), dont la sémiologie fut précisée beaucoup plus tard par Erb en 1879, et Goldflam en 1893. L'histoire de la myasthénie est très riche d'enseignements : c'est ainsi que l'action favorable de l'ablation de thymus par Blalock en 1936, précéda de deux décennies l'hypothèse d'une origine auto-immune de la maladie. L'injection « miraculeuse » de physostigmine par Mary Walker en 1934 a été précédée en 1932 d'une observation analogue faite par un neurologue allemand Lazar Remen qui dut fuir l'Allemagne nazie, et fut retrouvée en 1964 par H. R. Viets, car cette observation avait laissé une trace dans la littérature médicale de l'époque (H. R. Viets, « Introductory remarks in "Myasthenia Gravis" », *Annals of NY Academy of sciences*, 135, 577, 1966). Enfin, l'hypothèse présynaptique fut très en faveur chez les électrophysiologistes jusqu'à l'expérience décisive de Patrick et de Lindström...

6. La myotonie atrophique fut en fait décrite dès 1902 par Rossolimo, avant que sa description ne soit reprise en 1909 par Steinert, et par Batten et Gibb. L'anticipation, avec une plus grande sévérité d'une génération à l'autre, en règle chez les enfants nés d'une mère atteinte, fut longtemps discutée. Elle

est aujourd'hui établie par la constatation d'un accroissement majeur du nombre de triplets répétitifs dans le gène responsable, DMPK, situé sur le chromosome 19. De nombreuses inconnues persistent cependant sur le mécanisme précis de ce désordre génétique.

7. Cette histoire est surtout illustrative car elle commence par l'analyse attentive d'une seule patiente ; le mérite en revient entièrement à l'équipe de la Mayo Clinic. A. G. Engel, K. C. Angelini (1973), « Carnitine deficiency of human skeletal muscle with associated lipid storage myopathy : a new syndrome », *Science, 179*, 899.

8. Cet exemple veut surtout souligner, comme les précédents, qu'une analyse biochimique précise du défaut en cause – en l'occurrence, la dégradation d'un acide gras, l'acide phytanique – peut conduire à une action curative efficace.

CHAPITRE 8
Quand ça ne marche plus

1. Nous avons déjà rencontré Duchenne au chapitre 2 pour son œuvre physiologique... Tous les éléments biographiques exposés ici sont tirés du livre de Paul Guilly, qui lui a consacré sa thèse en 1936 ; l'ouvrage a été réédité en 1977. Une représentation de Duchenne examinant un patient avec sa bobine à induction figurait dans la partie haute du monument qui avait été élevé en sa mémoire à la Salpêtrière. Ce monument fut détruit au début de la Seconde Guerre mondiale ; mais la plaque de bronze représentant Duchenne fut retrouvée en 1980, cachée dans les gravats de l'usine de la Salpêtrière, grâce à la mémoire de mademoiselle Besse, secrétaire de Paul Castaigne, qui me mit sur la piste d'une ancienne surveillante ayant connu l'itinéraire de cette plaque après la démolition. Cette plaque de bronze est aujourd'hui visible dans l'entrée de l'auditorium de l'Institut de myologie à la Salpêtrière.

2. Dans sa monographie, Paul Guilly raconte que Duchenne aimait passer de longues heures au milieu des marins, dans les cafés du port de Boulogne. On peut imaginer qu'il essayait sa technique d'électrisation sur le visage ou les bras de ces marins... Le mérite de Duchenne est sans doute d'avoir eu le courage de s'emparer d'une technique qui avait très vite été utilisée à des fins commerciales par les charlatans de l'époque, dans la foulée des démonstrations faites par Mesmer et son baquet.

3. « Recherches sur une maladie non encore décrite du système musculaire (Atrophie musculaire progressive) », *Archives Générales de Médecine,*

1850, XXIV, p. 5-35 et 172-214. François Amilcar Aran était né à Bordeaux le 12 juillet 1817 ; interne des hôpitaux en 1838, médecin des hôpitaux en 1847, il est mort jeune, à 44 ans, et cette publication est sa seule œuvre neurologique. Duchenne a certainement été très meurtri de cette publication à laquelle il n'était pas associé, il n'a cessé de revenir sur l'antériorité de ses travaux dans les différentes éditions de *De l'électrisation localisée*. Ses contemporains ont réagi de façon diverse, mais Charcot a toujours utilisé la dénomination d'atrophie type Duchenne-Aran. Cent cinquante ans plus tard, la querelle n'est pas close. Ainsi après une analyse détaillée (*Revue neurologique, 146*, 97-106, 1990), M. Bonduelle conclut : « Ne les revoyons pas dos à dos. Gardons les côte à côte, Aran le premier. C'est l'usage et c'est justice. »

4. Cruveilhier fut le premier titulaire de la chaire d'anatomie pathologique de la faculté de médecine de Paris, créée en 1836 par Dupuytren. Son autorité était considérable.

5. L'observation est celle du petit Joseph Sarrazin, dont la silhouette figure dans tous les traités de neurologie. Grâce à l'obligeance du docteur Gérard Gatin, médecin de l'établissement Saint-Jean de Dieu (situé à Paris 14e, rue Lecourbe) il a été possible de retrouver les coordonnées de cet enfant, les dates de son admission dans le centre, de son baptême et de son décès à 15 ans.

6. Descriptions qui ont frappé tous les contemporains par leur précision, et une approche que nous dirions, aujourd'hui, pluridisciplinaire. La série de Duchenne comportait onze garçons et deux petites filles. Ces deux dernières ont longtemps jeté une ombre sur l'homogénéité de cette série, et sur la recevabilité du diagnostic d'une telle myopathie par Duchenne. Or nous savons aujourd'hui que certaines formes de myopathie, cliniquement semblables à la myopathie « de Duchenne » peuvent toucher les filles, car leur transmission n'est pas liée au sexe, mais autosomique récessive. Premières descriptions de ce que nous dénommons aujourd'hui « sarcoglycanopathies » ? (voir chapitre 9).

7. Il faut lire l'excellent ouvrage consacré à Edward Meryon par Alan et Marcia Emery, *The History of a Genetic Disease – Duchenne muscular Dystrophy, or Meryon's Disease ?*, Londres et New York, Royal Society of Medecine Press, 1995. L'analyse de la biographie d'Edward Meryon, du contexte médical et scientifique de l'époque en Angleterre, comme celle des observations recueillies dès 1852, est faite avec un grand souci d'exactitude. La seule divergence avec ces auteurs concerne l'interprétation des commentaires faits par Duchenne sur les observations cliniques et pathologiques. Contrairement à ce qu'écrivent Alan et Marcia Emery, Duchenne a parfaitement admis qu'il s'agis-

sait de la même affection (paralysie pseudo-hypertrophique ou myosclérosique), qu'il proposait alors d'individualiser. Mais il en a contesté l'intitulé
(paralysie atrophique graisseuse de l'enfance) qui prêtait à confusion avec les
lésions observées dans l'atrophie musculaire progressive... (voir une discussion
attentive de ces faits dans Delaporte et Pinell, *Histoire des myopathies,* Paris,
Payot et Rivages, 1998). La précision des observations de Meryon, établissant le
caractère héréditaire de l'affection (« comme l'hémophilie ») et la description
des altérations de la membrane des cellules musculaires est saisissante. Et
cependant, le nom très généralement donné à cette myopathie est celui de
Duchenne. Sans doute est-ce le prix de l'importance de la contribution de
Duchenne et de sa réputation dans le monde médical et scientifique : Duchenne
sera élu membre associé ou correspondant de très nombreuses académies en
Europe, il sera invité à la Cour d'Angleterre, à celle d'Espagne... Mais comme le
note sèchement Paul Guilly dans sa monographie (*op. cit.*), il n'a jamais fait partie ni de l'Institut de France ni de l'Académie de Médecine, et a légué sa collection à... l'Académie des Beaux-Arts ; lire en particulier l'ouvrage réalisé à
l'occasion de l'Exposition « Duchenne de Boulogne » au Musée des Beaux-Arts
(*Duchenne de Boulogne 1806-1875. Catalogue de l'Exposition,* sous la direction
de Catherine Maton, École nationale des Beaux-Arts, 1999).

8. Ces quelques lignes ne permettent pas de souligner l'importance de la
place qu'a tenue Alfred Vulpian dans la médecine de son époque. Les hasards
de la vie l'ont fait commencer comme technicien au Muséum d'histoire naturelle auprès de Flourens. Il fit ensuite de brillantes études médicales, en conti-
nuant toujours son travail de laboratoire : on lui doit des études majeures sur
la régénération nerveuse, la sécrétion des glandes médullosurrénales, le site
d'action du curare, sur les cardiomyopathies... Homme d'une grande droiture
et d'une grande générosité, respecté de tous, il sera doyen de la faculté de
médecine, secrétaire perpétuel de l'Académie des sciences...

9. Sur Jean-Martin Charcot et son œuvre, je préfère renvoyer le lecteur à
l'ouvrage collectif qui lui a été récemment consacré (M. Bonduelle, T. Gelfaud et
C. G. Goetz, *Charcot – Un grand médecin dans notre siècle*, Paris, Michalon, 1996).
Charcot succéda à Vulpian dans la chaire d'anatomie pathologique en 1873, les
liens entre eux étaient très proches, aux plans professionnel et familial. Un correspondant du *British Medical Journal* a parlé d'eux comme de frères jumeaux,
comme Castor et Pollux (*Charcot, op. cit.,* p. 78). Aussitôt nommé à la Salpêtrière, Charcot ouvrira les portes de son laboratoire à Duchenne, qu'il considérait
comme son maître, et l'initiera à l'analyse microscopique du système nerveux.

10. Description classique de la sclérose latérale amyotrophique dans les douzième et treizième *Leçons du Mardi* (tome II des *Œuvres complètes* de Jean-Martin Charcot, 1874).

11. Par leur formation, Landouzy et Dejerine étaient remarquablement préparés à saisir l'importance de l'observation d'Eugène L. Dès les conclusions de l'examen anatomique obtenues, ils en ont présenté les résultats devant l'Académie des sciences, et repris aussitôt leur description détaillée dans un long Mémoire de *La Revue de Médecine* (*1885, 5*, p. 81-117 et 253-366). Les photographies d'Eugène L. figurent depuis dans tous les ouvrages consacrés à la myopathie atrophique progressive, devenue myopathie facio-scapulo-humérale. Avec madame Sorrel-Dejerine, fille de monsieur et madame Dejerine, j'ai eu le grand honneur et la grande joie de pouvoir relire les observations originales et les préparations qui ont servi à la rédaction de ce Mémoire, et à celle du suivant (*Revue de Médecine, 1886, 6*, 977-1027). Nos commentaires ont été publiés (*Naissance et métamorphoses de la la myopathie atrophique progressive* de Landouzy Dejerine, Y. Sorrel-Dejerine et M. Fardeau, *Revue Neurologique, 1982, 138*, 1041-1051) à l'occasion du centième anniversaire de la création de la chaire de J.-M. Charcot.

12. Sur les relations difficiles entre Charcot et Dejerine, se rapporter par exemple à la monographie du professeur Dejerine par E. Gauckler (Paris, Masson, 1922).

13. Wilhem-Heinrich Erb joua en Allemagne, pour la fondation de la neurologie, le même rôle que Charcot en France et Gowers en Angleterre. D'origine très modeste, fils de bûcheron, ses dons d'observation en clinique, en électrophysiologie comme en pathologie firent très vite de lui un maître respecté, au sens le plus fort et le plus traditionnel du terme. Sa tenue, ses exigences dans le travail quotidien étaient proverbiales. Son nom apparaît dans la description de nombreuses affections du système nerveux. En 1884, il décrit une nouvelle forme de maladie musculaire, qui lui semble particulière par la topographie très sélective des atteintes musculaires – en particulier à la racine des membres supérieurs – et par sa survenance juvénile. L'absence de contrôle anatomique *post mortem* sera la cause de la discussion avec Dejerine... L'avenir donnera entièrement raison à Erb (voir chapitre 9).

14. Cette énumération d'auteurs et de noms de maladies neurologiques veut seulement refléter l'atmosphère de la construction de la neurologie dans la seconde moitié du XIXe siècle. Les problèmes de nosographie, les querelles de priorité y tiennent une grande place, les maladies étant nommées selon le premier auteur de leur description et selon son prestige et son autorité... Les réfé-

rences de tous ces travaux classiques peuvent être trouvées aisément dans tous les traités de neurologie ; elles ne seront donc pas détaillées ici.

15. La description et l'histoire de la myatonie est tout à fait exemplaire de l'importance de l'« argument d'autorité » dans l'édification de la neurologie. Hermann Oppenheim jouit à Berlin d'un crédit considérable comme successeur de Westphal et créateur d'une clinique très réputée. Dans une note de deux pages, brièveté exceptionnelle pour l'époque, il dit avoir observé « huit ou neuf » enfants présentant une hypotonie à la naissance qui n'a pas évolué vers une mort rapide, comme les avaient décrits Werdnig et Hoffmann. Cela lui suffit pour proposer d'isoler une nouvelle entité qu'il propose de nommer tout simplement « myatonie ». Mais les enfants mous à la naissance sont très nombreux et l'origine de leur mal le plus souvent mystérieuse. Pourquoi ne pas utiliser ce concept, signé d'un nom prestigieux pour y inclure tous ces enfants ? La réaction viendra, un peu plus tard, très vive sous la plume d'un jeune neuropathologiste de grand avenir, J. G. Greenfield, qui montrera que l'examen anatomique des enfants myatoniques décédés – il en meurt – n'est pas différent de ce qu'ont décrit Werdnig et Hoffmann... Fin de la myatonie. Pourtant, la vision d'Oppenheim était juste, comme nous le verrons dans le chapitre 9.

CHAPITRE 9
Le temps des explications

1. William Bateson (1861-1926) s'opposa à la théorie darwinienne d'une transition continue entre espèces au cours de l'évolution, et s'attacha au contraire à montrer son caractère discontinu, chez les végétaux comme chez les animaux. Dans la ligne tracée par le moine George Mendel, il proposa le concept, et le mot, de « génétique ». Merci à Jean-Claude Kaplan pour m'avoir transmis ces informations...

2. *The Treasures of Human Heredity* fut publié en 1943, c'est-à-dire en pleine Seconde Guerre mondiale. Le travail de Sarah Bell qui s'appuyait uniquement sur des données bibliographiques fut sévèrement critiqué après la fin de la guerre par ceux dont l'expérience reposait sur des études de terrain comme Stevenson (Irlande du Nord) ou Tyler et Stephens (dans l'État de l'Utah) la même année, en 1953. L'expression *Limb Girdle Muscular Dystrophy* – dystrophie des ceintures – apparaît en fait pour la première fois dans le travail d'un auteur danois, H. Levinson (1951). Ce fut cependant sa mention dans

une publication, devenue classique, de J. N. Walton et F. J. Nattrass qui devait lui conférer sa notoriété (*Brain,* 77, 169-231, 1954).

3. John Walton, aujourd'hui lord Walton of Detchant, est l'une des, sinon la figure dominante du renouveau de la pathologie musculaire humaine dans la seconde moitié du XXe siècle. Né en 1922 dans le comté de Durham, il devait faire du Northumberland, puis de Newcastle-upon-Type où il devint chef du service de neurologie, le berceau de ce renouveau. Impossible de résumer l'importance de son œuvre médicale et scientifique, comme il est à peine possible d'énumérer les honneurs qu'il a reçus et le nombre de sociétés qu'il a fondées ou présidées. Sa clarté d'esprit éclatait dans une langue parfaitement maîtrisée, son sens de la décision et de l'objectif à atteindre se traduisait jusque dans sa démarche. Il a écrit une autobiographie d'une grande richesse documentaire. *The Spice of Life : From Northumbria to World Neurology*, Royal Society of Medicine, 1993.

4. La famille étudiée par Shy et Magee fut publiée dans *Brain* (79, 610, *1956*). L'expression *Central Core Disease* n'apparaîtra que deux ans plus tard dans une publication posthume de J. G. Greenfield, dédiée à l'analyse de biopsies d'enfants nés avec une grande hypotonie (« The floppy infant », *Brain*, 81, 461, 1958).

5. Le laboratoire de Milton Shy, dans le Building 10 du NIH, à Bethesda (Md) aura également été un creuset dans lequel est venue se former toute une génération de jeunes neurologistes qui construiront la pathologie musculaire moderne. Après le départ de Milton Shy du NIH en 1966, le laboratoire sera dirigé par W. King Engel qui donnera aux techniques d'analyse cytochimique des biopsies musculaires la portée universelle que l'on sait. Plusieurs laboratoires vont accompagner ce mouvement, non seulement aux États-Unis et Newcastle-upon-Tyne, mais à Londres, à Milan, à Padoue, à Varsovie, à Paris... La première rencontre de toutes ces équipes se fera lors du premier congrès international dédié aux maladies neuromusculaires, sous la présidence de John N. Walton et de deux collègues milanais, Gugliemo Scarlato et Nicolas Canal, qui s'est tenu à Milan en 1969. Un observateur exterieur aurait pu dire que tous ces jeunes cher-cheurs, à la fois cliniciens et pathologistes, avaient été « clonés »...

6. En France, un médecin formé en biochimie dans le laboratoire de Geor-ges et Fanny Schapira à l'hôpital Necker devait consacrer sa vie à la recherche sur les myopathies : Jean Demos. S'appuyant sur des mesures de flux circulatoire chez les patients atteints de myopathie de Duchenne, il crut pouvoir démontrer l'existence d'anomalies microcirculatoires chez ces malades. Les conclusions thé-rapeutiques qu'il en tira ne furent malheureusement pas confirmatives. Pourtant, quelques années plus tard, dans le laboratoire de W. King Engel, des expériences

de microembolisation artérielle reproduisirent des lésions nécrotiques de fibres musculaires « en foyer » telles qu'on les observe dans cette myopathie. Tout cela fut aussi vite oublié. Il fallut que des expériences récentes montrent qu'effectivement la vascularisation capillaire du muscle dystrophique s'adaptait mal à l'exercice ; ceci redonnait vie à l'hypothèse d'un facteur vasculaire, sans que l'on puisse encore aujourd'hui mesurer l'importance de ce facteur.

7. C'est à nouveau un souvenir personnel : « Bob » Williamson était alors en stage postdoctoral dans le laboratoire du professeur François Gros à l'Institut Pasteur. Il vint dans mon bureau pour m'expliquer, ce devait être en 1979 ou 1980, qu'il pouvait remonter au gène défectueux dans la myopathie de Duchenne sans même connaître la fonction de ce gène ou la protéine en cause grâce aux nouvelles techniques d'analyse de l'ADN. Il pensait que ce travail prendrait environ dix-huit mois. Il prit près de dix ans... mais l'hypothèse et la méthodologie étaient exactes.

8. La première sonde ADN fut liée au gène de la dystrophine de Duchenne désignée comme L6. Déjà apparaissaient les méthodes de calcul qui permettaient d'établir une liaison entre une sonde – un segment de l'ADN – et une maladie monogénique. La liaison était considérée comme acceptable lorsque la probabilité était supérieure à 999/1 000, c'est-à-dire à un « lod-score » de 3.

9. Observation précieuse que celle de cette petite fille, suivie et analysée par Christine Verellen-Dumoulin à Bruxelles, dont l'histoire fut publiée initialement dans un simple abstract de congrès.

10. Autre observation singulière que celle de ce jeune garçon, B. B. – dont la sémiologie était d'une complexité tout à fait inhabituelle – qui devait décéder deux ans avant que le gène de la myopathie de Duchenne ne soit découvert.

11. La composition de la dystrophine fut publiée dans la revue *Cell* le jour de Noël 1987 (Eric P. Hoffman, R. H Brown et L. M. Kunkel, *Cell*, 1987, *51*, 919). Pour une histoire très documentée de la découverte du gène de la myopathie de Duchenne et les notices biographiques de tous les acteurs concernés, consulter le livre d'Alan et Marcia Emery (*op. cit.*).

12. Dès 1978, le professeur Mongi Ben Hamida, fondateur et directeur de l'Institut de neurologie de Tunis, avait remarqué la grande fréquence dans son pays d'enfants des deux sexes présentant une myopathie qui ressemblait de très près à la myopathie de Duchenne. Ceci devait être confirmé dans les années suivantes par un travail effectué en commun, appuyé par une enquête menée dans le « bled » tunisien conduite initialement par N. Attia et F. Fardeau. Ce travail fut publié quelques années plus tard, lorsque toutes les données cliniques et his-

topathologiques furent réunies (Ben Hamida, M. Fardeau, N. Attia, *Muscle et Nerve*, 1983, *6*, 469).

13. La découverte de ces glycoprotéines « liées à la dystrophine » devait se révéler d'une très grande fécondité pour le développement des recherches sur les myopathies. De très nombreuses revues leur ont été consacrées. On peut consulter par exemple : « Molecular basis of Muscular Dystrophies », R. D. Cohn et K. P. Campbell, *Muscle et Nerve*, 2000, *23*, 1456. « *Dystrophin associated proteins in muscular dystrophy* », E. Ozawa *et al.*, *Hum Mol Gen*, 1995, *4*, 1711.

14. Remarquable est le fait que l'analyse d'une famille d'origine picarde, suivie par Norma Romero, ait permis de montrer pour la première fois un défaut primaire en une protéine alors dénommée adhaline, qui avait été identifiée grâce à l'étude de nombreuses familles originaires du Maghreb.

15. Tous les éléments cliniques, génétiques, histopathologiques caractérisant cette dystrophie ont été réunis dans des publications scientifiques (voir par exemple M. Fardeau *et al.*, *Brain*, 1996, *119*, 295) et dans nombre de chapitres de traités. Ces publications n'ont jamais cependant effacé le choc initial de cette rencontre, ni le merveilleux esprit de coopération qui s'est alors établi entre ces personnes malades, les médecins travaillant à Saint-Pierre de la Réunion autour de Claude et Didier Mignard et les chercheurs de notre laboratoire.

16. Encore un voyage, une mission effectuée avec Fernando Tomé, en tout point mémorable. Tout avait été rendu possible (car pénétrer dans la communauté amish « du Vieil Ordre » et y être reçus comme nous l'avons été n'est pas chose courante) grâce à un médecin généticien de grande valeur, qui bénéficiait de cette confiance, et avait lui-même contribué à décrire ces atteintes myopathiques dans leur communauté. Gene Jackson est non seulement un grand clinicien mais un homme d'une chaleur et d'une sensibilité exquises... (I. Richard *et al.*, *Cell, 81*, 27-40, 1995).

17. Non seulement le gène de la calpaïne 3 n'avait jusque-là jamais été impliqué dans une pathologie humaine, mais c'était également la première fois qu'une enzyme était en cause dans une dystrophie musculaire. Le rôle biologique de cette protéase reste encore aujourd'hui mal connu. Mais l'identification du gène a déjà permis la mise au point d'un modèle murin et le développement de travaux expérimentaux visant à corriger le défaut protéique.

18. Il fallait sans aucun doute beaucoup de détermination pour se lancer dans une analyse de génétique moléculaire d'un ensemble pathologique – celui des « dystrophies musculaires congénitales » – aux limites aussi floues. La collaboration avec Victor Dubowitz et son équipe de l'Hammersmith Hospital

(Londres) a certainement eu un caractère exemplaire. Dans cette entreprise, d'autres participants vont très vite tenir une place importante. Pascale Guicheney à Paris, Thomas Voit à Essen, Haluk Topaloglu à Ankara, Luciano Merlini à Bologne... et beaucoup d'autres. Le succès a sans nul doute été accéléré par une stratégie de gènes candidats, et par la découverte de la déficience en mérosine (Fernando M. S. Tomé *et al., Comptes rendus Académie des Sciences, 317*, 351, 1994).

19. Les travaux de Yukio Fukuyama et de son épouse au Women's College University de Tokyo sont en tout point remarquables de précision et de continuité. Ce qui pouvait apparaître initialement, en 1960, comme une bizarrerie anatomo-clinique a ouvert un champ d'investigation de grande originalité dans lequel une même anomalie est à l'origine de graves anomalies de la migration des cellules nerveuses au cours du développement cérébral et d'anomalies dramatiques du développement musculaire. La solution génique et moléculaire a été apportée par Tetsuji Toda et son équipe (Kobayashi *et al., Nature, 23*, 388, 1998). Cette affection est aussi un modèle de prise en charge d'enfants aussi sévèrement handicapés (M. Osawa *et al., Acta Paediatr. jpn, 33*, 261, 1991).

20. Deux personnes, chacune greffée cardiaque, portant des noms différents étaient venues dans notre consultation à quelques années d'intervalle. Même formule curieuse de leur atteinte musculaire, mêmes rétractions, même gravité de l'atteinte cardiaque, et même origine géographique. Avec la sagacité d'un détective, la secrétaire de la consultation, Véronique Ortega, réussit à faire le lien entre ces deux personnes, lien familial qu'elles ignoraient. Ce fut le début d'une nouvelle aventure de génétique moléculaire autour d'une forme particulière de la myopathie d'Emery-Dreifuss, qui aboutit, grâce au travail de Gisèle Bonne et son équipe, à l'identification d'un gène codant pour une protéine de l'enveloppe nucléaire, la lamine A/C dont le polymorphisme d'expression est considérable (G. Bonne *et al., Nature Genetics, 21*, 285, 1999).

21. La mise en évidence de mutations dans les gènes codant pour la chaîne lourde « α » de la myosine et la protéine C cardiaque, liée à la myosine, a représenté une avancée décisive dans la compréhension, la reconnaissance, la prévention des complications souvent dramatiques (mort subite de sujets jeunes) des cardiomyopathies hypertrophiques. Les travaux de Ketty Schwartz, de Lucie Carrier, de Pascale Richard (Institut de myologie, hôpital de la Salpêtrière) ont été déterminants dans ces avancées.

22. Ou comment une anomalie de structure des fibres musculaires, qui a permis la description de la première myopathie congénitale, se trouve

aujourd'hui être liée à des mutations d'un gène majeur dans le couplage excitation-contraction de la fibre musculaire, et dans la régulation des flux calciques intracellulaires.

23. Le catalogue des grandes animaleries spécialisées s'allonge chaque jour. Celui du Jackson Laboratory, à Ann Arbor (Michigan) comprend pour ses seules souris mutantes plusieurs centaines de numéros... L'analyse clinique et pathologique de ces atteintes neuro-musculaires a elle-même fait de grands progrès. Mais il faut se défendre d'une assimilation trop rapide de ces « modèles » animaux avec les maladies humaines. La souris « mdx » est déficiente en dystrophine, mais vit très bien avec cette déficience, au moins jusqu'à un âge avancé. Le chien golden retriever GMRD, également déficient en dystrophine, présente au contraire une maladie très grave, avec en particulier une atteinte cardiaque qui compromet plus ou moins vite sa survie ; le chat déficient en dystrophine présente essentiellement une une hypertrophie de ses masses musculaires, et le petit ver *Caenorhabditis elegans*, dépourvu de dystrophine, présente une mobilité accrue ! (L. Ségalat et C. Neri, *Médecine-Sciences, 19*, 1218, 2003.)

CHAPITRE 10

Comment la chair s'est faite

1. Il a été trop peu question, tout au long de ces chapitres, de la musculature lisse, c'est-à-dire de la musculature de la paroi de notre tube digestif, de nos bronches, de notre système urogénital. Dans les cellules musculaires lisses, filaments de myosine, d'actine et de protéines associées ne sont pas disposés en registre, et ne donnent donc pas lieu à une striation. Le système nerveux autonome qui les commande ne prend pas non plus de contact avec ces cellules, mais les varicosités de ces fibres terminales libèrent des substances aminergiques (noradrénaline, sérotonine, etc.) qui provoquent leur contraction. Le cheminement de ces fibres nerveuses le long de nos viscères rend compte, par exemple, du péristaltisme que leur stimulation provoque.

2. Le processus de fusion entre myoblastes reste encore partiellement inexpliqué, même si de très nombreuses protéines impliquées ont été identifiées, comme les cadhérines (ou molécules d'adhésion dépendantes de l'ion calcium). D'importantes contributions sont venues du laboratoire de Gerald Edelman à Rockefeller University, N. Y. (prix Nobel de médecine en 1972), elles ont été poursuivies par les équipes, plus proches de nous, de François Rieger et René-Marc Mège (Unité Inserm 153, aujourd'hui 706).

3. Harold Weintraub a impressionné tous ses contemporains par la luminosité de son style scientifique, et par la chaleur de sa personnalité. On lui doit de remarquables avancées sur le lien entre l'expression des gènes et la différenciation cellulaire. Sa carrière a été tragiquement brisée par la maladie ; il n'avait que 49 ans.

4. L'ordre dans lequel agissent ces facteurs de détermination myogénique a été l'objet de multiples travaux, en particulier de Margaret Buckingham et de son équipe de l'Institut Pasteur. Impossible de résumer, ou même d'énumérer ici ces travaux. On peut se rapporter à des publications classiques comme celle de Tajbacksh *et al.* dans la revue *Cell* (*89*, 127, 1997), ou à la revue plus récente de Margaret Buckingham et son équipe (*J. Anat., 202*, 59, 2003).

5. De l'importance d'une simple observation cytologique de différences entre nucléoles des noyaux cellulaires de caille et de poulet, et de savoir aussitôt saisir la portée d'une telle observation... Nicole Le Douarin et son école ont, sur cette simple donnée, renouvelé complètement l'analyse du développement embryonnaire. Nicole le Douarin en a elle-même présenté les résultats, ainsi que les conséquences potentielles de ces recherches dans un ouvrage majeur (*Des Chimères, des clones et des gènes*, Odile Jacob, 2000).

6. Le mécanisme de cette horloge a été élucidé en particulier par les travaux d'Olivier Pourquié, issu du laboratoire de Nicole Le Douarin. Il ne dépend ni d'un mouvement cellulaire ni de la propagation d'un quelconque facteur, mais paraît être une propriété intrinsèque des cellules mésodermiques, avec l'oscillation du taux d'expression d'un gène (c-hairy 1), lié à la durée d'expression de son messager et de la protéine correspondante (« The Segmentation Clock », *Science, 301*, 328, 2003).

7. Ces facteurs d'induction d'un feuillet sur l'autre n'ont pendant longtemps été que des êtres de raison, de simples flèches sur des schémas. Ils ont aujourd'hui une réalité protéique, grâce surtout aux travaux effectués sur la drosophile. Je ne cesse de renvoyer le lecteur à des livres qui m'ont plu, et beaucoup appris. Par exemple (*Les Stratégies de l'embryon* d'Alain Prochiantz, Paris, PUF, 1992 et *Les Anatomies de la pensée...* du même auteur, Odile Jacob, 1997).

8. Il faut ici admirer la prescience d'observateurs aussi attentifs que J. Babinski, qui, avec son collaborateur Onanoff a, dès 1901, à partir de la seule dissection d'un fœtus atteint de myopathie, considéré que l'origine du désordre devait être recherchée dans le développement embryonnaire.

9. Un homologue du gène « tinman » de la drosophile a été identifié chez la souris (CsX). Il code également pour un récepteur pour la famille TGFα. Son inactivation entraîne l'arrêt du développement du cœur.

10. Sur l'organisation successives des myotules primaires, secondaires et tertiaires, il faut souligner les travaux remarquables de John Harris et de son équipe néo-zélandaise ; voir par exemple Harris A. J. *et al., Development, 107,* 771 (1989).

11. La disposition des microtubules à la périphérie des myofibrilles en formation régulière avait impressionné Jacques Auber. *Comptes rendus Académie des Sciences, 258, 708,* 1964. Les modalités de fixation du tissu musculaire pour la microscopie électronique ayant changé depuis cette époque, les microtubules ne sont plus visibles et ont pratiquement disparu de la littérature dans le développement du muscle squelettique des mammifères...

12. Le rôle des hormones thyroïdiennes dans le développement des fibres musculaires squelettiques et l'expression séquentielle des myosines a été remarquablement étudié dans le laboratoire de François Gros à l'Institut Pasteur par Bob Whalen et Gill Butler-Browne. L'ensemble de ce chapitre doit beaucoup à François Gros lui-même et à l'importance considérable de son apport à la biologie et à la génétique moléculaire du développement musculaire. Pour ne citer qu'un ouvrage de référence, lire, ou relire, *Les Secrets du gène,* Odile Jacob, 1986, et ses *Mémoires scientifiques,* Odile Jacob, 1993.

CHAPITRE 11

Quand la chair renaît

1. Les grandes destructions du tissu musculaire – on parle alors de rhabdomyolyse – peuvent être de causes très variées : déficiences enzymatiques congénitales, comme la maladie de McArdle, causes toxiques, intolérance à certaines substances médicamenteuses ou aliments, qui peuvent elles-mêmes être révélatrices d'un déficit enzymatique. L'exemple classique est celui du favisme – absorption de fèves – qui peut révéler un déficit en glucose 6 phosphate déhydrogénase.

2. Ces polymyosites, ou dermatomyosites lorsque des manifestations cutanées s'associent à l'atteinte musculaire, sont des affections très graves, potentiellement mortelles, par les troubles de déglutition, l'atteinte respiratoire ou myocardique qui peuvent survenir ; elles entraînent une faiblesse et une atrophie rapides et sévères des masses musculaires. La cortisone à haute dose, les médicaments immunosuppresseurs sont généralement efficaces dans ces maladies, et les muscles peuvent retrouver progressivement, après quelques mois, volume et force initiaux.

3. La controverse entre les histologistes fut si intense que, dans les années 1960, le chapitre sur la régénération musculaire dans un traité classique (R. D. Adams, D. Denny-Brown et C. M. Pearson, 1962) les deux versions étaient présentées séparément, sous deux signatures différentes...

4. Le travail de Studitsky aurait eu comme finalité de remettre en cause la théorie cellulaire de Schwann... En fait, il donna à la régénération musculaire un modèle expérimental devenu classique. La référence initiale de ce travail est : A. N. Studitsky, R. P. Zhenevskaia et O. N. Rumyanstseva, « Fundamentals of the technique of restoration of muscle by means of transplantation of minced muscles », *Čes. Morfol.*, 4, 33 (1956) (en russe).

5. Observation purement morphologique dont la portée scientifique fut considérable (A. Mauro, *J. Biophys. Biochem. Cytol.*, 9, 493, 1961).

6. J. C. Sloper, Terry Partridge et leur équipe du Charing Cross Hospital à Londres auront joué dans l'histoire de la régénération musculaire un rôle initiateur majeur. Voir en particulier le premier article publié dans *Nature, 273,* 306, 1978).

7. Ce modèle expérimental fut assez long et difficile à mettre au point et à valider ; il n'est pas toujours cité dans les articles sur la régénération musculaire aujourd'hui publiés, alors qu'il démontrait pour la première fois la possibilité, non seulement de complémenter les fibres musculaires, mais tout bonnement de reconstruire du muscle à partir de cellules satellites (H. Alameddine, M. Dehaupas et M. Fardeau *Comptes rendus Acad. Sci., 20,* 493, 1987).

8. Ce colloque sur « Myoblast Transfer Therapy » marqua certainement un tournant dans l'histoire de la dystrophie de Duchenne. Les résultats obtenus par Terry Partridge et son équipe sur la conversion chez la souris mdx de fibres musculaires dépourvues de dystrophine en fibres dystrophine-positives (*Nature, 1989, 337, 176*) avaient reçu un écho considérable. Par contre, les résultats spectaculaires présentés par Peter Law sur les souris dystrophiques dy/dy ont été immédiatement sévèrement critiqués au plan scientifique ; leur développement entraînera après quelque temps son éviction de l'Université. Ce qui ne l'empêcha pas de poursuivre ses travaux dans le cadre d'une fondation privée... Éternel problème des dérives, à des fins personnelles ou commerciales, des recherches à finalité thérapeutique dans des maladies léthales comme la myopathie de Duchenne... R. C. Griggs et G. Karpati (sld), *Myoblast Transfer Therapy*, Plenum Press, New York et Londres, 1990.

9. Plusieurs protocoles de greffe de myoblastes dans les muscles squelettiques ont été repris et développés ces dernières années, avec une méthodologie

prudente et rigoureuse, en particulier au Québec (Jacques Tremblay) et en France (Jean-Thomas Vilquin). De nombreux contrôles expérimentaux chez le rat et le hamster en ayant démontré la possiblité, il a été imaginé que cette technique de greffe de myoblastes squelettiques pouvait être appliquée à la réparation de nécroses myocardiques consécutives à une thrombose coronarienne, Les résultats en ont été considérés comme suffisamment intéressants pour qu'une étude contrôlée, multicentrique, dite de phase II, soit lancée à une échelle internationale.

10. Le nom de Bob Williamson a déjà été évoqué dans cet ouvrage et il convient d'y ajouter ici ceux de Kay Davies (Oxford), de George Dickson (Londres) de Hans Stedman (Philadelphie), d'Olivier Danos (Evry, Généthon) et leurs équipes pour ce qui touche à la thérapie génique des seules maladies musculaires. L'utilisation d'un plasmide comme vecteur, c'est-à-dire d'un fragment d'ADN bactérien « nu » a été initiée par John Wolff, qui a montré qu'il pouvait obtenir des fibres dystrophine-positives chez la souris mdx, modèle animal de la myopathie de Duchenne, par simple injection sous pression du plasmide dystrophine, d'où le terme de bombardement (« *gunning* ») qu'il a utilisé. Le développement des travaux s'est fait en liaison avec la société Transgène (Serge Braun), l'Institut de myologie et l'École vétérinaire d'Alfort (Stéphane Blot) ; ces travaux ont été soutenus par l'AFM.

11. Toute récente, l'application de cette technique d'« exon-skipping » a donné chez la souris mdx des résultats d'une ampleur surprenante (A. Goyenvalle *et al. Science, 306,* 1796, 2004).

12. Où nous retrouvons le professeur J.-C. Sloper, qui fut le maître de Terry Partridge.

13. Les premiers résultats de l'injection de cellules souches d'origine médullaire ont été obtenus par Giulio Cossu (Rome), Fulvio Malvillo (Milan) et leurs collaborateurs. *Science, 279,* 1528, 1998.

14. L'utilisation des cellules souches embryonnaires d'origine humaine et leur éventuel clonage à des fins thérapeutiques fait l'objet actuel de débats passionnés au sein de tous les comités d'éthique. Le statut de l'embryon humain, différent selon les traditions religieuses, les cultures, les dispositions législatives, les positions de compromis dérogatoires adoptés par les États-Unis en 2001 et plus récemment, en 2003, par la France demeurent ardemment discutées dans la communauté scientifique.

15. Ce dernier paragraphe ne peut qu'évoquer un combat mené depuis plusieurs décennies par les associations de malades et de leurs familles dans la

plupart des pays industrialisés. Ces associations, nées de la lutte contre les myopathies, ont pris la tête, en particulier en France, du mouvement de reconnaissance des maladies rares orphelines. Plusieurs ouvrages ont déjà été publiés dans ce domaine, à partir de témoignages douloureux (lire en particulier le livre de Bernard Barataud, *Au nom de nos enfants,* Paris, Éditions numéro 1, 1992).

ÉPILOGUE

De chair en âme

1. « Il m'a donc été possible, en remontant du muscle expressif à l'âme qui le met en action, d'étudier et de découvrir le mécanisme, les lois, de la physionomie humaine... » Duchenne (de Boulogne), *Mécanisme de la physionomie humaine ou Analyse électrophysiologique de l'expression des passions.* Paris, J. B. Baillière et fils, 1876. Outre ce livre, se référer à l'excellent catalogue de l'exposition qui lui a été consacrée à l'École nationale des Beaux-Arts en 1999. *Duchenne de Boulogne, 1806-1875. Catalogue de l'exposition*, sous la direction de Catherine Maton, École nationale des Beaux-Arts, Paris, 1999.

2. L'ouvrage de Darwin a fait l'objet d'une réédition récente, et ses publications reprennent effectivement les travaux et photographies de Duchenne. Pour la correspondance entre Darwin et Duchenne, voir également l'article de Y. Rideau et collaborateurs, dans *La Semaine des Hôpitaux* n° 23-24/25-26, 1998, p. 1003-1017. Darwin Charles, « L'expression des émotions chez l'Homme et les Animaux » (traduit de l'anglais par S. Pozzi et R. Benoît, C. Reinwald et Cie, Paris, 1877) ; Charles Darwin, *The expression of the emotions in man and animals*, 3ᵉ éd. by Paul Eckman, Londres, Harper et Collins, 1999.

3. Sur la prosopagnosie et les troubles de la reconnaissance du visage, il est intéressant de consulter : Duchenne de Boulogne G. B, *The Mechanism of Human Facial Expression*, tr. angl. par A. A. Cuthbertson, Cambridge, Cambridge University Press et Paris, Maison des Sciences de l'Homme, 1990.

4. Ce dernier développement est certainement trop court et volontairement très simpliste... mais pourquoi ne pas oser cette proposition selon laquelle ce que nous entendons par l'âme soit à la fois singulier et personnel, pluriel et partagé ? Inscrite dans notre circuiterie neuronale et dans celle des autres, l'âme est ainsi très matérielle, pour partie périssable, et pour partie pérenne... Il y a quelques siècles, comme d'autres, pour écrire et penser cela, j'étais promis au bûcher. Ces temps sont-ils révolus ?

Bibliographie

ADAMS R.D., DENNY-BROWN D., PEARSON C.M., *Diseases of Muscle*, 2e édition, Harper et Row, publishers (1962).

BERTHOZ A., *Le Sens du mouvement*, Odile Jacob, 1997.

BICHAT X., *Recherches physiologiques sur la vie et la mort*, Gabon et Béchet jeunes, Libraires, Paris (1829).

BINET J.L., *Dessins et traités d'anatomie*, Éditions du Chêne (1980).

BONDUELLE M., GELFAUD T., GOETZ C.G., *Charcot – Un grand médecin dans son siècle*, Michalon, Paris (1996).

BROOKE M.H., *A Clinician's View of Neuromuscular Diseases*, Williams et Wilkins (1986).

BUSER P., *Cerveau de soi, cerveau de l'autre*, Odile Jacob (1998).

CHANGEUX J.-P., *L'Homme neuronal*, Fayard, Paris (1983).

CHANGEUX J.-P, RICŒUR P., *La Nature et la Règle. Ce qui nous fait penser*, Odile Jacob (1998).

DAREMBERG C.V., *Œuvres anatomiques, physiologiques et médicales de Galien*, 2 vol., Paris (1854-57).

DARWIN C., *L'expression des émotions chez l'Homme et les Animaux*, (traduit de l'anglais par Pozzi S. et Benoît R.), Reinwald C. et Cie, Paris (1877).

DARWIN C., *The Expression of the Emotions in Man and Animals*, 3e édition, by Ekman P. Harper et Collins, Londres (1999).

DELAPORTE F., PINELL P., *Histoire des myopathies*, Payot et Rivages (1998).

DUCHENNE (DE BOULOGNE) G.B., *De l'électrisation localisée et de son application à la pathologie et à la thérapeutique*, 3e édition et Appendice, p. 1096-1102. 1 vol, Baillière J.-B. et Fils Éditions, Paris (1872).

DUCHENNE (DE BOULOGNE) G.B., *Mécanisme de la physionomie humaine, ou analyse électrophysiologique de l'expression des passions*, 1 vol., Baillière J.-B. et Fils Éditions, Paris (1876).

DUCHENNE (DE BOULOGNE) G.B., *The Mechanism of Human Facial Expression*, edited et translated by Cuthbertson R.A., 1 vol., Cambridge University Press et Éditions de la Maison des Sciences de l'Homme (1990).

EMERY A.E.H, EMERY M.L.H., *The History of a Genetic Disease-Duchenne Muscular Dystrophy, or Meryon's Disease ?*, Royal Society of Medicine Press Ltd, Londres et New York (1995).

ENGEL A. G., FRANZINI-ARMSTRONG C. (éd.), *Myology*, (3e édition), McGraw-Hill publishers (2004).

FRIZOT M., *Étienne-Jules Marey, Chronophotographe*, 1 vol., Nathan/Delpire (2001).

FULTON J.F., *Muscular Contraction, and the reflex control of movement*, Williams et Wilkins Co, Baltimore (1926).

GRMEK M. (sous la direction de), *Histoire de la pensée médicale en Occident*, Seuil (1995).

GROS F., *Les Secrets du gène*, Odile Jacob (1986).

GROS F., *Mémoires scientifiques. Un demi-siècle de biologie*, Odile Jacob, 1993.

GUILLY P., *Duchenne de Boulogne*, J.-B. Baillière et Fils, Paris (1936).

HAMBURGER J., *La Raison et la Passion. Réflexion sur les limites de la connaissance*, Seuil (1984).

HAYMAKER W., SCHILLER F., *The Founders of Neurology* (2e édition). Thomas Ch. publishers, Springfield (1970).

HOYLE G., *Muscles and their Neural Control*, J. Wiley et Sons (1983).

JEANNEROD M., *La Nature de l'Esprit*, Odile Jacob (2002).

LEMIRE M., *Artistes et Mortels*, 1 vol., Chabaud Éditeurs, Paris (1990).

MASTAGLIA F. L., SIR J. WALTON, « Skeletal Muscle Pathology » Churchill – Livingstone, Edinburgh, London, Melbourne et New York (1982).

NEEDHAM D.M., *Machina Carnis. The biochemistry of muscular contraction in its historical development*, Cambridge University Press (1971).

Poirier J., *La Médecine est-elle un art ou une science ?*, Académie des sciences (2004).

Prochiantz A., *Claude Bernard, la révolution physiologique*, PUF (1990).

Prochiantz A., *Les Anatomies de la pensée (à quoi pensent les calamars ?)*, Odile Jacob (1997).

Souques A., *Étapes de la neurologie dans l'Antiquité grecque (d'Homère à Galien)*, 1 vol., Masson (1936).

Sournia J.-C., *Histoire de la médecine et des médecins*, Larousse (1991).

Taxi J. (éd.), *Ontogenesis and Functional Mechanisms of Peripheral Synapses*, INSERM Symposium n° 13, Elsevier/North Holland Biomedical Press (1980).

Vésale A., *La Fabrique du corps humain*, Actes Sud-INSERM, (édition bilingue latin-français) (1987).

Walton J.N., (lord Walton of Detchant), *The Spice of life. From Northumbria to World Neurology*, Royal Society of Medicine Service, Londres, New York (1993).

Willis T., *De motu musculorum in « The Remaining Medical Works of that Famous and Renowed Physician, Dr Thomas Willis »*, by Pordage S., Londres (1684).

Catalogues

L'Âme au corps – Arts et Sciences, 1973-1993
> Catalogue de l'exposition organisée dans les Galeries nationales du Grand-Palais (19 octobre 1993 – 24 janvier 1994), Éditions de la Réunion des musées nationaux, Gallimard, 1993.

Duchenne de Boulogne, 1806-1875
> Catalogue de l'exposition, ouvrage collectif sous la direction de Catherine Maton, École nationale des Beaux-Arts, Paris, 1999.

Léonardo da Vinci
> Catalogue de l'Exposition de la Hayward Gallery, South Bank Center, London, 1989.

Table

CHAPITRE 7

Lorsque ça coince

CHAPITRE 8

Quand ça ne marche plus

CHAPITRE 9

Le temps des explications

CHAPITRE 10
Comment la chair s'est faite

CHAPITRE 11
Quand la chair renaît

Ouvrage publié sous la responsabilité
éditoriale de Gérard Jorland.

Imprimé par Lightning Source France
1 avenue Gutenberg
78310 Maurepas

N° d'édition : 7381-1407-Y

9 782738 114075